国家科学技术学术著作出版基金资助出版

《中国卫生信息管理杂志》社 组织编写

病案首页大数据分析与应用

主 编 肖兴政 ● 副主编 周 达 孙 杨

编 者（按姓氏笔画排序）

孔 萍（武汉大学中南医院）

孙 杨（武汉大学）

李 飞（武汉大学中南医院）

李 迪（华中科技大学附属协和医院）

肖兴政（湖北省卫生健康委）

周 达（湖北省卫生健康委）

贺 华（湖北省人民医院）

裴圣广（武汉市中心医院）

U0212524

人民卫生出版社

·北京·

版权所有，侵权必究！

图书在版编目（CIP）数据

病案首页大数据分析与应用/肖兴政主编.—北京：
人民卫生出版社，2021.1（2025.2 重印）
ISBN 978-7-117-31101-4

Ⅰ.①病… Ⅱ.①肖… Ⅲ.①数据处理－应用－病案
－研究 Ⅳ.①R197.323-39

中国版本图书馆 CIP 数据核字（2021）第 005664 号

人卫智网	www.ipmph.com	医学教育、学术、考试、健康，购书智慧智能综合服务平台
人卫官网	www.pmph.com	人卫官方资讯发布平台

病案首页大数据分析与应用
Bing'an Shouye Dashuju Fenxi yu Yingyong

主　　编：肖兴政
出版发行：人民卫生出版社（中继线 010-59780011）
地　　址：北京市朝阳区潘家园南里 19 号
邮　　编：100021
E - mail：pmph @ pmph.com
购书热线：010-59787592　010-59787584　010-65264830
印　　刷：北京铭成印刷有限公司
经　　销：新华书店
开　　本：787×1092　1/16　　印张：14
字　　数：341 千字
版　　次：2021 年 1 月第 1 版
印　　次：2025 年 2 月第 4 次印刷
标准书号：ISBN 978-7-117-31101-4
定　　价：86.00 元

打击盗版举报电话：010-59787491　E-mail：WQ @ pmph.com
质量问题联系电话：010-59787234　E-mail：zhiliang @ pmph.com

序 一

　　大数据应用与发展作为 IT 产业又一次颠覆性的技术变革,正在重新定义社会管理与国家战略决策、企业管理决策、组织业务流程、个人决策的过程和方式。大数据已经在政府公共管理、医疗服务、零售业、制造业以及涉及个人的位置服务等领域得到了广泛应用,并产生了巨大的社会价值和产业空间。麦肯锡公司 2019 年研究报告称,根据西方产业数据预测,大数据的应用将能为欧洲发达国家的政府节省 1 000 亿欧元以上的运作成本,使美国医疗保健行业的成本降低 8%,约每年 3 000 多亿美元,并使得零售商的营业利润率提高 60%以上。

　　近年来,随着卫生健康事业的不断发展和卫生健康领域信息化水平的不断提升,我国医疗健康领域大数据应用也得到长足的发展,特别是在 2020 年新冠肺炎疫情防控工作中,相关大数据在疫情预警、监测、分析决策等领域的广泛应用,为抗击新冠肺炎疫情、保卫人民群众生命安全发挥了巨大作用。

　　作为健康医疗大数据最重要的基础之一,我国 20 世纪 90 年代开始规范的病案首页数据角色愈加凸显,30 年来,我国病案首页数据在标准建设和数据应用实践方面均取得了广泛而深入的进展。这次《中国卫生信息管理杂志》社组织编写的《病案首页大数据分析与应用》一书,是国内首次专门从病案首页数据的角度出发探讨大数据应用,这对梳理健康医疗大数据的起源和应用创新具有积极的意义。希望本书的出版不仅有助于读者了解病案首页数据和大数据应用,也有助于卫生健康相关行政部门及医院管理人员拓宽病案首页数据的应用范围和应用深度,从而为推进健康医疗大数据应用的不断前行提供一些助力。

张学高

2020 年 8 月

序 二

深化医药卫生体制改革以来，医疗健康大数据的概念及其应用在卫生健康领域不断得到推进，与之相关的学术与实践影响力日益增强，各级卫生健康行政部门和医疗卫生机构对基于大数据的决策分析的需求也越来越迫切。

医疗健康大数据的基础是诊疗行为，而病案首页数据则是住院诊疗信息的高度概括。病案首页数据的产生与应用涉及临床科学、编码科学、信息化技术和卫生管理与统计等学科及实务部门的交叉和融合，是医疗健康大数据最重要的基础之一。当前我国对病案首页数据的应用挖掘依然处于较为初级的层面，随着卫生事业改革的稳步推进和医疗健康领域治理能力、治理水平的不断提升，对病案首页数据的分析与应用也提出更高要求。

湖北省从2008年开展病案首页数据直报以来，一直围绕病案首页数据基础和应用开展实践：一方面把病案首页数据标准的建设和数据管理质量控制工作做深做实，将病案首页数据管理延伸到民营医疗机构和基层医疗机构(社区卫生服务中心和乡镇卫生院)；另一方面则将病案首页数据广泛应用于医疗质量监管、医疗行为监测、医院绩效考核、医疗资源规划应用等医疗健康管理工作的各个领域，均取得了良好效果。2015年湖北省在全国率先提出将疾病诊断相关分组(DRG)应用于医院管理的思路，截至目前全省累计有961家各级各类医疗机构(包括基层医疗机构)的2 420万份病案首页数据进入了省级DRG评价体系，为全省医疗服务绩效评价、医院等级评审、重点专学科评价以及公立医院绩效评价等工作提供科学翔实的数据支撑与决策支持。

湖北省联合病案工作一线实务人员、高校医疗管理专家以及卫生信息化专家三方组成跨领域多学科团队，集体协作编写了《病案首页大数据分析与应用》一书，力求在大数据视角上重新审视病案首页数据应用，开拓新的数据分析与应用领域，拓宽数据的管理应用维度，为我国卫生事业管理迈向循证决策支撑提供助力。

涂远超

2020年8月

前　言

病案首页是医务人员使用文字、符号、代码、数字等方式,将患者住院期间相关信息精炼汇总在特定的表格中,形成的病例数据摘要,位于一册病案之首,以确认本册记录的归属,它是整册病案信息的综合反映,浓缩了整个病案中最重要的内容。病案首页是各国医疗卫生系统实现医疗服务数据化的基础性制度安排,起源于美国的疾病诊断相关分组(DRG)工具,其数据就来源于美国病案首页数据集(uniform hospital discharge data set,UHDDS)。

新中国成立后逐步形成自己的病案首页相关制度与应用,1990年以后随着全国病案首页标准的统一,病案首页的应用得到广泛的关注。2007年我国开始实施卫生统计网络直报,颁布的《国家卫生统计调查制度》对卫生统计调查的统计方法、指标口径、调查内容、数据采集、指标解释等工作进行了规范。病案首页数据成为卫生统计工作的基础性来源。至今病案首页数据都是所有健康医疗大数据当中最基础和最核心的数据来源。

在病案首页数据的应用中,当前的实践往往较为局限,数据分析与应用的范围也较为狭窄,并没有使用大数据的视角来看待不断积累和增加的病案首页数据量,同时对机构的分析反馈也较少,对医疗机构的服务质量、能力、水平认知和改进帮助较少。因此我们组织编写了这本书,力求以病案首页为基础,采用大数据应用视角,对病案首页数据分析和应用进行梳理,提升病案首页数据的应用能力,拓展数据分析的应用手段和实践视角,并结合当前较新的DRG相关应用,对长期积累的病案首页大数据进行分析处理,建立新的分析模式,以利用新手段,采用新方法对病案首页统计和分析提供新思路。

本书的结构大致分为四个部分,第一篇包括四章内容,简要介绍了病案首页的概念、病案首页的标准、首页数据最核心的编码体系以及围绕病案首页数据的指标体系;第二篇从病案首页数据管理视角展开,包含四章内容,分别探讨了病案首页数据上报标准、数据质量控制、指标及其逻辑以及病案首页数据的管理;第三篇则着重介绍了病案首页数据分析应用的几个视角,包含传统病案首页数据的分析应用模式、新的基于患者流动、资源规划以及精准服务评价的病案首页数据分析策略;第四篇对病案首页数据的应用前景进行展望,包含病案首页数据在DRG、机构评价考核以及医保支付中的角色与发展前景。

本书的读者首先是病案首页数据相关工作人员,包括与数据形成与采集相关的医疗机构中的医务工作者、管理人员、疾病编码等一线实务人员,还包括需要依托于数据开展决策支撑的不同层级的卫生健康行政管理者,同时也包括未来需要开展进一步数据应用的医保及其经办部门的实务人员,以及卫生健康信息化技术相关工作者等。卫生管理领域和卫生服务研究领域大数据与管理决策的相关科研人员以及研究生亦是本书的潜在读者。

本书希望能够将我国30年来的病案首页数据相关工作进行充分的梳理,成为一本通俗读物,将大数据分析应用视角与医疗健康一线实务联系起来,希望各类型的读者能够在本书中各取所需,这是我们编写这本书的初衷。由于编写时间紧迫,本书中难免有很多疏漏之处,也请读者包涵并不吝予以指正。

肖兴政

2020 年 8 月

目 录

第一篇 病案首页及相关标准

第二篇　病案首页数据汇集与质量管理

第三篇　病案首页数据分析与应用

第四篇　病案数据分析应用展望

第一篇

病案首页及相关标准

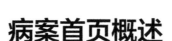

第一章

病案首页概述

一、基本概念

（一）病案首页介绍

住院病案首页是医务人员使用文字、符号、代码、数字等方式，将患者住院期间相关信息精炼汇总在特定的表格中，形成的病例数据摘要，位于一册病案之首，以确认本册记录的归属，它是整册病案信息的综合反映，浓缩了整个病案中最重要的内容，是卫生统计、医疗管理和临床医学研究最基础、最核心的数据来源，目前使用的病案首页包含了患者的基本信息、疾病信息、诊疗过程信息和费用信息等，许多内容可以更好地服务于临床研究、医院管理、医疗支付管理和医疗改革。

（二）病案首页的基础功能

1. 医疗作用 病案首页的医疗作用主要利用的是病案的备忘功能。

医疗是一个整体行为，没有一个医师可以永久记住一个患者的健康历史。医师、护士和医技人员都直接参与到患者的医疗活动中，通过病案首页可以维系医疗机构内部或医疗机构之间的信息传递，成为医务人员工作的桥梁、纽带。传统病案首页的备忘功能主要是为了医疗服务，使其他医务人员对病人诊治时可以一目了然地了解病人接受治疗的疾病及一些重要的情况，如过敏史等。

2. 研究作用 病案首页用于临床研究和临床流行病学研究是利用了病案的备考功能。

临床研究主要是对案例的研究，即个案或多个案例的研究。临床流行病学研究则是对案例相关性的研究，是对疾病在家族、在人群中流行和分布的研究。通过病案首页的病人基本信息和住院过程信息，可以分析不同地区、不同性别、不同年龄、不同人群中疾病的发生和波动情况，从而研究疾病发生和发展的规律，预测疾病的发生和发展趋势，达到疾病预防和监控的目的。

3. 管理作用 病案首页用于医院管理是利用病案的备考功能。

病案首页中包含了大量人、财、病、手术操作信息，通过对病案首页的统计加工，便可以了解医疗水平和管理水平,从而提高医院的医疗质量管理水平和医院管理水平。随着医疗机构科学化、精细化管理的发展,病案首页信息的数据统计已成为医院管理者的重要管理依据。例如:主要病种和术种的变化、住院天数的变化、医疗付款的增减,都可以反映出医院的医疗质量和管理水平。当一所三级甲等医院的疾病谱和手术谱与同地区二级医院的疾病谱和手术谱相同时,说明该地区医院分级管理不够成功;当某医院主任医师每年承担的手术中一二级手术比例较高时,则反映出该医院对低级别医师的培养存在缺陷;医院年轻住院医师承担三四级手术的统计数据又可以反映出该医院医疗准入与医疗安全是否存在隐患。分析数据变化的原因,对医院制订管理目标、评价管理质量具有极其重要的意义。

4. 医保支付作用 医保支付是应用病案首页的凭证作用。

随着我国医疗改革的深入,基本医疗保险制度的普及,商业医疗保险制度在我国的逐步开展,病案首页在医保支付中的凭证作用日益突显。病案首页如果缺失、信息错误,与病案内容不符,在医保支付中失去了凭据,将会遭到拒付。

病案首页作为整本病案的浓缩,其作用也在不断延伸、扩展,对病案首页信息数据进行统计分析能够体现医院的诊疗技术水平,可为医院管理和决策提供依据,是国家卫生统计信息的主要来源之一,为国家卫生资源投入、医改和宏观管理提供了科学依据。国家卫生健康统计调查制度,旨在监督全国二级及以上医院的服务质量、服务效率和病人医疗费用,其中大部分指标来自病案首页。2012 年原卫生部医管司将全国三级医院的病案首页信息作为医疗质量评价的重要依据,要求三级医院将出院病人的首页信息实时上传,便于对医院的日常监管与评价,病案首页填写的规范和质量,直接影响着医疗服务监督的公平性和准确性,影响医院评审、疾病诊断相关分组(DRG)评价管理和医院绩效考核、重点学科的建设,医疗纠纷处理等也要与病案首页进行核实。此外,随着医疗付费方式改革的深入,DRG 付费的全面推广,有赖于病案首页提供真实、权威的原始数据。

二、历史沿革

(一) 病案首页的诞生与发展

早期的病案管理只是收集病历资料进行排序、分类,制作姓名索引,用资料袋归集成册便于管理和使用。在新中国成立初期,对病案质量与医疗质量及科研工作的内在联系的认识较为缺乏,病案首页除疗效评价外,无任何质量评价方面的项目,其作用仅为提供有限的索引而已。

1954 年,由人民卫生出版社出版,上海市第一人民医院病案科周倬然主任编著的《病案管理》一书中,提及将住院记录作为住院病案的摘要排在第一页,所有记录项只有 37 个,包括住院号,住院病人的基本信息、联系方式、入院日期、退院日期和住院天数,主任医师、主治医师、住院医师和助理住院医师,主要疾病的号码及诊断、并发症、次要疾病的诊断及治疗结果,手术号码及名称、麻醉和创口愈合或治疗结果等。这是新中国成立后第一次系统性地展现出病案首页的雏形。

1964 年,由人民卫生出版社出版,北京大学人民医院病案科李铭主任编著的《病案管理》一书中,首次提及将"住院病人病案摘要"作为住院病案首页排在病案第一页,是国内第一次对"病案首页"作出理论性的完整描述。并且新增了入出院的诊断符合情况、病理诊断与临床诊断符合情况、抢救情况、输血次数及总量,当时还要填写住院病因、入院后临床印象、是否示范教材、特殊药物类别及总量、会诊、药物过敏和中医诊断等项目。

1990 年 3 月 20 日,在参考了一些发达国家的病案首页内容基础上,考虑多方面需要,原卫生部印发了《医院使用统一的病案首页》的通知,统一了全国县及县以上医院的病案首页,并要求统一使用 ICD-9 的疾病分类标准,为我国实现病案统计资料规范化迈出一大步,为统计手段现代化奠定了良好基础。这也是国家层面第一次对病案首页提出了统一要求。在内容设置上也具有超前意识,许多项目今天仍基本适用,如门(急)诊诊断、入院诊断、病理诊断、尸检等。

2001 年,卫生部医政司、卫生部卫生统计信息中心在 1990 年 3 月 20 日印发的《关于医院使用统一的病案首页的通知》(卫医司字〔90〕第 15 号)基础上,对已使用了 10 余年的病案首页进行了适当的修改,在项目和项目排序中做了如下调整:

(1) 费用类别:更改后的费用类别被用红色字体标明的"医疗付款方式、红色方格"所代替。红色方格内填入规定的以阿拉伯数字代表的不同医疗付款方式,因医疗付款方式不同,而在患者出院结账时不同,红色字标意在提示医师、病案、挂号、住院处等工作人员。准确确认住院患者付款身份,因医疗改革正处在多种付款形式的过渡期,故此首页中有 5 种付款方式。明示付款方式,并放在病案首页左上方,意在重视医疗付款方式及其对医院的重要性。

(2) 增加第 × 次住院:为两次及两次以上住院患者住院次数提供排序。

(3) 婚姻:按国标规定的阿拉伯数字表示的婚姻状态填写。

(4) 将原"入院科别至住院天数"在项目排序上做了调整,更便于医师书写。

(5) 将"转科情况"改为"转科科别",便利了转科 2 次以上的实际状况的书写。

(6) 出院诊断中删除"并发症(含手术、麻醉)",合入其他诊断项目中,更符合 ICD-10 疾病诊断编码原则。

(7) 院内感染:改为医院感染。

(8) 出院情况:出院 5 种情况按标准分别用阿拉伯数字代表,便利了医学统计的标准。

(9) 为便于 ICD 编码的准确,并充分利用有限的版面,将"病理诊断"提前。

(10) 增加 HCV-Ab,HIV-Ab。

(11) 血型:增加了分型 Rh 及输血反应。

(12) 增加了输血品种。

(13) 增加了诊断符合情况。

(14) 医师签字中增加了主(副主)任医师、进修医师、研究生实习医师项目。

(15) 增加了操作编码、日期、名称、医师项目。

(16) 在手术、操作医师中增加了术者、I 助、II 助。

(17) 增加麻醉医师项目。

(18) 增加手术、操作、治疗、检查、诊断为本院第 1 例项目。

(19) 增加病案质量检查医师签字,检查时间。

(20) 住院费用中增加护理费项目。

(21) 病案首页背面中一部分留给各省市结合各自医院类型增加项目。

在 1990 年病案首页基础上共增加 12 项、改动 8 项。修改后更加适合卫生统计法定的要求、医院管理要求、基本医疗保险要求、疾病分类 ICD-10 和 ICD-9-CM-3 要求。

为进一步提高医疗机构科学化、规范化、精细化、信息化管理水平,加强医疗质量管理与控制工作,完善病案管理,为付费方式改革提供技术基础,对 2001 年下发的住院病案首页进行了修订,于 2012 年 1 月 1 日(卫医政发〔2011〕84 号)下发全国使用。目前也是我国统一在使用的病案首页,修改后的病案首页更加符合《统计法》、医改、医院管理、医疗付费和国际疾病分类 ICD-10 的要求,在项目和项目排序中做了如下调整:

(1)"医院"名称修订为"医疗机构"名称,并增加了"组织机构代码"项目。

(2)"医疗付款方式"修订为"医疗付费方式"。

(3)增加了"健康卡号""新生儿出生体重""新生儿入院体重"。增加了"现住址"及"电话""邮编",方便对患者随访及统计患者来源等信息。

(4)增加了"入院途径"。

(5)"病室"修订为"病房"。

(6)增加了门(急)诊诊断"疾病编码"。

(7)删除了"入院时情况""入院诊断""入院后确诊日期"。

(8)调整"出院诊断"表格,充分利用有限的版面,增加"其他诊断"的填写空间;删除了表格中"出院情况"栏目,修订为"入院病情"有关项目;"ICD-10"修订为"疾病编码"。

(9)增加了损伤、中毒的"疾病编码"。

(10)删除了"医院感染名称"。

(11)增加了"病理诊断"的填写空间,增加了"疾病编码""病理号"项目。医疗机构可根据医疗实际,适当增加"肿瘤形态学编码"等项目。

(12)"药物过敏"增加了"有、无"选项。

(13)删除了"HBsAg""HCV-Ab""HIV-Ab"。

(14)将"尸检"修订为"死亡患者尸检",并提前至第一页。

(15)将"血型""Rh"项目调整至第一页,并对填写内容进行修改。

(16)将"主(副主)任医师"修订为"主任(副主任)医师",删除了"研究生实习医师"签名项。

(17)增加了"责任护士"项目,以适应责任制护理服务示范工程的需要。

(18)对与手术相关的项目进行了修订,并在顺序上进行了调整,"手术、操作"均修订为"手术及操作";增加了"手术级别"项目;对"切口愈合等级"进行了调整。

(19)增加了"离院方式"有关项目。

(20)增加了"是否有出院 31 天内再住院计划"。

(21)增加了"颅脑损伤患者昏迷时间"统计项目。

(22)删除了"手术、治疗、检查、诊断为本院第一例""随诊""随诊期限""示教病例""输血反应""输血品种"等项目。

(23)对住院费用统计项目进行了调整,统一标准,进一步细分为 24 类,便于统计分析。许多项目更便于医生填写,减少信息的漏填、错填,便于病案再利用时的检索。

2016 年 5 月 31 日,为进一步提高病案首页数据利用率,实现对病案首页数据的规范化、同质化管理,国家卫生计生委印发了《住院病案首页数据填写质量规范(暂行)和住院病案首页数据质量管理与控制指标(2016 版)的通知》。但在对病案首页数据的实际使用过程中,发现部分医疗机构存在首页内容填写不全、疾病诊断或手术名称不准确等问题,导致大量病案首页数据质量较差,无法满足统计使用需求,病案首页数据价值未能充分体现,严重阻碍了医疗行业信息化进程。新的《住院病案首页数据填写质量规范(暂行)》和《住院病案首页数据质量管理控制指标(2016版)》,对加强医疗机构病案首页数据质量的管理提出明确要求。

(二) 病案首页在国内外的应用

1. 提供相关医院经营管理信息　病案首页是病案的高度浓缩,为医疗信息提供最基本的资源。病案首页信息化管理密切关系着医院的服务管理,对经济效益和社会效益具有不可见的影响,对病案首页包含的信息资源进行有效的利用,不仅提高医院的经济效益,还给医院带来一定的社会效益。医院管理者在对医院进行管理时,一般依靠的是病案首页的信息资源,如病案首页信息资源体现不明显,会影响管理的速度和效率。病案首页会显示门诊和住院病人的性别、年龄、费用等基本信息,管理人员可以充分了解患者的分布、费用的构成,从而对整个社区的分布和费用结构做出估量,达到提高医院服务管理的效果。病案首页会显示病种和收费,管理人员通过分析其信息,可以充分了解医院的病种结构和医疗收入情况,然后合理地进行人员分配,从而提高医院的整体效益。通过提取病案首页数据和数据分析,充分了解各科室的业务情况,对业务上升科室进行奖励,对业务下降科室进行原因分析、采取相应的对策,对提高医院服务管理是非常有效的。

2. 提供人员现状及动态情况　病案首页有医生的签名,管理人员可通过病案首页显示的信息资源,进行人员统计和合理分配,能够对医生的绩效进行合理的评估,对医生的工作质量进行考评。

3. 提供评价各项医疗质量的指标　医疗质量评价的各项指标在病案首页也得到了充分的体现:收入情况、诊断符合情况、确诊天数、手术开展情况、院内感染率、治愈率等。统计出以上指标,做出及时的评价,对医疗安全做出检测,实时监控病种的分布、科室的转室情况。

4. 为医保支付提供系统便利　近年来,国内基本医疗保险制度不断完善,DRG付费逐步展开,社会基本医疗保险患者在医院患者中的比例不断增加,相关的业务开展体系也不断开展。当前,收治基本医疗保险患者已经成为医院经济效益与社会效益实现的重大影响因素,关系着医院的经营发展,病案首页信息便在医院、患者、医保局三方工作进展中发挥着纽带作用。

具体说来,病案首页为医疗保险机构计算并进行付费的关键渠道,医保局参照病案首页的病案信息(包括治疗过程中的各项消费与费用总额)制定相应的结算方式,此外,病案首页信息还能为医保局提供病例分型费用结构等相关信息,为医疗机构的工作开展提供便利。病案信息首页还能对医保患者的基本消费进行细化统筹,在推进医院各科室医护人员的自主化控制医保患者消费方面作用突出,在此过程中还能推进医院对医保服务协议的落实,有助于减轻患者的疾病治疗经济负担,实现医院经济与社会效益。

5. 服务于疾病预防与科学研究工作　病案首页中的广泛信息量中所包含的临床医生对疾病的判断与分析,是教研与疾病预防的参考。专业的信息检索人员,对于需要了解的医疗信息,可以采取模糊检索、交叉检索、简单检索等多种方式进行迅速地检索,大大方便了临床医生对本科生、研究生的教学与研究工作,同时有助于疾病预防部门及时地掌握与调查传染病的收治与出院状况,做好疾病的预防工作。

6. 服务于医院随访及医疗市场开发　在病案首页中,随访患者的家庭住址、联系方式及疾病类别都有详细的标注,深入挖掘与分解病案首页中的信息资源,做好出院随访,可以真正得到患者及其家属的信任与好评,医院在固定时间进行出院患者的随访,还可以借此分析医院的医疗市场来源与医疗服务范围。

(三) 现代医院管理对病案首页的要求

现代医院管理制度是中国特色基本医疗卫生制度的重要组成部分,是推进公立医院综合改革的三条路径之一。自 2011 年以来,政府在多份公开文件中提出建立现代医院管理制度的目标。习近平总书记在党的十九大报告中明确提出要健全现代医院管理制度。《国务院办公厅关于建立现代医院管理制度的指导意见》(国办发〔2017〕65 号)详细说明了建立健全现代医院管理制度的总体要求,对公立医院现代医院管理制度建设给出了实际操作路径。随着医疗卫生服务的供求关系发生变化,以及管理规范化、精细化、科学化要求的提出,医院管理受到了严峻的挑战。

病案首页现代化管理是实现高效精细的现代医院管理的数据保证。病案首页现代化管理主要包含两方面的内容,一是准确、规范地录入病案首页;二是能自动地对所录入的医疗信息加工汇总、分析整理、传递运用。病案首页准确、规范地录入,是病案信息有效利用的前提和基础;病案首页提供的各项信息的充分利用,则是病案管理各项工作的出发点和归宿。离开了病案首页信息的有效利用,病案管理的其他各项工作都没有意义。

病案首页作为医疗信息质量、医疗统计数据、医疗考核指标、医疗事故鉴定等重要信息内容的组成部分,是病案管理人员必须重视的重要环节之一,这就要求病案管理者严格按照病案书写规范来指导临床医务人员书写病案首页,以确定病案首页的真实性、准确性、及时性和完整性,为科学化的现代医院管理作出贡献。

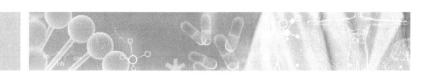

第二章

病案首页相关标准

一、病案首页的基础标准

（一）病案首页的国家标准

病案首页的国标版本变更过多次,现在大多数医疗机构执行的病案首页版本为国家卫生健康委(原卫生部)于 2012 年 1 月 1 日正式颁布发布的"第三版"《卫生部关于修订住院病案首页的通知》(卫医政发〔2011〕84 号),共分为:患者基本信息,诊疗信息,住院过程信息和费用信息四大类共 117 个项目。较 2001 版病案首页新增了以下内容:

(1) 组织机构代码。

(2) 健康卡号。

(3) 新生儿出生体重。

(4) 新生儿入院体重。

(5) 现住址及电话。

(6) 邮编。

(7) 入院途径。

(8) 门(急)诊诊断"疾病编码"。

(9) 损伤、中毒的"疾病编码"。

(10) 病理诊断"疾病编码"。

(11) 病理号。

(12) 药物过敏增加了"无、有"。

(13) 责任护士。

(14) 手术级别。

(15) 是否有出院 31 天内再住院计划。

(16) 离院方式。

(17) 颅脑损伤患者昏迷时间等。

国标"第三版"病案首页的填写基本要求如下:

（1）凡栏目中有"□"，应当在"□"内填写适当的阿拉伯数字。栏目中没有可填写内容的，填写"—"。

（2）签名部分可由相应医师、护士、编码员手写签名或使用可靠的电子签名。

（3）疾病编码：指病人所罹患疾病的标准编码。目前按照全国统一的 ICD-10 编码执行。

（4）病案首页背面中空白部分留给各省级卫生健康行政部门结合医院级别类别增加具体项目。

（5）凡可由医院信息系统提供住院费用清单的，住院病案首页中可不填写"住院费用"。

（二）病案首页的部分地区标准介绍

1. 北京市病案首页标准　北京市卫生健康委（原北京市卫生局）在 2011 年 12 月 19 日发布了《关于修改住院病案首页的通知》（京卫医字〔2011〕302 号）。该版本在原卫生部"第三版"117 项的基础上新增 6 项内容：主诊医师、重症监护室名称、进/出监护室时间、呼吸机使用时间、肿瘤分期、日常生活能力评分。北京市作为我国最早研究按 DRG 付费试点的地区之一，在病案首页的项目设置上更多考虑了按 DRG 付费所涉及的相关项目指标，为 DRG 付费在全国的推广提供了较好的模板。

2. 上海市病案首页标准　2012 年上海市卫生健康委（原上海市卫生局）颁布了《关于本市医疗机构使用新版住院病案首页的通知》（沪卫医政〔2012〕078 号），该版本在原卫生部"第三版"117 项上新增：出院情况、产后出血、新生儿疾病筛查、妊娠梅毒筛查、新生儿性别等内容。

3. 广东省病案首页标准　2012 年 1 月 21 日，广东省卫生健康委（原广东省卫生厅）颁布了《关于修订住院病案首页的通知》（粤卫办函〔2012〕26 号），该版本在原卫生部"第三版"首页 117 项指标的基础上新增病例分型、肿瘤专科病人治疗记录表和产科分娩婴儿记录表等相关附表项目。

4. 湖北省病案首页标准　2015 年 12 月 21 日，湖北省卫生健康委（原湖北省卫生计生委）下发了《关于做好湖北省医疗机构出院病人调查表报送工作的通知》（鄂卫生计生办通〔2015〕117 号），通知要求全省二级以上医疗机构应按照住院病案首页（鄂卫健统 4-1 表）、中医住院病案首页（鄂卫健统 4-2 表）的格式和要求，按季向所在地区县卫生行政部门报送出院病人调查表。

2017 年 10 月 10 日，湖北省卫生健康委（原湖北省卫生计生委）下发了《关于统一疾病与手术操作分类及代码的通知》，要求从 2018 年 1 月 1 日起，湖北省各级各类医疗机构病案首页的疾病编码和手术操作编码均需以"国标临床版"为标准。同时下发了《湖北省出院病人调查表（鄂卫计统 4 表）数据结构标准》。在该版本中，鄂卫计统 4-1 表（综合医院及专科医院病案首页）字段数达 382 个，鄂卫计统 4-2 表（中医医院病案首页）字段数达 242 个，鄂卫计统 4-3 表（基层医疗机构病案首页）字段数达到 60 个。在该版本中，同时规定了病案首页相关的 16 个数据库代码标准。

二、上报数据库的标准与格式

(一)病案首页数据的常见上报形式

1. 卫健统 4 表　按照《国家卫生健康委统计调查制度》要求,国家卫生统计网络直报系统采集全国各类医院(包含综合医院、专科医院、中医医院、中西医结合医院、民族医院)出院病人的住院病案首页和基层医疗机构(包含社区卫生服务中心和乡镇卫生院)的出院病人调查表。

卫健统 4-1 表:综合医院和专科医院住院病案首页。为季度报表,季后 1 个月内报送本季度数据。通过国家卫生统计网络直报系统报送。卫健统 4-1 表文件格式为表号 - 机构名 .DBF,各表文件格式均采用 DBF 格式。

卫健统 4-2 表:中医医院、中西医结合医院和民族医院住院病案首页。为季度报表,季后 1 个月内报送本季度数据。通过国家卫生统计网络直报系统报送。卫健统 4-2 表文件格式为表号 - 机构名 .DBF,各表文件格式均采用 DBF 格式。

卫健统 4-3 表:社区卫生服务中心和乡镇卫生院出院病人调查表。为季度报表,季后 1 个月内报送本季度数据。通过国家卫生统计网络直报系统报送。卫健统 4-3 表文件格式为表号 - 机构名 .DBF,各表文件格式均采用 DBF 格式。

2. 医院质量监测系统　医院质量监测系统(hospital quality monitoring system,HQMS)是根据《卫生部医管司关于开展医院质量监测评价工作的通知》(卫医管评价便函〔2012〕105号)的精神,监测全国各类三级医院,全面推进医院质量监测评价工作的系统。共采集字段项目 346 个。

2019 年国家卫生健康委《关于启动 2019 年全国三级公立医院绩效考核有关工作的通知》(国卫办医函〔2019〕371 号)的相关要求,已经将上传 HQMS 的首页采集字段项目数增加至 642 个。

3. 基本医保结算清单　为加快推进统一的医保信息业务编码标准,形成全国"通用语言",国家医疗保障局于 2019 年 9 月 23 日颁布了《国家医疗保障局关于印发医疗保障定点医疗机构等信息业务编码规则和方法的通知》,公布了医疗保障基金结算清单、定点医疗机构、医保医师、医保护士、定点零售药店、医保药师、医保系统单位、医保系统工作人员、医保门诊慢特病病种、医保按病种结算病种、医保日间手术病种等 11 项医保信息业务编码规则和方法。同时,在国家医保局网站上开通了"医保信息业务编码标准数据库动态维护"窗口。其中"医疗保障基金结算清单"位居首列,后文均简称"结算清单",对于病案首页的运用与DRG 的实施具有十分重要的意义。

结算清单的数据基础来自病案首页,包括基本信息、门诊慢病诊疗信息、住院诊疗信息、医疗收费信息几大类版块。其主要功能是为了满足医保审核与结算、病种病组管理、大数据分析需要。结算清单具有普遍适用性,可以用于各类型医疗机构、各种就医类型和现行的各类支付方式,对统一全国结算数据标准和大数据分析提供了基础保障。其设计思路主要取自病案首页、收费票据和其他结算凭证;取自病案首页的数据与首页保持一致性,取自票据的数据与医疗收费票据上的分类项目一致,数据具有唯一且统一的规范性。

（二）病案首页的字段要求

1. **卫健统4表** 湖北省目前开展的网络直报系统已经支持导入zip格式的压缩文件，压缩文件的命名无要求，但是压缩文件内部的DBF文件必须按照规范命名，并且压缩文件只能为ZIP格式。上报的382个字段名中，除了机构名称为USERNAME，其他的字段名均为汉字首字母的大写，如医疗付款方式的字段名为YLFKFS。382个字段中涉及住院病案首页必填项目的部分不能为空，其他部分可以为空。382个字段项目中有311个为字符格式，71个为数字格式。

2. **HQMS系统** 上传时每例出院患者的病案首页在"病案首页数据接口标准"表中记录一行数据。文件名称以"hqmsts_"开头，例如"hqmsts_2018M1-12.csv"。对接文件格式为英文逗号分隔，并符合国际标准的CSV文件。每个CSV文件大小不超过200MB。数据采集项的字段名称与接口标准要求一致；"必填"项数据都不能为空。如无数据或不适用，填写英文横线"–"。"条件必填"不算必填项。满足条件时，"条件必填"项数据不能为空。642个字段项目中"必填"项63个，"条件必填"项18个。字符格式548个，数字格式48个，日期格式45个，集合类型格式1个。

3. **基本医保结算清单** 结算清单数据从医院系统中直接采集，无需人工填写。

（1）基本信息中的定点医疗机构、新生儿入院信息。年龄不足一周岁的，填写方法与原来存在一定差异，原：15/30，现填写为15，新生儿入院类型：有正常、早产、有疾病等用于DRG分组的指标。

（2）住院诊疗信息：入院、诊断、手术操作、护理、出院信息；其中呼吸机使用时间，重症监护病房为DRG付费的重要信息。

（3）医疗收费信息：共91个数据项，14类收费项目能覆盖医疗收费中的所有费用类别，全部为必填项目；统一标准后，解决了各地区收费大类杂乱，标准不一的问题；收费信息与财政部2019年8月印发的最新版《医疗收费票据（2019版）》保持一致。

（4）申请结算信息：可以涵盖按项目、单病种、病种分值、DRG、按床日、按人头等多种支付方式。

（三）医保结算清单与病案首页的区别

首先是目的不同。医保结算清单是申请医保费用结算时提交的数据清单，开展大数据分析的重要工具。病案首页的填写目的则是提高医疗机构科学化、规范化、精细化、信息化管理水平，加强医疗管理与控制，完善病案管理，为付费方式改革提供技术基础。二是医保结算清单中有新生儿入院类型、治疗类别、诊断代码计数、医保支付方式。三是医保结算清单中含有基金支付明细信息等医保资金结算审核指标。四是医保结算清单中缺少麻醉分级、手术级别、切口信息、死亡尸检、药物过敏等与医疗质量相关但与支付无关的信息。五是医保结算清单中的ICD编码目前使用的是医保版疾病编码，但后期将统一成国标临床版2.0版的疾病编码，与病案首页的编码标准保持一致。需要注意的是，医保结算清单不等于病案首页，但医保结算清单源于病案首页，同时有别于病案首页。

三、病案首页字典库及构成

本文以某省 2019 年度全量病案首页数据（卫健统 4 表）为基础，对病案首页的字典库进行了全方位梳理。指标代码及基本构成分析列举如下：

（一）基本信息代码

1. 医疗付费方式代码　参照原卫生部《卫生部关于修订住院病案首页的通知》（卫医政发〔2011〕84 号）和某省颁布的病案首页统一数据结构，病案首页中医疗付费方式共 9 种。其中城镇居民基本医疗保险代码为 02 占比 32.6%；城镇职工基本医疗保险代码为 01 占比 27.01%；全自费代码为 07 占比 17.02%；其他代码为 99 占比 10.01%；新型农村合作医疗代码为 03 占比 8.63%；其他社会保险代码为 08 占比 1.66%；贫困救助代码为 04 占比 1.31%；其他类型占比 1.58%。

2. 性别代码　参照国家标准《个人基本信息分类与代码》（GB/T 2261.1—2003），人的性别代码共 4 种：0. 未知的性别；1. 男性；2. 女性；9. 未说明的性别。男性比例占 48.89%；女性比例占 51.11%。

3. 国籍代码　参照《世界各国和地区名称代码》（GB/T 2659—2000）。其中中国代码为 CHN 占比 99.95%；国籍不详代码为 ZZZ 占比 0.04%；余下国家是阿根廷、美国、越南、中非、加拿大、索马里、巴基斯坦、印度、智利、日本、法国、澳大利亚、英国等。

4. 民族代码　参照《民族代码》（GB/T 3304—1991），增加 99 代表其他民族或外国人。汉族占比 97.26%；土家族占比 2.27%；余下民族是苗族、侗族、回族、壮族、满族、阿昌族、蒙古族、彝族、白族等。

5. 职业代码　参照国家标准《个人基本信息分类与代码》（GB/T 2261.4—2003），从业状况（个人身份）代码共 13 种职业，其他占比 40.01%；农民占比 18.91%；无业人员占比 11.95%；退（离）休人员占比 10.76%；自由职业者占比 4.52%；职员占比 4.36%；学生占比 3.24%；工人占比 2.61%；余下职业是专业技术人员、个体经营者、国家公务员、企业管理人员、现役军人等。

6. 婚姻状况代码　参照国家标准《个人基本信息分类与代码》（GB/T 2261.2—2003），婚姻状态代码共分 8 种：10. 未婚；20. 已婚；21. 初婚；22. 再婚；23. 复婚；30. 丧偶；40. 离婚；90. 未说明的婚姻状况。已婚占比 73.85%；未婚占比 19.6%；其他的婚姻状况占比 3.11%；丧偶占比 2.64%；离婚占比 0.8%。

7. 联系人关系代码　参照《家庭关系代码》（GB/T 4761—2008）中一位数字代码共有 9 种，其中其他占比 25.11%；配偶占比 24.64%；父母占比 15.12%；子占比 10.48%；女占比 7.72%；兄、弟、姐、妹占比 1.6%；祖父母或外祖父母占比 1.01%；孙子、孙女或外孙子、外孙女占比 0.48%。

8. 血型代码　参照全国卫生健康统计调查制度（卫健统 4-1 表）血型代码，共 5 种：未查占比 65.9%；A 型占比 8.72%；O 型占比 8.52%；不详占比 7.54%；B 型占比 6.71%；AB 型占比 2.61%。

9. Rh 血型编码　参照全国卫生健康统计调查制度（卫健统 4-1 表）血型代码，共 4 种：

未查占比 69.16%;阳性占比 24.58%;不详占比 5.42%;阴性占比 0.84%。

（二）病程代码

1. 入院途径　通过门诊入院占 78.24%;通过急诊入院占 12.6%;通过其他途径入院占 7.33%;通过其他医疗机构转入入院占 1.83%。

2. 科室代码　入院科室儿科代码为 07 占比 9.21%;普通外科代码为 0401 占比 6.76%;心血管内科代码为 0304 占比 6.57%;肿瘤科代码为 19 占比 5.81%;余下科室是神经内科、骨科、消化内科、产科、呼吸内科、妇科、泌尿外科、眼科、耳鼻咽喉科、外科、内分泌科、妇产科、肾病学、神经外科和传染科。

转科科室内科代码为 03 占比 20.23%;其他业务科室代码为 69 占比 14.92%;心血管内科代码为 0304 占比 7.27%;重症医学科代码为 28 占比 5.67%;余下科室是儿科、普通外科、神经内科、外科、骨科、肿瘤科、神经外科、呼吸内科、内分泌科、消化内科、产科、妇产科、泌尿外科、康复医学科和传染科。

出院科室儿科代码为 07 占比 9.22%;普通外科代码为 0401 占比 6.89%;心血管内科代码为 0304 占比 6.55%;肿瘤科代码为 19 占比 5.9%;余下科室是骨科、神经内科、产科、消化内科、呼吸内科、内科、妇科、泌尿外科、眼科、耳鼻咽喉科、外科、妇产科、内分泌科、肾病学、神经外科和传染科。

3. 入院病情代码　参照《全国医院数据上报管理方案医疗数据字典》CV05.10.019 入院疾病病情代码。1. 有;2. 临床未确定;3. 情况不明;4. 无。有的代码为 1 占比为 93.28%;临床未确定的代码为 2 占比为 4.57%;情况不明的代码为 3 占比为 1.37%;无的代码为 4 占比为 0.78%。

4. 出院情况代码　好转的代码为 2 占比为 49.56%;治愈的代码为 1 占比为 40.59%;其他的代码为 9 占比为 7.16%;未愈的代码为 3 占比为 1.69%;死亡的代码为 4 占比为 0.51%。

5. 离院方式　医嘱离院代码为 1 占比 92.68%;其他离院代码为 9 占比 3.3%;非医嘱离院代码为 4 占比 2.19%;医嘱转院代码为 2 占比 0.82%;非医嘱离院代码为 4 占比 2.19%;医嘱转社区卫生服务机构 / 乡镇卫生院代码为 3 占比 0.52%。

6. 入院时情况　一般代码为 3 占比 75.49%;急代码为 2 占比 15.35%;危代码为 1 占比 4.24%。

（三）疾病分类编码

本文所列举的疾病分类代码是以某省 2019 年全量病案首页数据进行分析,该省已于 2018 年在全省各级各类医疗机构中统一使用国标临床版 1.2 版作为病案首页的疾病诊断编码标准。

1. 疾病诊断编码　2019 年全省全量病案首页字典库中疾病诊断编码条目数为 32 387 个,其中当年使用的疾病编码条目数为 27 043 个,占全部编码的 83.5%。

按疾病谱排位前十的疾病有:

（1）支气管肺炎代码为 J18.000 占比 2.61%;

（2）恶性肿瘤维持性化学治疗代码为 Z51.103 占比 1.56%;

（3）手术后恶性肿瘤化学治疗代码为 Z51.102 占比 1.39%;

（4）肺部感染代码为 J98.414 占比 1.31%；

（5）腰椎间盘突出代码为 M51.202 占比 1.17%；

（6）急性上呼吸道感染代码为 J06.900 占比 1.14%；

（7）急性支气管炎代码为 J20.900 占比 1.13%；

（8）脑梗死代码为 I63.900 占比 1.1%；

（9）慢性阻塞性肺病伴有急性加重代码为 J44.100 占比 1.06%；

（10）不稳定型心绞痛代码为 I20.000 占比 0.98%。

2. 病理形态学编码　2019 年全省全量病案首页字典库中病理形态学编码全部条目数为 1 438 个，其中当年使用的代码为 1 129 个，占全部代码的 78.5%。

排位前十的病理形态学编码为：

（1）恶性肿瘤代码为 M80000/3 占比 11.51%；

（2）腺癌代码为 M81400/3 占比 11.27%；

（3）鳞状细胞癌代码为 M80700/3 占比 6.38%；

（4）平滑肌瘤代码为 M88900/0 占比 4.83%；

（5）良性肿瘤代码为 M80000/0 占比 4.53%；

（6）浸润性导管癌代码为 M85000/3 占比 4.38%；

（7）转移性腺癌代码为 M81400/6 占比 2.76%；

（8）纤维腺瘤代码为 M90100/0 占比 2.63%；

（9）癌代码为 M80100/3 占比 1.94%；

（10）血管瘤代码为 M91200/0 占比 1.83%。

3. 损伤中毒编码　2019 年全省全量病案首页字典库中损伤中毒编码全部条目数为 842 个，其中当年使用的代码为 743 个，占全部代码的 88.24%。

排位前十的损伤中毒编码为：

（1）跌倒代码为 W19.x00 占比 20.32%；

（2）在同一平面上滑倒绊倒和摔倒代码为 W01.x00 占比 9.86%；

（3）行人在与小汽车／轻型货车或篷车碰撞中的损伤代码为 V03.x00 占比 3.13%；

（4）被别人殴打／踢／拧／咬或抓伤代码为 W50.x00 占比 3.12%；

（5）从一个平面至另一平面的其他跌落代码为 W17.x00 占比 2.57%；

（6）在同一平面的其他跌倒代码为 W18.x00 占比 2.47%；

（7）车辆事故中人员损伤代码为 V89.900 占比 2.44%；

（8）暴露于未特指因素下代码为 X59.900 占比 2.27%；

（9）与生活方式有关的情况代码为 Y98.x00 占比 2.13%；

（10）行人在交通事故中的损伤代码为 V09.300 占比 2.08%。

（四）手术操作和麻醉分类代码

1. 手术操作分类代码　手术操作分类代码同样使用的是某省全省统一的国标临床版 1.2 版，2019 年该省全省全量病案首页字典库中全部手术操作分类代码条目数为 12 657 个，其中当年已使用的手术操作分类代码条目数为 9 213 个，占全部代码的 72.79%。

按手术谱排位前十的手术操作为：

（1）剖宫产术（子宫下段横切口）代码为 74.1x01 占比 4.58%；

（2）静脉注射化疗药物代码为 99.2503 占比 3.18%；

（3）胸部 CT 检查代码为 87.4101 占比 1.92%；

（4）胃镜检查代码为 44.1300x001 占比 1.82%；

（5）单根导管的冠状动脉造影术代码为 88.55 占比 1.73%；

（6）心电图代码为 89.52 占比 1.65%；

（7）雾化吸入代码为 93.9401 占比 1.62%；

（8）白内障超声乳化抽吸术代码为 13.4100x001 占比 1.12%；

（9）腹腔镜下胆囊切除术代码为 51.23 占比 1.1%；

（10）静脉穿刺术代码为 38.9900x002 占比 1.09%。

2. **手术操作级别**　一级手术代码为 1 占比 43.36%；二级手术代码为 2 占比 24.3%；三级手术代码为 3 占比 22.58%；四级手术代码为 4 占比 9.71%。

3. **手术操作患者类型**　择期手术的代码为 2 占比 45.22%；非手术患者的代码为 0 占比 41.16%；急诊手术的代码为 1 占比 11.38%。

4. **切口愈合等级**　切口等级Ⅰ的代码为 1 占比 49.57%；切口等级Ⅱ的代码为 2 占比 25.36%；切口等级Ⅲ的代码为 3 占比 21.89%；其他的代码为 4 占比 3.18%。

5. **切口愈合类别**　切口愈合为甲类别代码为 1 占比 54.71%；未知类别代码为 9 占比 43.32%；乙类别代码为 2 占比 1.81%；丙类别代码为 3 占比 0.15%。

6. **麻醉方式代码**　局部麻醉代码为 3 占比 21.76%；其他麻醉方法代码为 9 占比 24.22%；全身麻醉代码为 1 占比 19.17%；局部浸润麻醉代码为 35 占比 7.74%；静脉麻醉代码为 12 占比 7.58%；余下的为椎管内麻醉、硬脊膜外腔阻滞麻醉、静吸复合全麻、表面麻醉、蛛网膜下腔阻滞麻醉、神经丛阻滞麻醉、神经阻滞麻醉等。

7. **麻醉分级代码**　ASA P1 级代码为 1 占比 56.1%；ASA P2 级代码为 2 占比 21.09%；未分级代码为 0 占比 12.44%；ASA P3 级代码为 3 占比 5.35%；ASA P4 级代码为 4 占比 1%；ASA P5 级代码为 5 占比 0.17%；ASA P6 级代码为 6 占比 0.07%；其他代码为 7 占比 3.78%。

（五）医疗质量与安全代码

1. **门诊与出院诊断符合情况**　门诊与出院诊断符合的代码为 1 占比 90.1%；不符合的代码为 2 占比 5.46%；无对照的代码为 9 占比 2.86%。

2. **入院与出院诊断符合情况**　入院与出院诊断符合的代码为 1 占比 90.77%；不符合的代码为 2 占比 4.8%；无对照的代码为 9 占比 2.78%。

3. **术前与术后诊断符合情况**　术前与术后诊断符合的代码为 1 占比 98.76%；不符合的代码为 2 占比 1.24%。

4. **临床与病理诊断符合情况**　临床与病理诊断符合的代码为 1 占比 99.9%；不符合的代码为 2 占比 0.1%。

5. **放射与病理诊断符合情况**　放射与病理诊断符合的代码为 1 占比 99.92%；不符合的代码为 2 占比 0.08%。

6. **最高诊断依据**　最高诊断依据第一位的是临床，其代码是 1 占比 38.86%；第二位的是 X 线、CT、超声波、内镜等，其代码是 2 占比 19.03%；第三位的是未知，其代码是 0 占比

16.85%;第四位的是病理(继发),其代码是 6 占比 10.66%;第五位的是不详,其代码是 9 占比 6.62%;第六位的是手术,其代码是 3 占比 4.22%;余下的是生化和免疫、细胞学和血片、尸检(有病理)、病理(原发)等。

7. 分化程度　分化程度其他的代码为 0 占比 69.51%;未确定的代码为 9 占比 15.73%;高分化的代码为 1 占比 13.13%;中分化的代码为 2 占比 0.75%;低分化的代码为 3 占比 0.68%;未分化的代码为 4 占比 0.2%。

(六) 特定检查代码

1. HBsAg 检查结果　HBsAg 检查未做的代码为 0 占比 60.79%;阴性的代码为 1 占比 33.88%;阳性的代码为 2 占比 2.58%。

2. HCVAb 检查结果　HCVAb 检查未做的代码为 0 占比 61.78%;阴性的代码为 1 占比 35.24%;阳性的代码为 2 占比 0.36%。

3. HIVAb 检查结果　HIVAb 检查未做的代码为 0 占比 61.59%;阴性的代码为 1 占比 35.38%;阳性的代码为 2 占比 0.13%。

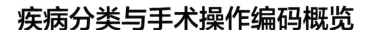

第三章

疾病分类与手术操作编码概览

一、ICD-10 疾病编码介绍

（一）ICD-10 概述

国际疾病分类（international classification of diseases, ICD）是世界卫生组织（world health organization, WHO）要求各成员国在卫生统计中共同采用的对疾病、损伤和中毒进行编码的标准分类方法，是目前国际上通用的疾病分类方法。ICD 是将一个疾病或一组疾病转换成字母和数字形式的代码，来实现数据贮存、检索、分析和应用，从而达到国内乃至国际间交流的目的。

ICD 已有 120 多年的发展历史，早在 1891 年为了对死亡进行统一登记，国际统计研究所就组织了一个委员会对死亡原因分类进行相关研究工作。1893 年该委员会主席 Jacques Bertillon 提出了一个分类方法《国际死亡原因编目》，此即为 ICD 第一版。以后基本上每十年修订一次。1940 年第 6 次修订工作由 WHO 承担，首次引入了疾病分类，并持续强调及应用病因分类的思想。

在诸多的分类方案中，最有影响力且在世界上最为普及的当数国际疾病分类。它最早是为了死亡原因的统计，这个目的直至今天仍然是重要的目的之一。ICD 自第六次修订以后，加入了对医院疾病的分类，也因此受到世界各国的支持与欢迎，在以后的修订演变中，特别是从第九次修订起，更加照顾到了医院疾病统计、医疗管理和医疗付费等方面的需要，这种演变拓宽了 ICD 的用途。1994 年在日内瓦发布了第 10 次修订版，这一版本目前在全世界得到广泛使用，这就是全球通用的国际疾病分类第 10 次修订版，简称 ICD-10。ICD-10 的修订，在其内容上增补得更加详细，更能反映当前医学发展的现状，但在使用操作方面也变得更为复杂。ICD 是过去名称的沿用，现在的译名全称为"疾病和有关健康问题国际统计分类"，它涉及疾病、损伤和健康问题的分类，共 22 章内容。作为一个分类系统，它的基本要求是分类准确与完整，以及科学性、适用性和可操作性。

(二) ICD-10 系统结构

ICD-10 由三卷组成,第一卷为类目表,第二卷是指导手册,第三卷是字母顺序索引。类目表包括前言等文字说明、三位类目表,内容类目表和四位数亚目、肿瘤的形态学、死亡和疾病的特殊类目表等。在内容类目表和四位数亚目中有:某些传染病和寄生虫病;肿瘤;血液及造血器官疾病和某些涉及免疫机制的疾患;内分泌、营养和代谢疾病;精神和行为障碍;神经系统疾病;眼和附器疾病;耳和乳突疾病;循环系统疾病;呼吸系统疾病;消化系统疾病;皮肤和皮下组织疾病;肌肉骨骼系统和结缔组织疾病;泌尿生殖系统疾病;妊娠、分娩和产褥期、起源于围生期的某些情况;先天性畸形、变形和染色体异常;症状、体征和临床与实验室异常所见,不可归类他处者;损伤、中毒和外因的某些其他后果;疾病和死亡的外因;影响健康状态和与保健机构接触的因素;用于特殊目的的编码 22 个大章、2 051 个类目。除第二十二章"用于特殊目的的编码"没有按字母数字顺序排列外,其他内容类目表和四位数亚目、肿瘤的形态学编码的编排方法均按英文字母数字顺序排列(A00.0~Z99.9)。

在 ICD-10 第一卷 22 个章节中,只有第三章和第十四章按解剖系统分类,其余为特殊组合章。在特殊组合章中,有按某一特定时期组成的章节,如第十五章和十六章;有按某种特定的疾病分类的章节,如第二章;此外,还有按症状、体征来分类的,如第十八章,但主要按病因进行分类。

在特殊组合章中有 4 种分类顺序,第十五、十六章是强烈优先分类章,如同时存在其他章的疾病,则要将此章的编码作为主要编码;第一、二、五、十七、十九章是一般优先分类章,在对上述这些章的疾病编码时,通常优先于其他章;第十八、二十二章是最后分类章,这两章的疾病编码只能作为附加编码;第二十章是附加编码章,在疾病统计时要将此章的编码除外,否则将出现损伤和中毒患者重复计数的现象。

(三) ICD-10 使用步骤

疾病分类编码的查找方法分为三个步骤,首先要确定主导词,相当于在图书馆中检索图书时所用的"主题词",其次是在第三卷索引中查找编码,最后是在第一卷中核对编码。对于肿瘤的编码操作,由于它具有两个编码,所以要两次编码操作。

1. 主导词的确定　确定主导词是查找过程中的第一步,也是最重要的一步。疾病的主导词一般是由疾病诊断中的临床表现担任,多数被置于诊断的尾部。另外,还有以人名、地名命名的疾病(如克山病)、综合征、侵染(如寄生虫病)、脱位、撕裂、伤口、损伤等作为主导词。妊娠、分娩和产褥期主要是对其并发症的分类,从时间上可分为三个阶段,妊娠阶段的并发症以"妊娠"为主导词,分娩阶段的并发症主要以"分娩"为主导词,产褥后阶段的并发症以"产褥期"为主导词。当以上规律无效时,可以将完整诊断作为主导词查找,如肝脾大。在第三卷索引中,有三部分索引,第一部分索引为疾病和损伤性质索引,以疾病临床表现的医学术语为主导词;第二部分索引是损伤和中毒的外部原因索引,以非医学术语的动词和名词为主导词;第三部分索引是药物和化学制剂表,以药物和化学制剂名称为主导词。

2. 第三卷索引中查找编码　首先在索引中查找主导词,方法有首字笔画查找法、首字拼音查找法和书眉拼音查找法三种。其次,查找编码。索引中主导词位于项目的最左侧,在它们下面依次排列修饰词或限定词。按照汉语拼音 - 英文字母的排列顺序在主导词下面找到相应的修饰词,即可找到编码。

3. 第一卷中核对编码 编码查找的第三步就是核对编码,要在第一卷中进行。主要是根据第一卷中章、节、类目和亚目下的包括和不包括的注释及指示性说明。一般来讲,没有不包括的指示表示编码是正确的。

在实际的病案编码中,编码员必须阅读病案,仔细分析病案首页、出院记录、手术记录、病理报告等病案内容,以确定正确的病案编码。

二、ICD-9-CM-3 手术操作代码介绍

(一) ICD-9-CM-3 概述

ICD-9-CM-3 是美国国际疾病分类临床修订本第三卷的英文缩写。早期的 ICD 并没有手术分类,所以美国在 1959 年就编辑了手术操作分类作为 ICD 的补充。后来 WHO 认识到各国对医疗操作分类的需求,在 1971 年组织了国际工作组,由美国医学会负责召集会议,研究比较各国的手术分类方案,编写了国际医疗操作分类(internation classification of procedures in medicine,ICPM)。

美国自 1973 年起,在全国范围内使用 ICD-8 的临床修订本,它保持并扩展了 ICD 的统计、管理和医院索引等功能。1978 年,美国国家卫生统计中心根据各方面的需求,组织了许多学术机构修订和出版国际疾病分类第 9 版的临床修订本。"临床"两字强调了它修订的内容更适用于疾病数据的报告,报表的编制和资料的比较。它有助于内部或外部对医疗服务的及时性和适当性进行评估。

ICD-9-CM 共分为三卷,第一、二卷完全与 ICD-9 兼容,但在第五位数上对 ICD-9 进行了增补。第三卷则是对 ICPM 的改编,ICPM 的第五章主要来源于美国的手术操作分类资料,而 ICD-9-CM-3 又是在 ICPM 的第五章的基础上进行细分,并得到了 WHO 的承认。ICD-9-CM-3 大量引自 ICPM 的第五章"外科操作",并且在恰当的情况下附加了 ICPM 其他章一些有选择的细节。ICD-9-CM-3 以自成一卷的方式出版,包括一个类目表和一个索引,主要涉及外科手术、显微镜检查、X 线、超声诊断及其他诊疗操作分类。原卫生部在 1989 年决定采用美国国际疾病分类临床版修订本第三卷(ICD-I-CM-3)作为我国统一使用的手术操作编码。

(二) ICD-9-CM-3 系统结构

ICD-9-CM-3 分为类目表和索引两部分。类目表共有:操作和介入,不能分类于他处;神经系统手术;内分泌系统手术;眼部手术;其他各类诊断性和治疗性操作;耳部手术;鼻、口、咽部手术;呼吸系统手术;心血管系统手术;造血和淋巴系统手术;消化系统手术;泌尿系统手术;男性生殖器官手术;女性生殖器官手术;产科操作;肌肉骨骼系统手术;体被系统手术;其他诊断性和治疗性操作十八章,除首尾和第五章为非手术性操作外,涵盖了各种诊断和治疗操作,其他各章是外科手术,分类轴心基于解剖学,其中按系统分类是指第二、三、七、八、

九、十、十一、十五、十六章,按部位分类是第四、五、六、十二、十三章,第十四章产科操作是唯一按专科分类的章节。

在索引中,主导词首先按首字拼音中字母的英文顺序排列。其次,如果首字拼音完全相同,那么就比较第二个字的拼音,依此类推。最后,如字同音,则根据字的四声排列;如字同音同调,则根据字的笔画由少到多排列;如字同音同调同笔画,则可以随意排列。主导词下一级及下属的更次级的排列顺序按字的拼音-英文字母顺序排列。用人名命名的手术名称如有交叉索引,则其编码放在英文条目下。以人名命名的手术名称都放在字母顺序索引的最前面。在索引的每页书眉上标有汉语拼音和其所包含的汉字,以帮助编码人员查找索引。

(三) ICD-9-CM-3 的使用步骤

手术编码的查找方法和疾病分类编码的查找方法相同,第一步是明确手术方式(必要时参考手术记录以获取更多信息),确定主导词。第二步是查找索引,在第三步,核对类目表,注意章、节、类目、亚目中的包括和不包括注释。

1. 确定主导词

(1) 一般以手术方式或操作方法为主导词,他们通常位于操作术语的尾部。

例如:食管胃吻合术、胸脓肿抽吸术、结肠活组织检查、动脉结扎术等。

(2) 某些器官的切开术、切除术、造影术、成形术、缝合术……镜检查等常常可以按全名称直接查找。

例如:胃切除术、胃切开术、膀胱镜检查、肾成形术。

(3) 以人名命名的手术可以直接查人名,也可以查手术的方式,部分还可以直接以手术为主导词查找。

例如:Davis 手术 56.2、手术 -Davis 56.2、输尿管切开术 56.2。

上述三种方法所查找的结果都是相同的,但并不是每个操作都可以这样查。由于 ICD-9-CM-3 交叉索引不如 ICD-9 索引做得广泛,因此当某种方法查不到时,需要试着采用其他方法去查找。其中选择主导词是手术编码的关键,要求编码员要不断积累工作经验,并对手术方式有所了解。如果有可能,掌握一定程度的英文和拉丁文的医学术语对于主导词的选择也会有所帮助。

2. 查找索引　索引查找方法按汉语拼音字母的英文字母顺序检索。这一过程要注意章、节、类目或亚目中的"注释""包括"与"不包括"等解释。它有可能提示手术操作编码的改变。例如:产科的直肠修补术,如果在查找时没有注意到产科的修饰语,得到的编码是 48.79。在这个编码中,不包括的提示就明确指示产科的近期撕裂修补术编码应分类到 75.62。

三、ICD-11 疾病编码介绍

(一) ICD-11 概述

ICD-10 自发布以来在国际社会得到了广泛应用,但在更新过程中,WHO 认识到其结构限制了一些主题分类的更新与发展,同时也限制了编码的准确性和统计的灵活性。随着 ICD 应用的深化,近年来在电子病历、数字化医疗系统、卫生信息交互、医保支付等应用中,国际疾病分类编码 ICD-10 难以满足不断变化的需求。2000 年起,WHO 开始筹备 ICD-11 的修订,2007 年,WHO 正式启动第十一次修订工作,修订突破原有编码体系结构,从传统医学的角度对疾病和疾病模式进行了描述解析。通过内容模型,包括基础组件和线性组合,为 ICD 扩展提供了丰富的基础,并尽可能将其他分类和术语关联以确保 ICD 一致,即 ICD-11。2018 年 6 月 18 日 ICD-11 的最终版本在 WHO 网站发布。

ICD-11 在结构框架、章节内容、编码系统等方面都有相当大的改进。其改变了对分类单元的定义模式,构建了内容模型、基础组件(foundation component)及线性组合(linearization),以实现对所有实体内容信息的电子化处理;增加了扩展码章节,更新了编码方式以及使用规则,扩大编码容量的同时增加了编码的灵活性、适应性;还首次将传统医学纳入国际疾病分类体系中。ICD-11 相对 ICD-10 增加 6 个章节,共有 28 个章节,增加章节包括第四章"免疫系统疾病",第七章"睡眠 - 觉醒障碍"、第十七章"与性健康相关情况"、第二十六章"传统医学病证"、第二十七章"功能评定补充部分"、第二十八章"扩展码"。WHO 在 ICD-11 新增章节中做了大量认真、全面的工作,以确保最新修订版本使人们能够连贯、广泛而又直接地理解医学新技术。ICD-11 将于 2022 年 1 月 1 日正式生效,由各国投入使用。

(二) ICD-11 系统结构

ICD-11 的核心是构建全新的编码分类体系模型,传统的"疾病模型(disease model)"名称具有明显局限性不能满足现代医学的发展,ICD-11 最本质的创新是改变了分类单元的定义模式,以内容模型(content model)为基础,以确立的分类基础组件(疾病、疾患、症状、体征、损伤中毒的结果和外因等)为依托,结合相互关联线性组合关系(疾病程度、分期分型、部位和肿瘤形态学等)构建本体模型,所建立的本体模型涵盖疾病相关知识范围而不仅是疾病本身,显著扩展了"与健康相关的知识"的范畴,尽管"内容"(content)一词使得这一知识范围的抽象表达,让抽象内容模型具有形象化表达,以这个结构化架构的标准化的方式来定义组成 ICD-11 的类别(分类单元)(classification units),这样的类别单元可通过计算机直接进行加工和处理。在 ICD-11 中,一个分类单元(类别)称为一个 ICD 实体(ICD entity)可以是一个分类、一节或一章。

ICD-11 的内容模型是一个结构化的架构模型,它以一种标准化的方式定义构成 ICD-11 的分类单元(类别),并使其可通过计算机进行加工和处理,用不同的参数(parameters)对 ICD-11 单元的结构化描述。ICD-11 的每一个实体(实体单元)都可以拆解成若干属性,以属性的角度描述某一分类(类别)。ICD-11 共定义了 13 个属性,称之为 13 个主参数,每一个参数都有标准的术语库支持,这些术语库就是参数的取值集(value sets)(取值范围)。

13 个属性的取值集分别为完整的独立本体。分别是:

(1) ICD 实体名称(ICD entity title)——完整具体名称;

(2) 分类属性(classification properties)——疾病,障碍,损伤等;

(3) 文本定义(textual definitions)——简短的标准描述;

(4) 术语(terms)——同义词,其他包含和排除;

(5) 身体系统或结构描述(body system/structure description)——解剖学和生理学;

（6）时间属性（temporal properties）——急性、慢性或其他；

（7）亚目严重程度属性（severity of subtypes properties）——轻度，中度，严重或其他级别；

（8）表现属性（manifestation properties）——症状，体征；

（9）表现的因果属性（causal properties）——病因：感染，外部原因等；

（10）功能属性（functioning properties）——对日常生活的影响：活动和参与；

（11）特定条件属性（specific condition properties）——与怀孕有关等；

（12）治疗属性（treatment properties）——具体的治疗方式，例如：抗药性；

（13）诊断标准（diagnostic criteria）——评估的操作定义。

（三）ICD-11 的模型与组件

1. ICD 实体　将 ICD-11 中的每一个分类单元（通常可以是一个分类一节，或一章）称为一个 ICD 实体，是构成 ICD-11 架构的基础组件。

2. ICD 内容模型　为 ICD-11 构建设计的结构化的架构称为内容模型，又叫本体模型，即以一种标准化的方式定义构成 ICD-11 的每一分类单元，用不同的参数（定义的值域与表达）来赋予每一分类单元的结构化描述，以便于计算机应用。内容模型是构成 ICD-11 的本体组件。

3. 基础组件　是所有 ICD 实体和所有分类单元的总集合（包括：疾病、综合征、损伤、外因、体征和症状等）。

4. 本体组件　是 ICD-11 架构内容模型中的具体参数，是将 ICD-11 实体中的每一个分类单元以属性的角度（13 个主参数，每一个主参数都有标准的术语库及其对应的取值范围）细化定义和描述表达其具体内容。

5. 线性组合组件　是 ICD-11 设计架构中的三大组件之一，根据不同的使用目的或分类粒度从基础组件中扩展延伸或衍生出新的不同子集内容，是 ICD 的应用扩展和呈现表达。

6. 主干代码　又称主干码，主干码用来表明患者的主要健康状况，是在特定的线性组合中可单独使用的编码；主干代码是可以单独使用的代码，它们在 ICD-11 死亡率和发病率统计表的列表中找到。主干代码可以是高度相关的实体或分组，或总是描述为单个类别的临床状况。主干代码的设计确保在每种只需要一个代码的用例中，收集有意义的最小信息。

7. 扩展代码　或称扩展码，是 ICD-11 架构中专门设计用于补充说明主干代码未能完整表达疾病或诊疗信息属性的编码集合。当用户和设置对报告的细节比在主干代码中包括的更加感兴趣时，将附加信息添加到主干代码的方式标准化。扩展码与以往的概念不同，它不是在主码的基础上扩展位数，而是作为独立的编码；扩展代码不能在没有主干代码的情况下使用，也不能出现在集群的第一个位置；"预组配""后组配"是扩展代码的两种形式。

8. 预组配　干代码可能包含所有与预组合方式有关的临床概念的相关信息。这被称为"预组配"。比如"腹主动脉瘤伴穿孔 BD50.40"以及"由肺炎支原体引起的肺炎 CA40.04"。

9. 后组配　指当疾病和健康情况需要使用多个编码来描述表达时，用一个主干码来描述主要情况和属性,同时要采用扩展码表示疾病附加的信息和特征。就是(通过群集编码)将多个代码(即,主干代码和/或扩展代码)链接在一起,以全面描述已记录的临床诊疗信息。

举例:支气管和肺的复合性小细胞大细胞癌

主干码——瘤;其他特指的支气管和肺部肿瘤 2D45.Y(提供部位信息)

扩展码——癌;复合性小细胞大细胞癌 XD9Y.34(提供疾病性质)

10. 群集编码　群集编码是指使用正斜杠(/)或反斜杠(\)来表示一起使用的多于一个的代码(例如:干细胞代码/干细胞代码\扩展代码)来描述已记录的临床概念的约定。

11. 末位数字簇编码　是以列表的形式,在"—"后紧跟几个并列的扩展编码,在主干码和扩展码的末位标记"1",用以描述疾病或健康情况后组配的使用形式。如:—编码 A1;—编码 B1;—编码 C1。用末位数字簇 1 编码,1 表示 A、B、C 是同一簇的组成部分,代表以上代码属于同一簇。

12. 链状簇编码　将能共同表达某一疾病属性的各个编码排列成一行,并以"/"分隔组成的编码结构。

(四) ICD-11 的使用步骤

ICD-11 使用由字母数字组合的新编码系统,将 ICD-10 各个分类章节和内容重新编码。编码范围从 1A00.00 到 ZZ9Z.ZZ,其中以"X"开头的为扩展码,并且排除了字母"O"和"I",以防与数字"0"和"1"混淆。编码第 1 位是章节代码,范围为 1~9、A~Z;第 2 位为字母 A~Z,可区别于 ICD-10;第 3 位为数字 1~9,以防止编码时拼写成单词;末位的 Y 和 Z 分别代表"其他特指"和"未特指"的残余分类。为了保持编码体系的稳定性,ICD-11 的每个节中均留有未使用的编码空间,以便后续更新和维护。

ICD-11 增加了一章扩展码,与 ICD-10 星剑号分类系统、肿瘤形态学分类等附加码的功能类似,用于对疾病和健康状况添加更多细节描述,但必须与主干码同时使用,不能单独使用。扩展码主要以后组配的形式使用,旨在单一主干码无法详细描述疾病或健康的情况下,使用多个扩展码组成编码簇来描述。ICD-11 扩展码不仅能补充疾病和医疗信息,还能通过编码显示疾病发生的时间状态、反映患者的既往史和家族史等,也能使某些罕见情况或罕见病得到显现并描述。

例如:慢性自身免疫性胃炎伴消化系统脓肿

DA42.0\XT8W/ME24.0

自身免疫性胃炎\慢性/消化系统脓肿

(五) ICD-11 与 ICD-10 的对比

与 ICD-10 相比,从内容方面来看,ICD-11 改变了疾病分类的类别、定义、编码;而从结构方面来看,ICD-11 采用了更加结构化的内容模型,背后有着支撑整个模型完整的术语体系,疾病编码规则也受制于模型规则。这样的设计从最大限度上,消除了歧义与冗余,使得疾病分类体系更加完整、科学。

ICD-10 采用的是三卷式的编排形式:第一卷"类目表"包括主要的疾病分类;第二卷"指导手册"对 ICD 的使用者提供指导;而第三卷"字母顺序索引"则是分类的字母顺序索引。

ICD-10 是可变轴心的层级型系统,所有 ICD-10 的分类轴心都隐藏在 ICD-10 的 22 个章节目录结构中。ICD-10 的编排形式就如同拟定好章节目录后从前往后、从大到小依次向内填充内容。而 ICD-11 并不致力于将疾病分类写成一本疾病分类目录,所有的分类都是最底层的 ICD 概念通过线性组合关联生成出来的,但 WHO 为了满足习惯了使用 ICD-10 的医疗工作者,也生成了类似 ICD-10 一样的"类目表",共计 28 章。

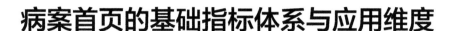

第四章

病案首页的基础指标体系与应用维度

本章按照国家卫生健康委(原卫生部)于 2012 年 1 月 1 日正式颁布发布的"第三版"病案首页标准《卫生部关于修订住院病案首页的通知》(卫医政发〔2011〕84 号)、2016 年 5 月 31 日颁布的《住院病案首页数据填写质量规范(暂行)》和《住院病案首页数据质量管理与控制指标(2016 版)》等三个国家级规范文件,对病案首页的基础指标和应用维度进行了系统梳理。

一、病案首页基础指标体系介绍

(一)患者基本信息

患者基本信息包括医疗付费方式、病案号、健康卡号、患者姓名、性别、年龄、新生儿出生体重、新生儿入院体重、出生日期、职业、籍贯、婚姻、出生地址、现住址、联系方式、工作单位地址等相关信息。

1. 医疗付费方式

包括:①城镇职工基本医疗保险;②城镇居民基本医疗保险;③新型农村合作医疗;④贫困就助;⑤商业医疗保险;⑥全公费;⑦全自费;⑧其他社会保险;⑨其他。其他社会保险指生育保险、工伤保险、农民工保险等。

2. 病案号　是本医疗机构为患者住院病案设置的唯一性编码。原则上,同一患者在同一医疗机构多次住院应当使用同一病案号。凡每次都将患者作为新患者对待的医院,同一患者可存在多个病案号。

3. 性别　按照国家标准《个人基本信息分类与代码第 1 部分:人的性别代码》(GB/T2261.1—2003)要求。代码采用顺序码,用 1 位数字表示。"0"未知的性别、"1"男性、"2"女性、"9"未说明的性别,按照身份证或户口簿上体现的社会性征填写男或女。

4. 出生日期　患者出生当日的公元纪年,年、月、日的完整描述。应与身份证上保持一致。

5. 年龄和不足 1 周岁的年龄(月)　年龄指患者的实足年龄,为患者出生后按照日历计算的历法年龄。年龄满 1 周岁的,以实足年龄的相应整数填写。年龄不足 1 周岁的,按照实足年龄的月龄填写,以分数形式表示:分数的整数部分代表实足月龄,分数部分分母为 30,分子为不足 1 个月的天数,如 "$2\frac{15}{30}$月 =2.5 月" 代表患儿实足年龄为 2 个月又 15 天。

6. 新生儿出生和入院体重   新生儿(28 天以内)出生体重指新生儿出生后第 1 小时内第 1 次称得的重量,产妇病历和新生儿期住院的患儿都应填写。新生儿入院体重指患儿入院当日称得的重量,新生儿期住院的患儿应填写。两者填写均要求精确到 10g。

7. 国籍   患者所属国籍,是一个人属于某个国家的一种法律上的身份或者资格。它是区别一个人是本国人还是外国人的唯一标准。非中国国籍的患者按照国家标准《世界各国和地区名称代码》(GB/T 2659—2000)要求,根据护照上的国籍全称填写世界各国和地区的中文简称。

8. 职业   患者当前从事的职业类别。按照国家标准《个人基本信息分类与代码第四部分:从业状况(个人身份)代码》(GB/T 2261.4—2003)要求填写。包括:"11" 国家公务员(包括参照、依照公务员管理的人员);"13" 专业技术人员(包括科学研究人员、工程技术人员、农业技术人员、飞机和船舶技术人员、卫生专业技术人员、经济业务人员、金融业务人员、法律专业人员、教学人员、文学艺术工作人员、体育工作人员、新闻出版文化工作人员、宗教职业者等);"17" 职员(一般工作人员,从事各项服务类的工作人员等);"21" 企业管理人员;"24" 工人;"27" 农民;"31" 学生;"37" 现役军人;"51" 自由职业者;"54" 个体经营者;"70" 无业人员;"80" 退(离)休人员;"90" 其他。

9. 婚姻   患者住院时的当前婚姻状况。按照国家标准《个人基本信息分类与代码第 2 部分:婚姻状况代码》(GB/T 2261.2—2003)要求填写,用 2 位数表示,第 1 位数字表示大类,第 2 位表示小类。"10" 未婚;"20" 已婚(包括 "21" 初婚、"22" 再婚、"23" 复婚);"30" 丧偶;"40" 离婚;"90" 其他(未说明的婚姻状况)。

10. 民族   患者所属民族在特定编码体系中的代码。按照国家标准《中国各民族名称的罗马字母拼写法和代码》(GB/T 3304—1991)的要求填写民族名称。例如一位患者的民族是汉族,则填写时应填写 "汉族",不能填写 "汉"。

11. 现住址及邮政编码   患者来院前 1 个月内的常住地址的省(自治区、直辖市)、市(地区、州)、县(区)、乡(镇、街道办事处)的名称及常住地址的邮政编码。居住超过 3 个月以上的非本市户籍人员现住址填写在公安派出所申请《居住证》的地址。不要填写酒店等临时性住址。

12. 联系人关系   是联系人与患者之间的关系,按照国家标准《家庭关系代码》(GB/T 4761)要求填写。包括,"1" 配偶;"2" 子;"3" 女;"4" 孙子、孙女或外孙子、外孙女;"5" 父母;"6" 祖父母或外祖父母;"7" 兄、弟、姐、妹;"8/9" 其他。对于非家庭关系人员,统一使用 "其他",如:同事、朋友等。

(二) 诊疗信息

1. 入院病情   指对患者入院时病情评估情况。将 "出院诊断" 与 "入院病情" 进行比较,按照 "出院诊断" 在患者入院时是否已具有。分为:

(1) "有":对应本出院诊断在入院时就已明确。例如:病人因 "乳腺癌" 入院治疗,入院前已经钼靶、针吸细胞学检查明确诊断为"乳腺癌"，术后经病理亦诊断为乳腺癌。

（2）"临床未确定"：对应本出院诊断在入院时临床未确定，或入院时该诊断为可疑诊断。例如：病人因"乳腺肿物"入院治疗。因缺失病理结果，肿物性质未确定，出院时有病理诊断明确为乳腺纤维瘤。

（3）"情况不明"：对应本出院诊断在入院时情况不明。例如：乙型病毒性肝炎的窗口期、社区获得性肺炎的潜伏期，因病人入院时处于窗口期或潜伏期，故入院时未能考虑此诊断或主观上未能明确此诊断。

（4）"无"：在住院期间新发生的，入院时明确无对应本出院诊断的诊断条目。例如：病人出现围术期心肌梗死。根据病人具体情况，在每一出院诊断后填写相应的阿拉伯数字。

2. 主要诊断　出院诊断又称出院诊断描述或出院诊断名称，指患者出院时，临床医师根据患者所做的各项检查、治疗、转归以及门（急）诊诊断、手术情况、病理诊断等综合分析得出的最终诊断。与病程记录、检查结果吻合，手术记录对应。

诊断名称一般由病因、部位、临床表现、病理诊断等要素构成。出院诊断包括主要诊断和其他诊断（并发症和合并症）。

主要诊断：一般是患者住院的理由，原则上应选择本次住院对患者身体健康危害最大，花费医疗资源最多，住院时间最长的疾病诊断。

（1）病因诊断能包括疾病的临床表现，则选择病因诊断作为主要诊断。

（2）当出现以"单病种"或"临床路径"进行全过程诊疗收费的病例，直接选择与之对应的相关病种为主要诊断。

（3）以手术治疗为住院目的的，则选择与手术治疗相一致的疾病作为主要诊断。

（4）以疑似诊断入院，出院时仍未确诊，则选择临床高度怀疑、倾向性最大的疾病诊断作为主要诊断。

（5）因某种症状、体征或检查结果异常入院，出院时诊断仍不明确，则以该症状、体征或异常的检查结果作为主要诊断。

（6）疾病在发生、发展过程中出现不同危害程度的临床表现，且本次住院以某种临床表现为诊治目的的，则选择该临床表现作为主要诊断。疾病的临终状态原则上不能作为主要诊断。

（7）本次住院仅针对某种疾病的并发症进行治疗时，则该并发症作为主要诊断。

（8）住院过程中出现比入院诊断更为严重的并发症或疾病时，按以下原则选择主要诊断：①急诊手术后和择期手术前出现的并发症，应视具体情况根据选择总原则，正确选择主要诊断；②择期手术导致的并发症，选择原发病作为主要诊断，择期手术后出现的并发症，只能作为其他诊断填写；③非手术治疗或出现与手术无直接相关性的疾病，按本次住院对患者身体健康危害最大，花费医疗资源最多，住院时间最长的情况选择。

（9）肿瘤类疾病按以下原则选择主要诊断：①本次住院针对肿瘤进行手术治疗或进行确诊的，选择肿瘤为主要诊断；②本次住院针对继发肿瘤进行手术治疗或进行确诊的，即使原发肿瘤依然存在，选择继发肿瘤为主要诊断；③本次住院仅对恶性肿瘤进行放疗或化疗时，选择恶性肿瘤放疗或化疗为主要诊断；④本次住院针对肿瘤并发症或肿瘤以外的疾病进行治疗的，选择并发症或该疾病为主要诊断。

（10）产科的主要诊断应当选择产科的主要并发症或合并症。没有并发症或合并症的，主要诊断应当由妊娠、分娩情况构成,包括宫内妊娠周数、胎数(G)、产次(P)、胎方位、胎儿和分娩情况等。

(11) 多部位损伤,以对健康危害最大的损伤或主要治疗的损伤作为主要诊断。

(12) 多部位灼伤,以灼伤程度最严重部位的诊断为主要诊断。在同等程度灼伤时,以面积最大部位的诊断为主要诊断。

(13) 以治疗中毒为主要目的的选择中毒为主要诊断,临床表现为其他诊断。

3. 其他诊断　指除主要诊断以外的疾病、症状、体征、病史及其他特殊情况,包括并发症和合并症。并发症是指一种疾病在发展过程中引起的另一种疾病,后者即为前者的并发症。合并症是指一种疾病在发展过程中出现的另外一种或几种疾病,后发生的疾病不是前一种疾病引起的。合并症可以是入院时已存在,也可以是入院后新发生或新发现的。

(1) 填写其他诊断时,先填写主要疾病并发症,后填写合并症;先填写病情较重的疾病,后填写病情较轻的疾病;先填写已治疗的疾病,后填写未治疗的疾病。

(2) 下列情况应当写入其他诊断:入院前及住院期间与主要疾病相关的并发症;现病史中涉及的疾病和临床表现;住院期间新发生或新发现的疾病和异常所见;对本次住院诊治及预后有影响的既往疾病。

(3) 由于各种原因导致原诊疗计划未执行、且无其他治疗出院的,原则上选择拟诊疗的疾病为主要诊断,并将影响原诊疗计划执行的原因(疾病或其他情况等)写入其他诊断。

4. 疾病编码　疾病诊断编码应当统一使用《国家疾病分类与代码》(国标临床版)。编码规则以疾病病因、解剖部位、临床表现、病理为主要轴心的基本原则。国标临床版采用“6 位和 10 位字母数字编码”形式表示,即采用字母数字编码的第一位为英文字母,后为阿拉伯数字,6 位数编码如“慢性细菌性痢疾”为“A03.903”。10 位数代码在原 6 位数基础上增加“x000”扩展用于临床应用,如“硬膜外血管瘤”为“D18.000x023”。按各系统疾病编码范围分别为:A00~B99(传染病和寄生虫病)、C00~D48(肿瘤)、D50~D89(血液和免疫系统)、E00~E90(内分泌、营养和代谢疾病)、F00~F99(精神和行为障碍)、G00~G99(神经系统疾病)、H00~H59(眼和附器疾病)、H60~H95(耳和乳突疾病)、I00~I99(循环系统疾病)、J00~J99(呼吸系统疾病)、K00~K93(消化系统疾病)、L00~L99(皮肤和皮下组织疾病)、M00~M99(肌肉骨骼肌系统和结缔组织疾病)、N00~N99(泌尿生殖系统疾病)、O00~O99(妊娠、分娩和产褥期情况)、P00~P96(起源于围生期的情况)、Q00~Q99(先天性畸形和染色体异常)、R00~R99(症状、体征和临床与实验室异常)、S00~T98(损伤、中毒和外因的某些其他后果)、V01~Y98(疾病和死亡的外因)、Z00~Z99(影响健康状况和保健机构接触的因素)、U00~U99(用于特殊目的的编码)。

其中 O00~O99、P00~P96 是强烈优先分类章,即当患者因妊娠、分娩、产褥期和围生期情况入院治疗的,必须归类到 O00~P96 中并作为主要疾病诊断名称。

5. 手术及操作编码　手术和操作编码应当统一使用《手术、操作分类与代码》(国标临床版)。

国标临床版采用“6 位和 10 位阿拉伯数字编码”形式表示,6 位数编码如阑尾切除术 47.0901,47 代表类目,09 代表亚目、细目,01 代表序号。10 位数编码是在 6 位基础上新增“x000”用于临床应用,如附带阑尾切除术 47.1900x001。表格中第一行应当填写本次住院的主要手术或操作编码。

系统范围分为：00（操作和介入）、01~05（神经系统手术）、06~07（内分泌系统手术）、08~16（眼部手术）、17（其他各类诊断性和治疗性手术操作）、18~20（耳部手术）、21~29（鼻、口、咽部手术）、30~34（呼吸系统手术）、35~39（心血管系统手术）、40~41（造血和淋巴系统手术）、42~54（消化系统手术）、55~59（泌尿系统手术）、60~64（男性生殖器官手术）、65~71（女性生殖器官手术）、72~75（产科操作）、76~84（肌肉骨骼系统手术）、85~86（体被系统手术）、87~99（其他诊断性和治疗性操作）。

6. 病理诊断及编码　病理诊断名称：指各种活检、细胞学检查及尸检的诊断，作为主要诊断的依据，包括术中冰冻的病理结果。与病理结果吻合。编码：指病理诊断在特定编码体系中的编码。如：肿瘤形态学编码（ICD-10）等。

7. 损伤、中毒的外部原因及编码　指造成损伤的外部原因及引起中毒的物质（当主要诊断为 S00~T98 时），应填写全国统一的 ICD-10 中 6 位数损伤、中毒外部原因的标准编码（V01~Y98）。与入院记录内容一致。

ICD-10 中对损伤、中毒的外部原因分类很详尽，临床医师应按实际发生"意图"正确填写，要区别是"故意（加害）"还是"意外"或是"不确定"。这项统计是十分有意义的，如意外触电、房子着火、公路上翻车、服毒等自杀、被他人用匕首刺伤、被车门夹伤等。因此不能笼统的填写车祸、外伤等。"车祸"应写明何种车辆，何种情况的损伤，"外伤"应写明是怎样的外部损伤，如骑摩托车摔伤或骑自行车摔伤，或被人用棍棒打伤等，"中毒"应写明中毒的药物名称。

8. 血型　指在本次住院期间进行血型检查明确，或既往病历资料能够明确的患者血型。根据患者实际情况填写相应的阿拉伯数字："1" A 型；"2" B 型；"3" O 型；"4" AB 型；"5"不详；"6"未查。如果患者无既往血型资料，本次住院也未进行血型检查，则按照未查填写"6"。

9. 手术及操作名称与日期　患者住院期间实施的手术及操作（包括诊断及治疗性操作，如介入操作）名称、日期及持续时间。表格中第一行应当填写本次住院的主要手术和操作名称、日期及持续时间。

手术及操作持续时间单位为小时。手术时间应介于入院日期和出院日期之间，与手术记录单一致。

（1）主要手术及操作是指在本次医疗过程中，医疗资源消耗最多的手术或操作，它的医疗风险、难度一般也高于本次医疗事件中的其他手术或操作，通常与主要疾病诊断相关。

（2）选择主要手术操作时，只重规则，不考虑它与出院科别的关系。当主要手术操作与主要疾病不相关时，在医疗付款中可能会被认为不影响医疗费用，即不给予更多的赔付。

（3）在手术与操作之间，一般选择与主要疾病相关的手术作为主要编码；在治疗与检查之间，一般采用治疗为主要编码。

（4）住院期间存在多次手术或操作时，应遵循主要手术及操作选择原则，其他手术或操作依时间顺序逐一编码。

（5）诊断性操作和治疗性操作并存时，编码的顺序是：治疗性操作优先填写，首先编码与主要诊断相对应的治疗性操作，尤其是有创性操作，然后依日期顺序逐一填写其他的治疗性操作。之后，依日期顺序逐一填写诊断性操作。如果仅有诊断性操作，尽量选择重要的诊断性操作为优先编码，尤其是有创的诊断性操作，之后，依日期顺序逐一编码其他诊断性操作。

10. **手术级别**　指按照《医疗机构手术分级管理办法(试行)》(卫医政发〔2012〕94号)要求,建立手术分级管理制度。根据风险性和难易程度不同,手术分为四级,填写相应手术级别对应的阿拉伯数字:

(1) 一级手术(代码为1):指风险较低、过程简单、技术难度低的普通手术;

(2) 二级手术(代码为2):指有一定风险、过程复杂程度一般、有一定技术难度的手术;

(3) 三级手术(代码为3):指风险较高、过程较复杂、难度较大的手术;

(4) 四级手术(代码为4):指风险高、过程复杂、难度大的重大手术。

11. **手术及操作部位**　指进行手术及操作的解剖学区域和范围。用4位阿拉伯数字表示,从0001~0050为具体部位代码,9999为其他。与手术及操作记录保持一致。

0001 双侧鼻孔、0002 臀部、0003 左臂、0004 左前胸、0005 左肘前窝、0006 左三角肌、0007 左耳、0008 左外颈、0009 左足、0010 左臀中肌、0011 左手、0012 左内颈、0013 左下腹、0014 左下臂、0015 左中臂、0016 左侧鼻孔、0017 左后胸、0018 左锁骨下、0019 左大腿、0020 左上臂、0021 左上腹、0023 左腹侧臀肌、0024 左股外肌、0025 右眼、0026 左眼、0027 双眼、0028 肛门、0029 会阴、0030 右臂、0031 右前胸、0032 右肘前窝、0033 右侧三角肌、0034 右耳、0035 右外颈、0036 右足、0037 右臀中肌、0038 右手、0039 右内颈、0040 右下腹、0041 右下臂、0042 右中臂、0043 右后胸、0044 右锁骨下、0045 右大腿、0046 右上臂、0047 右上腹、0049 右腹侧臀肌、0050 右股外侧肌、9999 其他。

12. **手术及操作医师**　术者为患者实施手术及操作的主要执行人员。Ⅰ助为协助手术者完成手术及操作的第1助手;Ⅱ助为协助手术者完成手术及操作的第2助手。

13. **切口愈合等级**　手术及操作切口类别,愈合等级的分类。

0类切口(有手术,但体表无切口):指经人体自然腔道进行的手术,如内镜下的胃息肉切除术、经肛门内镜下直肠病变微创手术、经自然孔的鼻窦抽吸或灌洗等。不包括腹腔镜类手术,如腹腔镜下胆囊切除术、腹腔下胆囊切开取石术等。

Ⅰ类切口:无菌切口,又叫清洁手术切口,指在充分准备的条件下,可以做到临床上是无菌的切口。如:冠状动脉造影、腹腔镜下胆囊切除术、甲状腺切除术、乳腺切除术、单纯骨折切开复位术,单纯疝修补术等。

Ⅱ类切口:可能污染的切口,指按手术性质有可能污染的手术切口,鼻及鼻窦手术、扁桃体手术、气管支气管手术、胃肠手术、胆囊及胆道手术,如:阑尾切除术、胆囊切除术、肺叶切除术等。某些部位(如阴囊及会阴部)皮肤不易彻底消毒,其切口也属于此类。重新切口、新近愈合的切口(如二期胸廓成形术的切口),以及6小时内的创伤面,经过初期外科处理而缝合的切口均属于此类切口。

Ⅲ类切口:感染切口,指在邻近感染区,直接暴露于感染物的切口,如:十二指肠溃疡穿孔缝合术、阑尾穿孔的手术、脓肿切开引流术、化脓性腹膜炎腹腔探查术、结核性脓肿切除缝合术等属于此类切口,与口腔相通的切口(腭裂修补术)也属于此类切口。

切口愈合等级包括:①甲级愈合,切口愈合优良,没有不良反应的初期愈合;②乙级愈合,切口愈合欠佳,有血肿、积液、皮肤坏死、切口破裂等,但切口未化脓;③丙级愈合,切口感染,即切口化脓,需要将缝合的切口分开进行引流;④其他,指出院时切口未达到拆线时间,切口未拆线或无需拆线,愈合情况尚未明确的状态。

例:①内镜下的胃息肉切除术,记为:0/其他;②单纯疝修补术切口愈合良好,记为:Ⅰ/

甲;③胆囊切除术切口愈合良好,记为:Ⅱ/甲;④肝部分切除术,病人术后 2 天死亡,记为:Ⅱ/其他;⑤肛周脓肿切开引流术,切口化脓,记为:Ⅲ/丙,以此类推。

14. 麻醉方式及麻醉医师　指为患者进行手术、操作时使用的麻醉方法,以及为患者实施麻醉的主要执行人员,需与麻醉记录单一致。

麻醉方式如下:

"01"全身麻醉:包括"0101"吸入麻醉(气管内插管、喉罩、面罩)、"0102"静脉麻醉(全凭静脉麻醉)、"0103"静吸复合麻醉、"0104"基础麻醉(直肠注入、肌内注射);

"02"区域麻醉:包括"0201"椎管内麻醉、"020101"蛛网膜下腔阻滞、"020102"硬膜外间隙阻滞(含骶管阻滞)、"020103"蛛网膜下 - 硬膜外复合麻醉、"0202"神经及神经丛阻滞、"020201"颈丛阻滞、"020202"臂丛阻滞及上肢神经阻滞、"020203"腰骶神经丛阻滞及下肢神经阻滞、"020204"躯干神经阻滞:肋间神经阻滞、"020205"椎旁神经阻滞、"020206"会阴神经阻滞、"020207"交感神经阻滞:星状神经节阻滞、"020208"胸腰交感神经阻滞、"020209"脑神经阻滞:三叉神经阻滞、舌咽神经阻滞;

"03"局部麻醉:包括"0301"表面麻醉、"0303"局部阻滞麻醉、"0304"静脉局部麻醉;

"04"针刺镇痛与麻醉 ;

"05"复合麻醉:"0501"不同药物的复合:普鲁卡因静脉复合全麻,神经安定镇痛麻醉等;"0502"不同方法的复合:静吸复合全麻,针药复合麻醉,全身 - 硬膜外复合麻醉,脊髓 - 硬膜外复合麻醉等;"0503"特殊方法的复合:全麻复合全身降温(低温麻醉),控制性降压等;

"99"其他。(无麻醉时填"—")

15. 颅脑损伤患者昏迷时间　指颅脑损伤的病人昏迷的时间合计,按照入院前、入院后分别统计,间断昏迷的填写各段昏迷时间的总和。只有颅脑损伤的病人需要填写昏迷时间(精确到分钟)。

(三)住院病程信息

1. 入院时间　患者实际进入病房的接诊时间,要求精确到分钟。

2. 出院时间　指患者实际治疗结束或终止治疗离开病房的时间,其中死亡患者是指其死亡时间;记录时间应当精确到分钟。

3. 实际住院天数　患者实际的住院天数,入院日与出院日只计算 1 天,入院不足 24 小时计一天。例如:2017 年 6 月 12 日入院,2017 年 6 月 15 日出院,计住院天数为 3 天。入院时间不能大于出院时间。

4. 入院途径　患者收治入院治疗的来源分类。经由本院急诊、门诊诊疗后入院,或经由其他医疗机构诊治后转诊入院,或其他途径入院。"1"急诊;"2"门诊;"3"其他医疗机构转入;"9"其他。如:当从其他医院转入时,要填"3",不能填"9"。

5. 出院科别及病房　患者出院时的科室及所在病房的名称。

参照《医疗机构诊疗科目名录》,明确科目代码为"XX.XX"构成,其中小数点前两位为一级科目识别码,小数点后两位为二级科目识别码,凡医疗机构在某一级科目下设置二级学科(专业组)的应填到所列二级科目,如:"03.01 呼吸内科专业"。未划分学科(专业组)的只填到一级科目,如:"03 内科"。

6. 出院 31 天内再入院计划　指患者本次住院出院后 31 天内是否有因诊疗需要而再

住院的安排。如果有再住院计划,则需要填写目的,如:进行二次手术等。

7. 离院方式   患者本次住院出院的方式,填写相对应的阿拉伯数字,包括:

"1"医嘱离院:指患者在本次治疗结束后,按照医嘱要求出院,回到住地进一步康复的情况。

"2"医嘱转院:指医疗机构根据诊疗需要,将病人转往相应医疗机构进一步诊治,用于统计"双向转诊"开展情况。如果接收患者的医疗机构明确,需要填写转入医疗机构的名称。

"3"医嘱转社区卫生服务机构/乡镇卫生院:指医疗机构根据病人诊疗情况,将病人转往相应社区卫生服务机构进一步诊疗、康复,用于统计"双向转诊"开展情况。如果接收患者的社区卫生服务机构明确,需要填写社区卫生服务机构/乡镇卫生院名称。

"4"非医嘱离院:指病人未按照医嘱要求而自动离院。如:患者疾病需要住院治疗,但患者出于个人原因要求出院,此种出院并非由医务人员根据患者病情决定,属于非医嘱离院。

"5"死亡:指病人在住院期间死亡。

"9"其他:指除上述 5 种出院去向之外的情况。

(四) 医疗费用信息

住院费用指患者住院期间发生的与诊疗有关的所有费用之和。住院费用共包括以下10 个费用类型:

1. 综合医疗服务类   各科室共同使用的医疗服务项目发生的费用。

(1) 一般医疗服务费:包括诊查费、床位费、会诊费、营养咨询等费用。

(2) 一般治疗操作费:包括注射、清创、换药、导尿、吸氧、抢救、重症监护等费用。

(3) 护理费:患者住院期间等级护理费用及专项护理费用。

(4) 其他费用:病房取暖费、病房空调费、救护车使用费、尸体料理费等。

2. 诊断类   用于诊断的医疗服务项目发生的费用。

(1) 病理诊断费:患者住院期间进行病理学有关检查项目费用。

(2) 实验室诊断费:患者住院期间进行各项实验室检验费用。

(3) 影像学诊断费:患者住院期间进行透视、造影、CT、磁共振检查、B 超检查、核素扫描、PET 等影像学检查费用。

(4) 临床诊断项目费:临床科室开展的其他用于诊断的各种检查项目费用。包括有关内镜检查、肛门指诊、视力检测等项目费用。

3. 治疗类

(1) 非手术治疗项目费:临床利用无创手段进行治疗的项目产生的费用。包括高压氧舱、血液净化、精神治疗、临床物理治疗等。临床物理治疗指临床利用光、电、热等外界物理因素进行治疗的项目产生的费用,如放射治疗、放射性核素治疗、聚焦超声治疗等项目产生的费用。

(2) 手术治疗费:临床利用有创手段进行治疗的项目产生的费用。包括麻醉费及各种介入、孕产、手术治疗等费用。

4. 康复类   对患者进行康复治疗产生的费用,包括康复评定和治疗。

5. 中医类   利用中医手段进行治疗产生的费用。

6. 西药类   包括有机化学药品、无机化学药品和生物制品费用。

(1) 西药费：患者住院期间使用西药所产生的费用。

(2) 抗菌药物费用：患者住院期间使用抗菌药物所产生的费用,包含于"西药费"中。

7. 中药类 包括中成药和中草药费用。

(1) 中成药费用：患者住院期间使用中成药所产生的费用。中成药是以中草药为原料,经制剂加工制成各种不同剂型的中药制品。

(2) 中草药费用：患者住院期间使用中草药所产生的费用。中草药主要由植物药(根、茎、叶、果)、动物药(内脏、皮、骨、器官等)和矿物药组成。

8. 血液和血液制品类

(1) 血费：患者住院期间使用临床用血所产生的费用,包括输注全血、红细胞、血小板、白细胞、血浆的费用。医疗机构对患者临床用血的收费包括血站供应价格、配血费和储血费。

(2) 白蛋白类制品费：患者住院期间使用白蛋白的费用。

(3) 球蛋白类制品费：患者住院期间使用球蛋白的费用。

(4) 凝血因子类制品费：患者住院期间使用凝血因子的费用。

(5) 细胞因子类制品费：患者住院期间使用细胞因子的费用。

9. 耗材类 当地卫生、物价管理部门允许单独收费的耗材。按照医疗服务项目所属类别对一次性医用耗材进行分类。"诊断类"操作项目中使用的耗材均归入"检查用一次性医用材料费";除"手术治疗"外的其他治疗和康复项目(包括"非手术治疗""临床物理治疗""康复""中医治疗")中使用的耗材均列入"治疗用一次性医用材料费";"手术治疗"操作项目中使用的耗材均归入"手术用一次性医用材料费"。

(1) 检查用一次性医用材料费：患者住院期间检查检验所使用的一次性医用材料费用。

(2) 治疗用一次性医用材料费：患者住院期间治疗所使用的一次性医用材料费用。

(3) 手术用一次性医用材料费：患者住院期间进行手术、介入操作时所使用的一次性医用材料费用。

10. 其他类

其他费：患者住院期间未能归入以上各类的费用总和。

二、病案首页的指标延展与应用

在病案首页的指标体系中,除了以上通用的指标分类和项目以外,部分地区卫生健康行政部门可以按照自身的需求和专家共识在病案首页填报标准方面进行增加,进而可以使得病案首页数据指标具有延展性,更好地反映临床诊疗实践。对此我们按照特定诊疗措施使用、医务人员的表达以及病案指标的 DRG 转化三个方面来进行概述。

（一）特定诊疗措施使用

特定诊疗措施是指在国家病案首页所规定的指标体系以外,按照本地具体的诊疗管理实践,对一些需要予以特别关注的诊疗措施所增设的病案首页指标,这些指标类型和指标项主要在病案首页的附页中进行列举,并要求机构病案首页业务科室基于实际诊疗行为对指标内容进行填写。

1. 护理类指标 主要是阐述在患者住院期间接受护理服务的具体情况,一般指接受各类型护理服务的天数,这类指标对病案首页数据中反映护理人员工作量,结合住院患者的实际诊疗情况,对监测、分析和测算护理人员的工作和业务绩效具有重要意义。

具体来看护理类指标分为四个具体指标,分别对应相应的护理界别,包括:

(1) 特级护理天数,即那些病情危重,随时可能发生病情变化需要进行抢救的患者、重症监护患者、各种复杂或者大手术后的患者、严重创伤或大面积烧伤的患者、使用呼吸机辅助呼吸,并需要严密监护病情的患者、实施连续性肾脏替代治疗,并需要严密监护生命体征的患者以及其他有生命危险,需要严密监护生命体征的患者所实际开展的护理时长。该类护理涵盖:一是严密观察病人病情变化,监测生命体征;二是根据医嘱,正确实施治疗、给药措施;三是根据医嘱,准确测量出入量;四是根据病人病情,正确实施基础护理和专科护理,如口腔护理、压疮护理、气道护理及管路护理等,实施安全措施;五是保持病人的舒适和功能体位等。

(2) 一级护理天数,即针对病情趋向稳定的重症患者、手术后或者治疗期间需要严格卧床的患者、生活完全不能自理且病情不稳定的患者以及生活部分自理,但病情随时可能发生变化的患者,在相应诊疗阶段的护理时长。护理工作主要是,每小时巡视病人,观察病人病情变化;根据病人病情,测量生命体征;根据医嘱、正确实施治疗、给药措施;根据病人病情,正确实施基础护理和专科护理,如口腔护理、压疮护理、气道护理及管路护理等,实施安全措施;提供护理相关的健康指导等。

(3) 二级护理天数,即针对病情稳定、仍需卧床的患者和生活部分自理的患者所开展的护理时长。具体护理工作包括每 2 小时巡视病人,观察病人病情变化;根据病人病情,测量生命体征;根据医嘱,正确实施治疗、给药措施;根据病人病情,正确实施护理措施和安全措施;提供护理相关的健康指导等。

(4) 三级护理天数,即针对那些生活完全自理且病情稳定的患者或生活完全自理且处于康复期的患者所开展的护理时长。护理工作主要包含,每 3 小时巡视病人,观察病人病情变化;根据病人病情,测量生命体征;根据医嘱,正确实施治疗、给药措施;提供护理相关的健康指导等。

2. 重症监护类指标 主要用于监测住院患者利用重症监护病房资源的时长和频次情况,可以一定程度上展示患者病情的危重程度和资源消耗的负担情况。一般来看病案首页中对患者每一次进入重症监护病房的类型和时长进行记录,并一共记录最多 5 次利用重症监护病房的情况。

具体每次利用重症监护病房分为 3 个指标,一是重症监护室的名称,也就是具体重症监护的类型,具体可能涵盖:综合性 ICU(general ICU)、专科 ICU,包括 SICU(外科 ICU);CCU(冠心病 ICU);RCU(呼吸系统疾病 ICU);ECU(急诊 ICU);PICU(儿科 ICU)。同时还可能包含心肺重症监护治疗病房 CPCU,心脏外科重症监护治疗病房 CSICU,神经外科重症监护治疗病房 NSICU,危重肾病重症监护治疗病房 UICU 以及婴幼儿重症监护治疗病房 IICU 等。二是进入重症监护室的时间。三是退出时间,进入和退出时间对一次重症监护服务利用的资源消耗情况进行时间长度的测量。

3. 输血类指标 主要包含患者住院过程中血液制品的利用情况,主要分为 7 个指标类型,分别记录患者是否产生输血反应,以及输入红细胞、血小板、血浆、全血、自体回收以及其他血液输入的量。

4. 呼吸机指标　指患者使用呼吸机这一特定救治设备的情况,主要测量呼吸机使用时长。部分标准中只纳入 1 个指标,即统一的呼吸机使用时长。

5. 抢救指标　一般包含两个,即抢救次数和抢救成功次数,是针对需要抢救的患者,在发生抢救行为过程中,按照医院的抢救制度完成抢救,是体现医疗服务抢救的诊疗行为必不可少的指标和内容。

(二) 医务人员角色与参与

在以上的诊疗服务记录中,除了在手术部分对参与手术的术者、协助术者以及麻醉医师进行记录以外,在诊疗过程中的实际诊疗行为实际上与医务人员是密切相关的,因此病案首页不仅仅体现医疗服务本身,同时也是相关医疗服务提供的医务人员的行为记录和考核依据,因此除手术术者和麻醉医师记录以外,我们同样将相关的医务人员信息进行延展,从而更好地监测医疗服务的开展和绩效情况。涉及的医务人员包括:

1. 诊疗责任人员　科主任、主任(副主任)医师、主治医师、住院医师,这四个指标分别代表患者所在诊疗单元及其三级医师责任的配置情况,因此是诊疗环节中非常重要的监测指标,其中住院、主治医师作为对患者实际所接受诊疗服务的提供者,是诊疗服务的第一责任人,同时副主任和主任医师作为医师管理者和总体医疗服务质量的控制者,具有领导责任。

2. 护理人员　责任护士,即患者所接受护理服务的主要实施者和相关护理服务质量的责任人,并且承担该患者的相关护理绩效。

3. 非正式医务人员　进修医师和实习医师,是参与该患者诊疗的非正式医务人员,反映患者诊疗服务是否包含教学行为,并对相关服务的质量进行检测。

4. 质量控制和编码人员　质量控制医师、质量控制护士、质量控制日期,体现质量控制相关的医务人员参与者和质量控制工作的落实时间,质量控制工作是落实医疗服务质量和提供者责任的重要核对和保障机制,对医疗服务质量具有重要影响。编码员,是将患者病历和诊疗实际过程转变为病案首页的专业技术人员,编码员也是控制病案首页质量的首个重要关口,因此编码员在整体数据质量方面具有重要的把关作用。

(三) 病案首页指标的 DRG 转化

基于病案首页指标的延展还有更加广阔的应用方面,即实现病案首页指标向疾病诊断相关组(DRG)指标的转化。这一延展思路来源于既往的病案首页指标是基于每一个患者个体的诊疗行为、状况和费用的相关记录,这时的病案首页往往是个体的、差异性的,因此很多指标难以进行横向的对比和分析。通过 DRG 的转化,病案首页可以增加基于群体比较的指标体系,基于资源消耗进而实现患者之间的可比。

1. 相对权重 / 组权重　相对权重(relative weight,RW)指每个组的病例资源消耗情况与所有病例平均水平(权重)之间的相对比较。从相对权重的数值来看,RW 值越高,意味着病情越重。一般认为 RW>2 的 DRG 组所表示的患者病例严重程度较高,资源消耗水平也相对较高;而 RW 值在 1 附近的 DRG 组资源消耗水平处于区域平均水平,而小于 1 的 DRG 组资源消耗水平较低。

2. 病例组合指数　将每个病例所在 DRG 组的相对权重累加所产生的权重总数与出院

人次数开展比较,进而得到例均权重数,即反映特定范围病例相对于平均病例的资源消耗比,这一指标就反映了特定范围患者疾病的复杂程度或资源的消耗的相对水平高低,即病例组合指数(case-mix index,CMI)。例均权重,与病例的特定类型和范围有着非常强烈的相关性,越是高的 CMI,说明每例患者消耗的资源明显高于区域的平均水平,这也就意味着这些患者罹患更加复杂、严重的疾病,基于这样的疾病诊疗难度较大,因此在医疗服务中需要投入更多的资源。

3. 消耗指数　基于病案首页中的医疗费用和住院时间经过 DRG 标准化,构建出的两个消耗指数——费用消耗指数和时间消耗指数。利用费用消耗指数和时间消耗指数评价医院的绩效,如果计算值在 1 左右表示接近平均水平;小于 1,表示医疗费用较低或住院时间较短;大于 1,表示医疗费用较高或住院时间较长。

4. 风险组死亡率　对住院病人死亡率标准化处理,实现对医疗安全和质量的评价指标,即利用各 DRG 病例的住院死亡率对不同 DRG 进行死亡风险分级。具体步骤如下:

(1) 计算各 DRG 的住院死亡率(M_i);

(2) 对 M_i 取对数[$Ln(M_i)$];

(3) 计算 $Ln(M_i)$ 的均值[$\overline{Ln(M_i)}$]和标准差(s_i)

(4) 计算死亡风险评分,各个"死亡风险级别"中,死亡风险评分为"0"分者表示归属于这些 DRG 组的病例没有出现死亡病例;"1"分表示住院死亡率低于负一倍标准差;"2"分表示住院死亡率在平均水平与负一倍标准差之间;"3"分表示住院死亡率在平均水平与正一倍标准差之间;"4"分表示住院死亡率高于正的一倍标准差。经过"死亡风险评分"以后,风险评分为 1 分、2 分、3 分和 4 分的 DRG 组分别称"低风险组""中低风险组""中高风险组"和"高风险组"。一般在绩效评估中,低风险组和中低风险组的死亡率,用于度量医院住院服务的安全和质量。其基本逻辑在于,病例并不危重,一旦发生死亡,意味着死亡原因很可能不在疾病的本身而在临床过程。因此,低风险及中低风险 DRG 组病例的高死亡率,提示临床或管理过程可能存在问题。

低风险组死亡率(low mortality DRG,LMDRG)是国际上在评价医疗服务质量过程中普遍使用的一个指标,LMDRG 指标分别在澳大利亚(Australian commission on safety and quality in health care,ACSQHC)、美国(agency for health care research and quality,AHCRQ)和英国(Dr. Foster intelligence)的医疗服务质量相关评价体系中得到使用。

第二篇

病案首页数据汇集与质量管理

第五章

病案首页信息上报标准

随着医药卫生体制改革的不断深入和医院现代化、科学化、信息化、精细化管理进程的不断加快,对病案首页数据开展有效汇集和利用,成为医院工作的重点。因病案首页直接反映病人基本信息、诊疗信息、费用信息,是医院进行住院病案登记、疾病分类、编码、编制索引、审查、统计的主要依据,也是医院管理、决策以及临床医疗、临床教学、临床科研等方面的重要资料,同时还可为医疗保险、商业保险及法律等工作提供法律依据,因此具有不可替代的作用。近来国家三级公立医院绩效考核、按疾病诊断相关分组(DRG)付费试点改革、等级医院评审和临床重点专科建设等工作的开展,也对病案首页数据的汇集和质量提出了更高的要求。准确填写和上报病案首页各项信息是确保源头数据质量的关键,病案首页信息在填写和上报过程中一旦发生错误,将直接影响填报单位各项数据的准确性,也将直接影响病案首页在医疗保险、商业保险甚至法律层面的可信度。因此,准确、完整的填写和上报病案首页数据,对各级医疗机构而言,是一件不容忽视的重要工作。

一、病案首页数据的源头采集和信息化标准

(一)病案首页数据的源头采集

病案首页是对病案主要内容和信息的高度概括,是住院病人整个治疗过程的缩影和医疗信息的主要来源,是病案中信息最集中、最重要、最核心和最标准的部分。为进一步提高医疗机构科学化、规范化、精细化、信息化管理水平,加强医疗质量管理与控制工作,完善病案管理,国家卫生健康委多次组织专家对住院病案首页进行修订,统一了全国各级医疗机构的首页格式和填写标准,目前各医院使用的病案首页基本以国家卫生健康委(原卫生部)于2012年1月1日正式颁布发布的"第三版"为核心基础,该版本共分为:患者基本信息、诊疗信息、住院过程信息和费用信息四大类共117个项目。

目前,病案首页数据最为广泛的应用当属疾病诊断相关分组(DRG),DRG是世界上公认的较为先进的支付方式之一,即根据标准的疾病诊断分类,制定定额支付标准,使标准化的医疗资源得到有效利用。DRG的实质是"病例组合的"一种,既能用于支付管理,同时在评

估医疗服务绩效方面的应用也在不断深入。DRG 可基于病案首页信息从医疗能力、效率和质量三个维度对医疗技术优劣程度、医疗服务产出质效进行精确评价。病案首页中的项目基本上囊括了患者的基本情况和进行 DRG 分组所需的全部信息,病案首页的质量会直接影响 DRG 分组的质量和使用后的效果,病案首页的数据真实性、完整性、客观性、科学性都对 DRG 分组影响重大。

　　病案首页原始数据是病案信息的源头和根本,因此,加强医疗质量指标数据源的管理,必须高度重视对病历原始数据的规范化填报和标准化采集工作,需建立健全病案首页数据采集管理制度,严格遵照《住院病案首页数据填写质量规范(暂行)》和《住院病案首页数据质量管理与控制指标(2016 版)》等国家级规范文件的要求执行,并在填写的过程中参考患者其他病历资料。各级医疗机构应重视对病案首页基本信息的采集,包括患者统计学特征(年龄、性别等)、地址、联系方式、入出院日期及状态等,准确抓取住院患者基本特征,必须有效依靠信息化建设,并加强医务人员的责任心;重视对诊断、手术操作信息和住院信息的采集,并要求在诊疗时要详细采集病史,有针对性地进行体格检查及辅助检查,详细记录主诉、现病史、既往史以及诊疗过程,认真执行《疾病诊疗常规》,规范书写病历,避免漏填、误填、错填和数据不全等情况发生,确保原始数据的完整性、真实性、科学性;对患者费用信息的采集,应与医院年度财务报表对接。同时各级医疗机构的病案采集体系应完全涵盖国家卫生健康委(原卫生部)正式颁布的"第三版"病案首页标准《卫生部关于修订住院病案首页的通知》(卫医政发〔2011〕84 号)、2016 年 5 月 31 日颁布的《住院病案首页数据填写质量规范(暂行)》和《住院病案首页数据质量管理与控制指标(2016 版)》等三个国家级规范文件中规定的指标和内容。具体采集指标和解析前文中已有详细介绍,此处不再赘述。

(二) 病案首页的信息化建设标准

　　标准化系统是减少病案首页信息填写差异的最佳方法。标准化是信息化的基础,也是系统改造的第一步。信息标准化工作主要通过两个方面开展:病案首页信息的标准化和医院相关应用系统信息的标准化。这两个方面既相互制约又相互促进。病案首页信息的标准化为各应用系统信息提出统一的要求和格式;各应用系统信息的标准化为病案首页信息提供了来源和基础。比如湖北省目前使用的标准化病案首页信息涉及 349 项指标,首页项目的内容必须符合首页填写规范,并符合医院质量监测系统研究中心发布的《住院病案首页数据采集接口标准》。

　　值域代码标准根据属性可分为数字型、日期型和字符型:

　　1. 对于数字型和日期型字段根据需要采取固定格式　即将数字格式统一为整数或保留两位小数、日期统一为"××××年××月××日××时××分××秒",且必须从日历中选择。

　　2. 对字符型字段按需要编制对应数据字典　利用值列表选择的方式规范填写字符型字段,从而避免手工填写的随意性。数据字典一般使用国际、国家或行业通用标准,如"疾病编码"选用《疾病和有关健康问题的国际统计分类》(简称 ICD-10),"手术及操作编码"选用《国际疾病分类手术与操作》(简称 ICD-9-CM-3)等。确无可选值时,填报人可以选择"其他",但必须辅以备注进行详细说明。这样的设置增强了不同病案首页相同字段的可比性,并为从其他应用系统自动获取数据打下了基础。

应用系统信息的标准化:医院使用不同应用系统完成不同业务工作,而病案首页需要从医院各个系统中获取数据,因此应以病案首页信息项为索引,在不同系统中确定信息的初始来源,如"患者住址"来源于划价收费系统中的入院登记界面,"出院时间"来源于护士工作站临时医嘱中的出院医嘱记录,"门诊诊断"来源于医生工作站中住院证上的入院诊断等。根据病案首页信息项的标准化要求,将对应系统中的字段同步标准化,采用通用的数据字典,保证相同信息在不同应用系统中采用与病案首页一致的数据格式和编码规则,确保信息连接的有效性和信息获取的正确性。

标准化后的信息获取:完成上述两个方面的标准化工作后,采取以"患者身份证号 + 病案号"作为统一关键字的模式,通过数据接口将分散在不同系统中的患者、门诊、住院、检查、手术和财务等信息,链接成为一张动态、高效的数据交互网,在医院信息系统平台上实时交互。在病人出院后,临床医师可以从各医院应用系统中自动获取信息,在电子病历系统中实时生成较为完整的电子病案首页,不但可以节省医师书写病案首页的时间,也能提高病案首页的完整性和正确性,更重要的是能够提高医院相同数据信息的采集和交换能力。

建立标准化系统采集数据信息后,依据上级卫生健康行政部门和医保管理部门的要求,进行数据结构、软件架构和传输方式的对接,完成病案首页数据的上报工作。

(三) 病案首页的信息化校验

病案首页校验规则比较复杂,同时随着业务系统变化与精细化管理的要求,校验规则越来越多。标准化的信息并不能避免漏选、错选的发生,也无法避免不同字段之间信息的逻辑矛盾,必须辅以智能化的控制,来辅助对输入信息校验,有效保障病案信息的准确度,提高医务人员的警惕性及积极性,促进缺陷病案的处理,进而达到整体提高病案首页质量的效果。病案系统智能化改造主要是从以下两个方面着手:

1. 建立完善的校验规则体系校验功能,减少首页缺陷的发生,提升病案首页的质量。校验规则主要分两类来建立:

(1) 逻辑错误校验规则:主要是对一般逻辑错误进行校验,例如 HQMS 上报中一共对病案首页进行 27 个逻辑内容的校对,主要包括了性别和诊断的逻辑关系校对,年龄和出生时间的逻辑关系校对,住院时间节点先后之间的逻辑关系校对、新生儿体重与诊断的逻辑关系校对以及费用项目之间的逻辑关系校对等。例如姓名不能为空、男性病人不能出现女性诊断、不能出现在女性科室;年龄在 28 天以下,必须要有新生儿体重及入院体重等。有手术费用必须要有手术名称等。除了 HQMS 的逻辑审查校对以外,医院还可以根据实际情况进行出生日期和身份证之间的校对、地址和邮编之间的校对等,进一步提高患者信息的真实有效。

(2) 业务规则校验:主要是根据医疗业务规律对数据进行合规性检查,自动提示错误,提醒输入者更正,例如主要诊断选择"慢性阑尾炎"时填写有对应手术记录的错误;选择主要诊断为"恶性肿瘤术前放疗"而放疗时间晚于手术时间的错误;主要诊断以"E11"(糖尿病)和"G40"(癫痫)开头的出院病情为"治愈"的错误等。

(3) 取值范围校验:指首页中的单选或下拉控件医师选择的值,与标准值域进行比较。可以在首页填写模块设计时将此类控件设置只读属性,也可以在规则校验模块中将此类控件值与数据加载值域表的记录进行比较。通过使用成熟的质量监测软件，引入较为完善的校验规则体系，从而快速搭建起校验规则应用，再通过与医院实际情况结合进行逐步改造，尤其是对其中业务校验规则进行大量的补充完善，形成适用于医院自身需要的校验规则体系，这种校验的控制方式很大程度上降低了人工质量控制的误差，同时保证首页信息的完整与准确。

2. 优化填写辅助功能，主要有以下做法：

（1）合理设置必填项：包括绝对必填项如主要诊断，和相对必填项如选择主要诊断"创伤性脾破裂"后必须填写"损伤、中毒的外部原因"和对应"疾病编码"，必填项采用醒目的颜色标识，提醒用户注意填写，填写合规后才能提交。

（2）缩小选择范围：通过录入关键字自动定位可能选项，缩小选择范围，例如选择主要诊断"急性阑尾炎"后选择手术及操作名称时系统自动缩小选择范围至"阑尾切除术"，选择主要诊断"先天性房间隔缺损"后选择手术及操作名称时系统自动缩小选择范围至"房间隔缺损修补术"，科别选择"消化内科"后选择主诊断时排除术后类主诊断等。

（3）交互定位：支持信息编码和名称的交互定位，如输入"疾病编码"能够显示"主要诊断"，反之亦然。

（4）关联信息项：通过建立不同信息之间的关联，根据已填项自动补充相关未填写项，如根据身份证号补充生日、性别信息。

（5）建立症状树专家系统：将病症特征和诊断结合起来，实时提示填报人后续操作建议，辅助其提高填写效率和正确率。

病案首页信息化校验有利于满足医改对数据质量日益增高的要求，住院病案首页信息质量的高低，直接影响和决定数据是宝藏还是垃圾，通过病案首页质量控制系统的逻辑校验、自动审核，有力地保障了数据质量。

二、病案首页数据上报标准

（一）病案首页接口标准化

患者住院期间需要使用的系统较多，主要是住院医师工作站、护士工作站和医技科室的各个系统，病案首页的不同内容可以从不同的系统中获取，如入院时间、出院时间、转科科别从护士工作站中提取，因为患者入科首先办理的就是入科登记、出院时最后进行的是出科登记。这部分可实现自动采集数据，在选取可信的数据源后，需要做好病案首页与各系统之间的数据接口，不同系统的格式等可能存在差异，可能会导致数据传输的错误。以 HIS 系统与病案首页数据接口的设计为例，接口存储的数据内容，需根据病案首页完整性的要求，将 HIS 系统中住院病人的基本信息内容按病案统计软件要求做接口传输，如住院号、病人姓名、性别、年龄等。各医疗机构也可结合工作中的需求，使数据接口存储设计更加完善，内容更加丰富，为病案首页提供完善、可靠的基本数据内容，实现病案统计信息资源共享和标准化，为医院信息化建设提供了宝贵的信息资源。表 5-1 为示例：

表 5-1 住院病案首页表(综合医院及专科医院)数据结构及接口标准

字段名	类型	是否允许为空	字段含义	备注	序号
USERNAME	VARCHAR2(60)	N	机构名称		1
YLFKFS	VARCHAR2(100)	Y	医疗付款方式	代码:医疗付款方式代码	2
JKKH	VARCHAR2(100)	Y	健康卡号		3
ZYCS	VARCHAR2(100)	N	住院次数		4
BAH	VARCHAR2(100)	N	病案号		5
XM	VARCHAR2(100)	N	姓名		6
XB	VARCHAR2(100)	N	性别	代码:性别代码	7
CSRQ	VARCHAR2(12)	Y	出生日期	格式为:YYYYMMDD,例如: 20131125	8
NL	NUMBER(10)	N	年龄		9
GJ	VARCHAR2(100)	Y	国籍	代码:国籍代码	10
BZYZSNL	NUMBER(4)	Y	(年龄不足 1 周岁的) 年龄 / 月		11
XSECSTZ	NUMBER(12,2)	Y	新生儿出生体重 / 克		12
XSERYTZ	NUMBER(12,2)	Y	新生儿入院体重 / 克		13
CSD	VARCHAR2(200)	Y	出生地		14
GG	VARCHAR2(200)	Y	籍贯		15
MZ	VARCHAR2(100)	Y	民族	代码:民族代码	16
SFZH	VARCHAR2(100)	Y	身份证号	如果身份证号码尾号为 X, 请大写 X	17
ZY	VARCHAR2(100)	N	职业	代码:职业代码	18
HY	VARCHAR2(100)	Y	婚姻	代码:婚姻状况代码	19

注:本表为鄂卫健统 4-1 的部分条目。

(二) 数据上报的注意事项

完成上述两个方面的标准化工作后,采取以"患者身份证号 + 病案号"作为统一关键字的模式,通过数据接口将分散在不同系统中的患者、门诊、住院、检查、手术和财务等信息,链接成为一张动态、高效的数据交互网,在医院信息系统平台上实时交互。在病人出院后,临床医师可以从各医院应用系统中自动获取信息,在电子病历系统中实时生成较为完整的电子病案首页。建立标准化系统采集数据信息后,以上级行政部门要求的形式将完整的病案首页数据上报到相关平台。

这种标准化的采集和报送机制,一方面,对医院的信息系统提出了更高的要求,有助于健全医院管理评价机制,加快医院信息化建设步伐;另一方面,有助于病案首页的规范化管理,持续改进医疗质量。在上报过程中进一步分析上报数据存在的问题,探寻改进措施以提高数据质量,对于信息化管理,评价和改善医疗质量有良好的促进作用。在数据报送的同时,特别要注意是否符合上级部门的报送要求,尤其是以下五个方面:

1. 数据时段　注意数据是要求年报、季报、月报还是周报,按报表期上报相应数据。

2. 疾病与手术操作分类代码　注意要求上报的疾病和手术操作分类代码的版本,目前卫生健康委、医保局以及其他第三方评估机构对疾病和手术操作分类代码的版本要求不完全一致,上报数据时需看清对上级行政部门和评估机构对病案首页数据中疾病和手术操作分类代码版本要求。

3. 填报范围　按照《2018 国家卫生健康统计调查制度》,综合医院和专科医院填报卫健统 4-1 表;中医医院、中西医结合医院、民族医院填报卫健统 4-2 表;社区卫生服务中心和乡镇卫生院填报卫健统 4-3 表。不同类型和级别的医院需按要求上报各自的病案首页。

4. 字典库　各医院上报的病案首页的字典库需按要求统一,否则在使用病案首页对该医院进行评估评价或付费时,会因为字典库中编码的错位或漏项导致性别、年龄、出院方式、付费类型等关键字段出现错误,从而对该医院的医疗评估或医保费用结算造成影响。

5. 数据完整性　各医院进一步加强数据的完整性、规范性和逻辑性审核,避免缺项漏项以及病案首页多传、少传的问题,确保数据采集、汇总、报送等环节制度化、规范化,完善数据质量控制体系,进一步提高数据报送质量。

第六章

病案首页数据质量控制制度

病案首页信息填写的准确性,关系到医疗统计数据的准确性,也关系到医疗质量评价的差异性。虽然 2011 年印发了《卫生部关于修订病案首页的通知》(卫医政发〔2011〕84 号),对住院病案首页有关项目的填写方法进行了详细说明,但在对病案首页数据的实际使用过程中,仍然可以发现部分医疗机构存在首页内容填写不全、疾病诊断或手术名称不准确等问题,导致大量病案首页数据质量较差,无法满足统计使用,病案首页数据价值未能充分体现,严重阻碍了医疗行业信息化进程。

为提高病案首页填写的准确性和完整性,以及提高病案首页数据利用率,实现对病案首页数据的规范化、同质化管理,就需要对病案首页填写作出统一管理,对缺陷情况及质量评分进行分析,并提出相应对策,为下一步实施 DRG 付费工作打下坚实的基础。

一、病案首页质量控制标准

针对病案首页标准不一,填写不规范,数据质量较差等问题,同时也为了进一步提高病案首页数据利用率,实现对病案首页数据的规范化、同质化管理,国家卫生健康委在充分总结近年来行业管理经验的基础上组织起草了《病案首页数据填写质量规范(征求意见稿)》,并在征求各省级卫生健康行政部门意见的基础上进行了完善,于 2016 年 6 月颁布了《住院病案首页数据填写质量规范(暂行)》和《住院病案首页数据质量管理控制指标(2016 版)》(以下简称《规范》),从以前的纸质病案书写层面深入到数据化、信息化层面,从而进一步严格规范了疾病诊断和手术操作的填写内容。对加强医疗机构病案首页数据质量的管理提出明确要求。具体要求分析如下:

1. 明确对病案首页数据填写的原则性要求　根据《中华人民共和国统计法》和《病历书写基本规范》等相关法律法规的要求,《规范》对病案首页的信息项目、数据标量及疾病诊断和手术操作名称编码依据等进行了明确规范,以利于医疗机构及医务人员掌握病案首页数据填写的基本原则。同时,要求医疗机构应建立质量管理与控制工作制度,确保住院病案首页数据质量。

2. 明确诊断名称等选择规范　随着医疗付费方式改革、单病种质量控制等工作的进一步深入,相关数据统计工作对住院病案首页中疾病诊断和手术(操作)名称等关键信息的科学性、准确性提出了越来越高的要求。基于现实工作的实际需求,并为了实现未来对病案首页数据进行精准的自动化获取,《规范》以临床医学基本原则为依据,对病案首页出院诊断和手术(操作)名称选择的一般性原则及特殊情况下的选择原则均进行了详细阐述,确保相关信息项目内容的规范性和数据的同质性。

3. 明确病案首页数据填写人员职责　为加强对病案首页数据结构质量的管理,《规范》对医疗机构及其临床医生、编码员及信息管理人员等涉及的病案首页数据质量管理职责进行了明确规定,对涉及病案首页数据质量控制的相关环节实现精细化管理,以利于推动病案首页数据质量持续改进。

4. 明确病案首页数据质量控制指标及评分标准　《规范》制定了关于住院病案首页数据质量的 10 项质量控制指标,对各指标的定义、计算方法及意义和功能等进行了详细阐述,并明确提出住院病案首页必填项目范围及病案首页数据质量评分标准,为各级质量控制组织、医疗机构等指明了病案首页数据质量控制工作的着力点和考评标准,有利于实践层面推动病案首页数据质量管理与控制工作的持续改进。

同样是基于全面提升首页数据质量的目的,在 2016 年 11 月召开的第三届世界互联网大会上,原国家卫生健康主任李斌提出了"四统一"的概念,即统一病案书写规范、统一疾病分类编码、统一手术操作分类编码、统一医学名词术语。这样就使得来自不同地区、不同类型医院的数据可以实现临床数据规范化管理,对于其他的数据病案来源也可以在统一标准下进行对比和分析研究。

2018 年 1 月 1 日起,湖北省卫生健康委快速响应国家号召,在全省范围内统一使用了国标临床版疾病分类与手术操作分类编码,同时颁布了湖北省病案首页的统一结构和指标体系,率先打破了首页质量可比性的瓶颈,使区域性编码一致,确保了湖北省各级各类医疗机构病案首页数据的字典库和数据接口均使用同一个省级标准,为国家和省里病案数据的大规模应用提供了标准化支撑。

二、病案首页质量控制常见方法

病案首页质量控制是病案数据高质量、客观、准确的保障与防洪堤,加强病案首页质量控制,提高病案首页数据质量,能够促进精细化、信息化的医院管理,为专科评价、DRG、临床路径、单病种管理、医疗质量管理、疫情、教学、科研等提供客观、准确、高质量的数据,在提高医疗质量、保障医疗安全中均起着重要的作用。病案首页质量控制主要以 2016 年初国家发布的《病历书写规范通知》和《住院病案首页数据填写质量规范》为依据,结合医疗机构实际情况,建立病案首页质量控制体系。常见病案首页质量控制方法包括以下内容:

(一) 成立三级质量控制管理

各级医疗机构病案质量控制由一级科室、二级行政职能部门(质量控制科)、三级医院病案管理委员会组成。

一级科室质量控制是病案质量控制的源头,历史上病案质量控制多以终末质量控制为主,而在新的医疗形势下,该模式已不能适应发展。当医疗行为受到患方的质疑或纠纷,提出封存或复印病案要求,此时临床科室已无修正记录的机会。因此一级质量控制是保证病案质量的重要一关。

二级质量控制由行政职能部门每月定期抽出病案首页"质量控制员"一栏里的医师,各科室相互抽查,以查促进,以查促改。在查找问题中发现问题、改进问题。在检查中以危、急、重的病案,手术病案,死亡病案,重返病案为主,进行细看,杜绝重大错误。

三级质量控制是宏观质量控制,以各科副高职称以上专家组成,不定期抽审病案的内涵质量,包括运行病案及归档病案。根据质量打分,奖优罚劣,向科室讲评、反馈,跟踪到底,确保病案质量。病案首页的质量虽然涉及住院医师、主治医师、主任医师、科主任、责任医师、责任护士、质量控制医师、质量控制护士编码员等。但由于医护人员日常工作繁重,人为对病案首页进行监管依然很难提升病案首页的填写质量。随着医院信息化的发展,各医院信息系统都加强了对医生填报数据的自动监测。

(二)建立病案首页评分标准

评分标准以病案首页填写项目为依据,分为四大类,患者基本信息、诊断信息、诊疗信息、费用信息,按信息的重要程度赋予相应分值,建立病案首页质量考核标准。通过信息手段控制医师对病情类似病历进行复制,认真据实书写病历,仔细阅读,杜绝与患者病情实际不符的原则性错误。信息中心对病案首页进行完整性校验、逻辑性校验、非空校验、排他校验等,例如在临床医生提交病历时实时质量控制,出现为空项目当即给予医师提示,完善填写;如产科、新生儿科新生儿体重未填,一定不给予通过。通过环节质量控制,使临床医生在书写过程中就能发现问题,改变了事后质量控制及人工质量控制的现状,采用信息化支撑的校验程序及控制项目,既减少了人力简单重复性的工作,又明显提升了质量。2018年国家卫生健康委发布《关于印发电子病历系统应用水平分级评价管理办法(试行)及评价标准(试行)的通知》,在此基础上,完成电子病历结构化的医疗机构应该实现智能化数据,部分项目可与内容病案首页关联,实现自动导入,减少人为错误。

(三)完善质量控制制度

各级医疗机构各科室均应进行病案首页填写培训,培训内容应对症下药,针对各科情况和易出现的错误,进行解读并提出解决方案。与临床科室建立良好的沟通桥梁,打通病案与临床在诊断、手术及操作上的理解误区。

开展编码员业务培训,好的编码员是长期学习、积累的过程,培养一个优秀的编码员至少需要5年时间。在新的数据分析和应用要求趋势下,相关学习与知识的更新必不可少。充实病案首页的标准与规范,以及完善指标录入的审核条件。在必要的情况下根据各省卫生健康委、医疗机构自身数据统计需要,建立病案首页附页。并且应采用信息化手段提高采集的准确性,为实现数据的互联互通和共享,严格按照病案首页数据集要求,统一规范应用各项统计信息标准(如疾病分类代码、手术操作代码等标准),以支撑数据的一致性、稳定性、连续性、可用性。

开展院内病案首页质量评比,以奖代罚。通过开展病历书写质量评选活动,规范病历书写,提高病案首页诊断选择准确性,认真总结经验,针对存在的问题及时改进,切实提高临床医疗工作水平。评选中获奖病历的科室在年终科室病案管理考核中加分。

新上岗的轮转医师必须到病案科(室)进行系统学习病案首页填写,并要对归档病案进行评价,通过一段时间的学习,由病案科对其进行打分,合格方可上岗。每月到临床科室进行反馈病案首页填写质量与存在问题,甚至参与到临床科室的交班会,把病案填写也作为交班内容之一。

三、病案首页质量问题分析

目前病案首页数据信息主要有四大类:患者基本信息、诊断信息、医疗信息、费用信息,与此对应的错误也基本分为四大类。

(一) 基本信息错误

患者基本信息填写错误或漏填。随着 DRG 等新数据应用模式在医院管理中的应用,医疗机构虽然越来越重视病案首页诊断的填写,但首页中最容易忽视的就是基本信息的填写。基本信息包括患者姓名、性别、年龄、职业、现住址等。还有入院科别、出院科别、转科科别、病案号、入院时间、出院时间基本信息。基本信息填写错误不但关系到基本信息记录准确,还关系到病例 DRG 入组,甚至引发患者不能进行正常的保险报销,进而产生对医疗质量的质疑。由于病案首页录入信息的项目、数据采集环节、参与录入人员多样化且烦琐,并且容易受其他因素干扰,进而导致信息差错,录入失误等情况,各级医疗机构应合理运用信息系统,将患者基本信息数据从医院信息系统(HIS)、电子病历(EMR)及检验检查等信息系统中进行自动导入,保障数据自动生成的真实性、准确性。

(二) 主要诊断或主要操作选择错误

主要诊断的选择来自于临床诊断,其选择原则为本次医疗事件中,对身体健康危害最大、花费医疗精力最多、住院时间最长的疾病。简而言之也就是填写本次住院治疗的核心目的。医师常见的错误是把入院诊断当作主要诊断来填写。例如:患者因骨折术后取内固定物,但医师往往将主诊断写作 ×× 骨折。再如,对其他诊断的忽视。某些入院期间进行过检查、会诊、治疗伴随疾病,如:糖尿病、高血压等慢性疾病,已经花费了相应的医疗资源或对主要诊断的治疗产生影响,应列入出院诊断中,若遗漏也将影响 DRG 分组。

主要诊断一般是患者住院的理由,主要手术操作一般要与主要诊断相对应,即选择的主要手术操作是针对主要诊断的疾病而施行的,QY 病案(ambiguous medical records,歧义病案)是指由于主要诊断的选择不当,或者是由于主要手术操作的选择与主要诊断无关所造成无法进入 DRG 组的病案。例如对恶性肿瘤的主要诊断规则不掌握,患者本次针对肋骨继发恶性肿瘤(C79.5)手术,主要诊断匹配主要手术为"肋骨病损切除术(77.61004)",因此主要诊断不能错误选择为"恶性肿瘤终末期维持治疗(Z51.503)"。

(三) 手术及操作书写不准确

对于一项手术名称的完整表达包括 4 个部分,解剖部位、入路、术式、疾病性质,如"前入路颈椎融合术(81.0200x001)"和"后入路颈椎融合术(81.0300x001)"。手术操作名称的各个组成部分都有可能影响到编码,因此完整、准确的名称对于编码的准确性起到关键的作用。

其次,临床医师注重手术的填写,却常忽略治疗性操作与检查性操作的填写,工作中应对患者实施的所有手术操作均应有详细的记录,若漏填相关操作,在 DRG 入组时可能会从操作组误入内科组。

(四) 疾病、手术编码错误

国家推行电子病历系统应用水平分级,湖北省二级以上医院均实行了信息化管理,医师在录入疾病与手术编码时往往因为对 ICD 编码内涵不了解,对编码方法掌握欠缺,仅通过汉字检索获取。这就可能导致编码错误率较高。因此编码工作需要编码员有强烈的工作责任心,在此基础上通读病历是编码员的基础工作要求。很多编码人员虽然有丰富的编码经验,但是缺乏临床医学背景,对医学知识掌握不够,从而可能对编码工作的准确性产生影响。例如:患者因 "眼源性斜颈" 入院,入院后行左眼上斜肌旋转部分切除术。儿童斜颈一般分为肌性斜颈(M43.6)和眼性斜颈(H49.8)。眼性斜颈又叫眼源性斜颈,而编码员误将眼源性斜颈错编到肌性斜颈中。

编码员的专业水平和职业素养对编码工作起到至关重要的作用,因此编码员在实际编码过程中应认真阅读病历内容,要养成使用 ICD 工具书查找的习惯,同时,要保证编码的准确性必须加强与临床医师的沟通和互动,针对临床医学知识不足的缺点,遇到不懂或者难懂的病例应多向临床请教,对专科性强的临床分科,在科室业务学习时可以采取邀请临床医师来科室进行专科知识讲解,有效提高对专科疾病的认识和掌握。

四、病案首页数据质量控制具体措施

(一) 基础准备工作

病案首页数据标准符合卫健统 4 表、HQMS、重点专科建设等数据接口标准是信息化病案首页数据当中最基础也是最关键的部分。主要涉及病案首页数据库结构标准化、数据元值域代码标准化、医疗术语与 ICD 对接、药品编码对接、耗材编码对接、费用项目对接等。以住院费用为例,一般医疗服务费、一般治疗操作费、护理费、其他费用一一对应,在医院实际操作中就存在不同理解。

(二) HIS 系统配套升级

HIS 系统的改造以达到既符合临床诊断习惯要求,又要符合 ICD-10、ICD-9-CM-3 的要求为目的。在医生工作站将《标准医学名称集》嵌入对接后的 ICD-10,医生通过树型结构数据模型进行选择,对相应的临床诊断进行确认即可。还可以在电子病历系统里将可用数据与病案首页对接,实现自动提取数据,避免出现多次填写相同内容时因大意而出现的低级错误。

(三) 计算机质量控制与系统监测

系统的质量控制不仅仅是质量控制医师的工作,在有限人力状况下,要求质量控制医师将所有出科病历进行全面质量控制不现实。这时计算机辅助质量控制环节就尤为重要。医师填写的主要诊断、其他诊断、并发症、手术操作以及病案首页所有项目的填写规范、准确，应事先通过计算机进行初步审核，再由质量控制员进行诊断过程的环节及终末质量监控，这样病案首页的数据质量才有保障。

病案出科后，由病案室编码人员对诊疗信息准确编码，这时计算机又可以对编码员的编码进行逻辑审核，并实时进行提示；财务部门需要将费用进行分类，合理控制各项医疗服务项目成本。当以上数据质量出现问题时，HIS系统将数据退回各部门重新填写。只有合格的首页数据才能通过病案系统进行上报。

（四）开展病案系统监控

病案系统是首页数据中的核心，它担负着重点专科评审、医疗机构绩效考核、医保付费、临床路径、单病种、医疗质量、医院运营多个领域管理的任务。在CN-DRG系统中，病案数据是以2011版国家病案首页为基础进行制订的；再者，需要满足分组需要的字段及用于监管审核的配套内容。当前最新的CHS-DRG系统中，所形成的最新的结算清单数据标准，其中大部分患者和临床信息也来源于病案系统。

（五）加强数据质量终末审核

这里的数据质量终末审核是指病案首页数据在上报卫健统4表前的最后一次完整的审核。这不再是对数据完整性、准确性进行审核，而是确保首页数据与住院病案首页数据采集接口标准是否一致。检测的主要内容包括：①数据类型要求与接口标准兼容；②数据长度不超过接口标准规定的最大长度；③数据精度要求与接口标准兼容；④接口标准规定有值域范围参考内容的，数据必须在值域范围之内；⑤接口标准规定有单位的，数据必须与单位匹配；⑥数据类型为数字的，非空情况下数据必须大于等于0；⑦数据采集项数量（346项），排列顺序，字段名称与接口标准要求一致。

（六）强化人员培训与科室病案质量控制相结合

应加强对病案首页的管理人员的系统培训，使其在进行病案管理的工作过程中可以严格执行三级质量控制制度，避免出现管理疏忽导致的病案首页质量问题；在进行病案存放时，检查病案首页是否出现缺漏，对医生的书写质量进行控制。加强医生的病案首页正确填写意识，提高医生在填写病案首页时的正确率和完整度。对医生进行系统的病案首页意识培训，使医生了解到病案首页的完整填写对病案首页质量提高的作用，从源头提高病案首页质量。质量改进小组定期抽查临床科室的病案首页，根据各科室病案首页的质量情况进行分析，将其中存在的漏洞和问题进行整改，指导医生的病案首页书写方式。

第七章

病案首页常用指标释义与逻辑校验

一、病案首页基本指标解释

（一）住院统计指标解释

1. 出院人数　指所有住院后出院的人数。出院人数包括"出院病人数"和"其他人数"两部分。

2. 转科人数　指住院病人在院内科间（病区）的变动，由他科（病区）转到本科（病区）者为他科转入，由本科（病区）转到他科（病区）者为转往他科。各科之间互转的病人数相加后（即全院转科数），其转往他科数合计与他科转入数合计必须相等。

3. 住院危重病人抢救人次数　凡下过病重、病危通知并实施抢救者均计入，以抢救人次数计算。即一例危重病人住院期间进行了多次抢救，按实际次数统计。

4. 住院危重病人抢救数　凡下过危重、病危通知者并实施抢救均计入。该指标以人数进行统计，即一例危重病人住院期间进行多次抢救，也只作一例统计。

5. 住院危重病人抢救成功人次数　危重病人经抢救后，治愈、好转或病情稳定者，计为抢救成功。即病人经多次抢救且每次成功按抢救次数计算。

6. 住院危重病人抢救成活数　危重病人经抢救后，治愈、好转或病情稳定者，计为抢救成活。此指标按抢救病人数计算，而不是按抢救次数计算。

7. 出院者占用总床日数　指全部出院人数住院日数的总和（每一出院者入院日与出院日应并作一天计算，即算入院日不算出院日或反之，不足一天者按一天计算）。

8. 住院病人手术人次数（手术总例数）　指报告期内住院病人有正规手术单和麻醉单施行的手术的病人总次数（包括产科手术病人数及外科的去除内固定装置等手术）。同一病人本次住院治疗期间患有同一种疾病或多种疾病施行多次手术者，按实际施行的手术次数统计。

9. 无菌（切口）手术　即Ⅰ级手术切口。指手术部位为无菌状态，手术全过程在无菌条件下进行，一般指无炎症，并且未进入消化道、呼吸道、泌尿道和生殖道的手术切口。如闭合性骨折开放性复位、各种疝修补术等。

10. 沾染切口 即Ⅱ级手术切口。指手术过程中很难避免细菌污染,一般指有炎症,且进入消化道、呼吸道、泌尿道和生殖道等腔口,但无内容物溢出的手术切口。

11. 感染切口 即Ⅲ级手术切口。指手术本身就是为化脓性感染或急性炎症疾病而实行,或各腔口器官有内容物溢出的手术切口。如阑尾切除及腹腔引流术等。

12. 无菌手术甲级愈合 指无菌手术切口愈合优良,没有不良反应的一期愈合。

13. 无菌手术乙级愈合 指无菌手术切口愈合欠佳,但切口未化脓,如伤口缝线反应或称"轻度感染",有过度硬结,稍有红肿,缝线周围有发炎现象以及血肿、积液、皮肤坏死、切口破裂等,亦称"二期愈合"。

14. 无菌手术丙级愈合 指伤口感染化脓,包括异物反应所造成的感染化脓,或伤口形成漏管、窦道等现象需要切开引流及换药,按人次数统计。

15. 急诊手术 择期手术以外的住院手术。

(二)常用住院统计指标计算公式

1. 出院者平均住院日(天)= 出院者占用总床日数 / 出院人数。

2. 住院病死率 = 死亡人数 / 出院人数 ×100%。

3. 住院危重病人抢救成功率 = 住院危重病人抢救成功人次数 / 住院危重病人抢救人次数 ×100%。

4. 住院危重病人抢救成活率 = 住院危重病人抢救成活数 / 住院危重病人抢救人数 ×100%。

5. 术前平均住院天数 = 手术病人术前实际占用总床日数 / 手术出院人数。

6. 择期手术术前平均住院天数 = 择期手术病人术前实际占用总床日数 / 择期手术出院人数。

二、病案首页逻辑校验规则

(一)基本信息的校验

1. 身份证号信息 身份证号是特征组合码,由 17 位本体码和 1 位校验码组成。排列顺序从左至右依次为 6 位数字地址码,8 位数字出生日期码,3 位数字顺序码和 1 位数字校验码。地址码:表示编码对象户口所在县(市、区)的行政区域代码。出生日期码应与出生日期保持一致。顺序码:表示在同一地址码所标识的区域范围内,对同年、同月、同日出生的人编定的顺序号,第 17 位顺序码的奇数分配给男性,偶数分配给女性。通过身份证号可以与户口地址、邮编和性别等数据相关验证。

举例:420102yyyymmdd1433,其中"420102"为地址码(省地县三级),"yyyymmdd"为出生年月日,"14"为顺序码,第 17 位的 3 为性别,第 18 位末尾的 3 为校验码,是将前 17 位的 ASCII 码值经位移、求异或运算结果不在 0~9 的令其为 X。

2. 婚姻与年龄 男性不满 22 周岁、女性不满 20 周岁,婚姻状况不应填为已婚;若婚姻状况为未婚,联系人与患者关系不应为配偶。

3. 新生儿体重 当其他诊断编码为 Z37,新生儿出生体重不能为空;当入院日期减去出生日期小于且等于 28 天时,新生儿出生体重和入院体重不能为空。

4. 地址与邮政编码   我国的邮政编码采用四级六位编码制,前两位表示省、自治区,第三位代表邮区,第四为代表县、市,最后两位数字是代表从这个城市哪个投递区投递的,即投递区的位置。通过邮政编码可以校验地址填写是否正确。

(二) 诊疗信息的校验

1. 疾病诊断编码与性别逻辑判断

(1) 性别为男性:门(急)诊诊断编码、入院诊断编码、主要诊断编码、其他诊断编码不能使用以下编码:A34;B37.3;C51~C58;C79.6;D06;D07.0~D07.3;D25~D28;D39;E28;E89.4;F52.5;F53;I86.3;L29.2;M80.0~M80.1;M81.0~M81.1;M83.0;N70~N98;N99.2~N99.3;O00~O99;P54.6;Q50~Q52;R87;S31.4;S37.4~S37.6;T19.2~T19.3;T83.3;Z01.4;Z12.4;Z30.1;Z30.3;Z30.5;Z31.1~Z31.2;Z32~Z37;Z39;Z87.5;Z97.5。

(2) 性别为女性:门(急)诊诊断编码、入院诊断编码、主要诊断编码、其他诊断编码不能使用以下编码:B26.0;C60~C63;D07.4~D07.6;D17.6;D29;D40;E29;E89.5;F52.4;I86.1;L29.1;N40~N51;Q53~Q55;R86;S31.2~S31.3;Z12.5。

2. 诊断编码范围校验   门(急)诊诊断编码、入院诊断编码、主要诊断编码、其他诊断编码各项编码范围应为:A~U 开头和 Z 开头的编码;不包括字母 V、W、X、Y 开头的编码。

损伤和中毒外部原因编码范围:V、W、X、Y 开头的编码。

3. 主要诊断与病理强制校验规则

(1) 当主要诊断为 D10~D36 时,其病理诊断的动态代码必须是 /0;(相互验证)。

(2) 当主要诊断为 D37~D48 时,其病理诊断的动态代码必须是 /1;(相互验证)。

(3) 当主要诊断为 D00~D09 时,其病理诊断的动态代码必须是 /2;(相互验证)。

(4) 当主要诊断为 C00~C75 或 C81~C97 时,其病理诊断的动态代码必须是 /3。

(5) 当主要诊断为 C78~C79 时,其病理诊断的动态代码必须是 /6。

(6) 当主要诊断为 C76~C77 或 C80 时,其病理诊断的动态代码必须是 /3 或 /6。

(7) 当存在有病理诊断时,其主要诊断必须为 C00~D48。

4. 诊断编码为分娩与分娩(流产)结局校验   当主要诊断或者其他诊断编码出现 O80~O84 编码,且无流产结局编码出现 O00~O08 编码时,其他诊断编码必须有分娩结局编码 Z37。

(三) 住院过程信息的校验

1. 入院日期、入院后确诊日期、出院日期、手术操作日期关系校验   入院日期≤入院后确诊日期 < 出院日期。

确诊日期不得大于出院日期或小于入院日期,质量控制日期不得小于出院日期。入院日期不得大于出院日期,手术日期必须在入、出院日期之间,出生日期不得大于入院日期。

2. 转科科别   当入院科别与出院科别不同时,转科科别不能为空。

3. 抢救次数与抢救成功次数校验   抢救次数应等于抢救成功次数,除主要诊断出院情况、其他诊断出院情况出现"未愈、死亡、其他"、离院方式出现"非医嘱离院、死亡、其他",抢救次数可以等于抢救成功次数加 1,表示最后一次抢救未成功。

4. 监护室进入时间、监护室退出时间关系校验　入院日期≤监护室进入时间≤监护室退出时间≤出院日期。

5. 生存矛盾校验　当主要诊断或其他诊断出院情况为"死亡",或者死亡患者尸检为"是",或者最高诊断依据为"尸检",则离院方式不能为"医嘱离院""医嘱转院""医嘱转社区卫生服务机构/乡镇卫生院""非医嘱离院""其他"。

(四) 费用信息校验

1. 住院总费用与分项费用之和关系校验　当分项费用全部有值时,住院总费用应等于各分项费用(除自付金额,临床物理治疗费,麻醉费,手术费,抗菌药物费用外)之和。分项费用部分有值时,住院总费用应大于等于各分项费用(除自付金额,临床物理治疗费,麻醉费,手术费,抗菌药物费用外)之和。

2. 住院总费用与住院总费用其中自付金额关系校验　住院总费用必须大于等于住院总费用其中自付金额。

3. 非手术治疗项目费、临床物理治疗费关系校验　非手术治疗项目费必须大于等于临床物理治疗费。

4. 手术治疗费、麻醉费、手术费关系校验　手术治疗费必须大于等于麻醉费与手术费之和。

5. 西药费与抗菌药物费用关系校验　西药费必须大于等于抗菌药物费用。

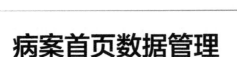

第八章

病案首页数据管理

随着公立医院绩效考核逐步推进,卫生健康行政部门及医院对病案首页的质量与医疗数据的安全愈发重视,在提高支付的准确性和便捷性方面,病案首页的信息发挥着重要的依据作用。鉴于病案首页数据的重要性,如何管理好医疗机构的病案首页数据并进行充分利用,已成为各家医院和卫生行政管理部门亟待解决的重要问题。完善病案管理体系,可以进一步提高病案首页质量,有助于提高各级医疗机构科学化、规范化、精细化、信息化管理水平,促进医疗质量管理与控制工作,有力推动新医保付费政策改革。但建立系统、科学、有效的病案管理体系,需要医院组织管理、病案业务能力管理、信息数据安全管理等层面的有力保驾护航,通过不断强化病案首页的质量改进,提高医疗数据的有效利用效率,发挥医疗大数据的重要作用。

一、医院组织管理

(一)基础资源配置

与病案工作联系密切的科室除了病案科,还有医务、医保、信息、统计等职能部门及临床各科室,目前多数医院的临床科室对病案质量控制流于形式,信息系统不智能,终末质量靠病案编码录入人员人工检错,本身就容易遗漏很多问题,导致病案首页出现缺陷。病案工作人员在和临床沟通反馈中由于各种原因受阻(医生由于查房、手术、轮休、值班等原因不在岗),不能及时整改并重新填写病案首页等,这些现实问题,都不利于病案质量的提高。

完善病案管理工作的制度建设,需要将各相关科室部门人员的职责分清,各司其职,有条不紊,建立联动机制,优化沟通环节,质量控制流程再造,节约时间,提高工作效率。特别是针对新的电子病案系统的特殊性,只有领导层面重视才能保证电子病案管理的制度化建设,加强电子病案培训制度,建全管控与奖惩机制。

除了完善病案管理制度,也要加强对病案工作的监管,在监管上必须严格认真,建立三级监控模式,医生的病历在自己的科室内必须要认真完成,科室设定质量控制员进行严格把关首页填写,然后交由病案科,病案科对病历进行二级检查,病案科的质量控制员加强病案质量控制,病案录入人员及统计室对病案首页进行三级检查,有问题出现及时解决,各级反馈,持续改进,会大大提高病案的质量。电子病案系统的出现使得病案记录效率大大改善,临床医务人员要充分利用这一优势,但同时也需要注意不能一味依赖这些功能,养成良好、严谨的工作作风,确保病案的质量。

(二) 人力资源配置

病案管理工作对病案科的工作人员提出了更高的要求,病案人自身承担的任务也在与日俱增,不断学习、培训、提升自己的业务水平是每个病案人必备的素质,病案人的责任心、临床专业知识的掌握,使得病案人更加专业。病案管理部门不再是一个"老弱病残"的科室,需要不断注入新鲜血液,让病案管理从业人员趋向专业化。需要加强对病案人的岗位技能培训和培养,让其具备足够的素质和能力协助临床科室更好地填报病案首页。病案质量控制人员负责住院病案首页质量检查和填报培训工作,应参加国家级或省市级住院病案首页相关培训,并通过相关培训考核。

病案管理工作无法由病案科一个科室全部承担,病案工作涉及医院多个职能科室和全部临床科室。做好病案管理工作,需要医院上下、各个科室共同协作完善人力资源管理体系,帮助病案管理工作更好的开展。

临床医师是病案首页的填写和第一责任人,加强临床医师对病案填写的培训,提高医师对病案首页重要性的认识和理解,认真准确填写病案首页,可从源头上改善病案首页填报质量。医院应当定期对医务人员进行病案书写规范的培训,要求医务人员严格遵守病案首页填写规范,对新到岗的医生,培训内容必须加入关于该科室病案首页工作填报的培训,一旦最近的病案首页质量未能保证,就要有针对性地进行规范化的培训。

病案管理最重要的一环是领导层面的,病案工作是"一把手"工程,但实际上各级医院领导层很难全面了解病案工作的重要性,包括分管领导也常常兼任临床科室的主任,行政事务、查房、教学、临床压力很重,导致对病案工作重视程度不够。因此领导层面重视,给予适当的政策倾斜,加大对病案科的人力成本及软硬件设施投入力度,及时解决病案人工作中存在的问题,改善办公设施条件,提高病案人待遇和地位。设立质量控制及监督部门专业人员对病案科的工作进行定期监督和反馈,在医疗卫生信息化改革浪潮中,将病案管理工作作为医院管理工作的重要一环来抓。

(三) 信息化建设

随着医院信息化的发展,大数据时代已经到来,病案首页的信息化建设尤显重要。医疗机构的专业信息技术人员如果不能及时完善、逐级规范后台校验规则,会极大影响到首页数据质量及其准确性。电子病历系统和病案首页填报系统必须建设成为统一的信息平台,否则数据提取接口易出现问题,导致数据提取不准确、缺失以及不符合首页填写和上报要求。

病案信息化对临床数据、临床决策支持、医疗处方、配药和临床文档的应用系统有权限管理、提示和警示功能。这些功能大大降低临床工作中医疗差错的发生率,避免安全隐患。这使得管理者可以利用信息系统开展人员管理、科室管理、病案等级管理、数据转换、小项目字典管理等管理实践,用全新的管理方式,简便、高效、安全的开展病案信息保管与利用,病案管理的信息化提升了病案管理的科学化、规范化和精细化水平。

实现病案信息资源的共享是病案管理信息化建设的根本目的所在。病案信息化系统与医院信息系统形成一套完整的病案查询调阅管理系统,可实现实时访问、智能检索和快速查询浏览等功能,并可以实现远程传输。在权限规定范围内,获得授权的各行政和临床部门可同时查阅所需的医院内系统数据信息,充分发挥病案数据在医疗、科研、教学、医保、法律等工作中的辅助决策和支撑作用。通过网络,医师可以在任何地方随时获得患者的电子病案,病人也可以在网上建立终身电子病案,并有助于在不同医院及医疗机构间实现病人的医疗信息共享。病案管理的信息化彻底改变了病案资料的提供和流转方式,实现多个医师或多个医院可以同时阅览同一位患者的病案资料,为区域医疗和远程医疗提供了技术基础。

长期以来病案数量与日俱增,病案库房存储空间也日趋紧张,对纸质病案的存储与保管产生不利影响。病案资料可以采用影像缩微技术进行储存,进而有利于节省空间。一盘缩微胶卷大概只有 10 张光盘叠加的体积,但可存放纸质病历的缩微胶片 2 500 张左右,大约可以包含 50~100 份的患者病案信息。同时缩微胶片保存时间长,在理想的温度、湿度环境下至少可以保存 100 年。《中华人民共和国档案法实施办法》第四章第二十一条指出:档案缩微品具有与档案原件等同的法律效力。现全国部分医院病案信息化应用实践表明,数字化病案对节省病案存储空间,提高病案查找、检索、复印效率,实现资源共享和支撑科研应用等方面,都起到积极作用。随着网络技术的不断发展,病案无纸化将是未来发展的必然趋势。

住院病案实现无纸化后,以数据为形态的数字化病案不会霉烂、变质,不需要庞大的物理存储空间,从而更加方便贮存和管理。医务人员可以方便地检索、浏览和复制病历,也可以迅速、准确地开展各种科学研究和统计分析工作,很大程度上减少原先人工收集和录入的烦琐工作。通过病案信息化管理系统也可以直接调取和打印病案,避免人工翻页复印。患者复制、复印病案资料等候的时间也将由原来的十几分钟甚至几个小时缩短到为几分钟。

病案管理的信息化改变了以往的病案管理模式,将病案管理人员从繁重的病案纸质原件出入库工作中解放出来。利用现代化信息和网络技术优化整合医院病案相关信息系统,病案管理将脱离烦琐的手工运作管理模式,从而切实改善病案管理流程,实现病案信息资源优化共享,让信息使用更加便捷,提高工作效率,节约人力资源,节省库房面积,并提升病案数据实践应用水平。

二、病案业务能力管理

(一) 病案科的功能和职责

病案科的工作是对住院病案进行多方面、多层次的管理,其大部分工作内容都与病案首页数据密切相关。病案科主要的管理职责包括病案质量管理、病案入库管理、病案借阅管理和检索与统计分析。病案质量管理主要涉及制定好本单位关于病案管理的各项规章制度,规范工作流程、人员岗位流程及考核目标,固化病案专业人员的培养和培训,督导临床科室对病案首页的填写,抓好病案书写质量的初查关,做好病案的质量管理,并协助落实奖惩制度、以保证病案质量,预防医疗纠纷,建立病案管理的信息网络,开展病案管理的科学研究。

病案入库管理主要为病案的回收入库,集中管理全院病案,包括病案的签收、整理、质量控制、索引、编码、扫描形成数字化病案、装箱、存储保管、借阅、网上调阅、随访登记等,督促各临床科室将出院病案及时送交病案科,以保证出院病案的及时归档和形成数字化病案,切实做好纸质病案原件的存储安全和数字化病案信息的严格保密工作。病案借阅管理则主要是将全院各科医生来病案室借阅病案的数量及病案号等相关资料详细登录入库,严格控制借阅条件,并负责借阅病案的催还工作,也负责办理经过医务处同意的外调接待工作、保险公司调阅病历的工作、接待病人复印病历的工作。

检索与统计分析管理则是专门为临床及全院管理和科研人员服务,为医院的医疗、科研、教学和社会需求提供病案信息数据支撑。向有权限的对象提供所需的病案资料,配合统计人员做好有关统计资料的整理分析,提供各级各类信息和统计报表,数据准确、及时的参与医院管理,正确的反映临床医疗过程中存在的问题。

病案科的岗位主要有病案科负责人、对内接待岗、整理病案岗、病案质量控制岗、疾病编码岗、库房管理岗、复印病历岗等,相关工作人员还包括科室主任、病历质检医师、病历质检护士、病历质检统计员、编码员等人员。病案科负责人负责科室的行政管理与业务工作监督、检查和考核,并定期向主管院长、病案管理委员会、医院质量管理委员会汇报工作,对科室工作人员实行奖惩并做培训与业务指导工作。病历质检医师是在科室主任领导下,负责全院出院病历的质量检查工作,提出改进意见,促进病历书写质量的提高,同时负责科室部分教学工作,全院病种质量管理的检查工作,定期向病历质量管理委员会汇报工作执行情况,并作质量分析报告。质检护士负责全院出院病历护理部分的质量和质量评定工作,负责向医院质量管理委员会汇报工作执行情况,并做必要的护理病历质量分析报告。病案编码员负责将临床医生的首页信息进行专业翻译,根据国际疾病分类相关规则将病案信息进行准确无误的编码。在新形势下的病案管理工作,要求病案管理工作者不断提高自身素质,提高病案信息专业相关技术及管理水平,使病案管理更好地服务于医疗、服务于患者。

(二) 病案质量控制

在大力推行的公立医院绩效考核评价指标体系中,反映医疗质量和效率的指标均来自住院病案首页相关信息,病案首页信息还是 DRG 分组的数据源头,因此加强病案数据质量控制管理,也是提高病案首页信息填报准确的重要手段。病案首页质量的提高,有赖于对病案的全面质量管理,真正发挥填写→检查→反馈→改正的三级质量控制的作用,病案首页质量控制工作要做到科学化、制度化和标准化,需从基础质量的前馈控制、环节质量的实时控制和终末质量的反馈控制来落实。

在医院信息化建设较为完善的情况下,电子病案可在权限管理、环节监控、终末审查等三级质量控制的环节上充分发挥其质量控制优势。电子病案权限管理主要是将法律、法规及卫生行政管理规定中对病案书写、合理用药、危急值上报等,通过信息系统的提示和警示功能进行控制。如未及时完善上级医师查房,病历书写错误痕迹修改的设定;毒性药物和配伍禁忌药物自动提示的报警;连接管理、书刊目录、临床基础知识以及其他设备,可使医务人员获得完整、准确的医疗资料,为临床决策提供帮助;医务人员的病案管理权限,未经授权不能查看或修改其他部门电子病案或者全部的病案信息等。

环节质量控制是为了让主管部门通过病历对医疗质量进行监控,主要包括病案书写完成时间,主次诊断是否规范,抗生素是否合理应用,疑难危重、单病种病案的管理等。医务人员在病历书写过程中,电子病案可按时限的设定,自动提示和报警,对病案录入质量的内容进行规范化、系统化监控管理。

终末质量控制是病案质量控制的最后一环节,病人办理出院后,病案自动归档到病案科,避免病案不及时归档、丢失现象。对终末病案质量的考评内容主要有病案首页填写是否完整规范,查房记录及病历书写是否规范,主次诊断是否相符,手术或操作记录是否完善,痕迹修改次数等病案内涵质量,在终末质量控制中应是系统信息化自动识别与人工相结合,让整个病案质量控制过程实现良性循环。

充分发挥病案信息化优势,对电子病案进行质量控制。包括:①建立质量控制网络,设立与病案科并行的质量控制机构,大多数医院病案科隶属于医务部门,配备专职人员并赋予必要的管理职权,在此基础上组建和完善院科两级病案质量控制网络;②开展病案质量分析,定期对病案首页填报缺陷展开院科两级的分析活动,实行动态管理,总结分析各临床科室出现病案缺陷的原因,通过及时讲评,有针对性地协助临床科室改进病案首页的填报质量;③质量考评,首页质检是终末质量控制的方式之一,临床科室每月定期组织质量考评分析会,反馈病案首页信息填报情况,抓终末质量控制必须与抓环节质量相结合。科室的医疗质量指标与病案首页数据填报指标是相关联的,将各临床科室的病案首页信息及时进行反馈,主要采取对科室第一责任人进行有针对性的当面反馈的方式,调动起科室主任及医师的积极性,严格执行科内自控是保证质量的关键。这不仅对临床科室的医疗质量有改进及督促作用,还对病案首页信息准确性及质量有及时监督反馈作用;④奖惩制度,每周公示通报各科室病案首页填报情况,对于临床科室反复出现相同问题,多次整改无效的,可适当采取处罚措施及激励机制,正确引导临床科室高质量填报病案首页,以达到实时反映各科室医疗质量的目的。

(三) 病案编码

随着医改的不断深入,按 DRG/DID 付费改革上升到国家政策层面,病案首页中主要诊断和手术操作编码成为医疗管理和统计工作的重要基础信息,也是推行支付方式改革的核心数据要素,做好主要诊断和手术操作编码工作,确保其规范、准确,关乎医疗绩效评价的客观公正和医院的经济运行收益。编码的前提是疾病分类,按照疾病的某些特征,按照一定的规则把疾病分门别类,在国际上比较有影响力和使用范围较为广泛的有疾病和手术标准命名法、医学系统命名法、最新操作命名法等,在这一系列分类方案中,使用最广泛的就是国际疾病分类 ICD 编码。在 WHO 不断的推广与完善,以及不同国家的共同努力下,使 ICD 发展到目前的第十一次修订版(目前在我国广泛应用的是 ICD-10),也是国际通用的疾病分类方法,通过一系列规则,将临床医生诊断的疾病转化为字母和数字形式的代码,能够完成不同地区的学术交流、科研教学、信息的保存和提取,甚至成为了医疗支付和医疗质量管理的基础,也将是今后的趋势所在。现在全国大部分地区已实施单病种和临床路径管理,按 DRG/DID 付费的国家试点已全面铺开,疾病编码工作也将是医务管理和经济运行管理的重中之重。

根据 ICD 编码的业务流程,编码员在编码过程中,可直接通过该系统查询出院患者的医嘱、检验检查、费用等信息和查看电子病历,将出院患者的电子病历、病案首页信息如基本信息、费用信息、手术信息等进行整合,辅助精准快速编码。

主要诊断选择(根据 ICD-10 主要诊断选择总则):主要诊断应选择在本次医疗事件中,对健康危害最严重,花费医疗精力最多,住院时间最长的诊断。在实际工作中,有些临床医师在填写时是按照疾病的发生情况或疾病存在的顺序填写的,而忽视本次来医院治疗的主要疾病,导致主要诊断选择不正确;还有产科医生主要诊断选择不是对妊娠、分娩和产褥期并发症情况的选择,而是把孕周期、孕次、产次作为主诊断或者把分娩结果作为主诊断。这些诊断不明、错误诊断、主次诊断倒置都将影响疾病编码质量,从而影响病案质量及医保付费。

病案编码是统计医院服务水平和技术难度的依据,而病案的编码和管理过程就是将编码和临床知识、医疗保险政策结合起来,从病案中分析疾病分组数据,为医院绩效找到最优解,为医院战略决策提供依据。因此,对于基础的编码工作,编码员一定要坚持编码规则,有理有据,如实反映出整个诊疗过程,力求做到不高编,不低编。与此同时,病案编码员在平时工作中要在分析总结主要诊断 ICD 编码日常工作的基础上,不断对 ICD 编码问题实时发现、进行案例分析,持续改进工作思路,以提高主要诊断 ICD 编码的准确性。

(四) 信息统计

病案首页数据是医院统计工作中一项基础且重要的原始数据。医院统计工作中的多种指标,基本上是对病案首页数据进行处理、汇总、计算完成的,医院信息统计与住院病案首页呈现密不可分的关系。等级医院评审对信息统计指标有非常严格的要求,病案首页几乎涵盖所有医疗质量指标及重点疾病控制指标。病案首页的信息统计虽然不是医院统计的全部,但却是医院统计的核心。

信息统计工作是对医院实行科学管理,监督整个医疗活动运行的重要手段,也是管理者开展评价、总结、研究、决策和组织工作的重要依据,是监测各项工作的重要手段,也是卫生管理的主要组成部分,对发现某些疾病及其规律也有重要意义。为保证病案首页数据资料的准确性,科室在原始录入数据上进行质量监控,层层筛查,保证数据真实客观。由于各类统计数据均来自医院的各科室,统计工作者需直接深入各科室,把好各类统计数据的第一关,提高统计服务分析水平,健全医院信息网络。核心是要彻底改变统计工作中现有的软硬件和统计环境,以提升统计工作质量。同时需要建立专门的首页数据信息反馈系统,每月初在上月病案首页数据全部录入完成后,通过数据汇总统计以及反馈系统运行,使医院各类人员能及时得到相关信息,让他们直接进行统计信息分析及评估活动,统计多元化模式的开展,使医院各类统计报表质量提高,从而实现全院统计信息资源的充分利用。

病案信息数据挖掘和统计分析是一项具有专业性、技术性、知识全面性和综合操作性的工作,需要具备多领域知识,包括统计学、病案信息、临床医学、疾病和手术操作分类、管理学等。国内对这一主题发表的论文有限,获得科研基金资助的项目不多,研究成果也匮乏且不够深入,说明这一主题研究还处于初级和探索阶段。我国各医院对住院病案首页的工作重心还停留在保证数据的完整性、准确性上,实务中重录入、轻利用,关于基于住院病案首页数据的统计分析实践、研究和成果相关文献仅有顶层设计和理论的涉及,没有具体的实践和研究。随着现代医院管理制度的建立、医院信息化建设的快速发展和医疗大数据的需要,病案首页数据成为实现医院管理职能的主要数据源泉,因此基于住院病案首页的数据分析需要更为深入的研究和实践。通过住院病案首页的数据挖掘和统计分析可有效服务医院管理，即根据住院病案首页的数据内容和特点设计统计指标和统计指标体系，运用统计学原理、方法和数据挖掘工具，对医疗服务数量、质量和效率三个维度进行综合评价，提供有参考价值和管理意义的医疗信息，发现管理问题，提出改进建议和措施，助力医院精细化、科学化、现代化管理和临床科室科学精准管理。

三、信息数据安全管理

（一）信息数据支持保障

随着医院病案现代化建设和信息化战略的规划实施，病案管理已过渡到病案资源电子化、数字化的信息化管理阶段，病案管理的数字化、信息化特征也越加明显，病案信息的集成、存储、分析和应用均需要信息技术做支撑，病案首页数据的社会化应用也需要互联网技术做平台，病案数据资源的开发利用依托于先进的数据仓库和数据挖掘技术做保证。病案信息化管理存在着泄密风险、完整性受损风险、抵赖风险等信息系统安全风险，针对存在的风险采取相应的防范措施，包括信息系统本身安全技术支撑和持续性维护、嵌入第三方质量控制平台等都是病案信息化建设的关键管理环节。

（二）信息数据维护管理

完整的病案首页数据来源于多个临床系统，各系统间既有共同的信息，又有独立的业务数据，经系统汇集处理，再由医护人员填报实现汇集。在数据的产生过程中，人为参与重复填报的数据越多，数据质量越难以保证，做好信息系统的数据维护，显得格外重要。信息系统需对临床提取的病案首页数据首先进行过滤、储存代码转换；然后对病案数据完整性设置强制填报，强制完整性上报的数据上报一般根据医院内部管理、统计需要，强制填入，且接受后续验证。病案首页数据除接受完整性约束外，还需要对填写的数据进行逻辑审核，如疾病诊断与性别关系验证、婚姻与年龄关系验证、离院方式验证等。除此之外，信息系统还需要将质量控制结果反馈到临床科室与医务人员以推进持续改进。

病历维护的系统软件必须具备在线病历、出院病案的实时查阅功能，能对每一份病历及时做出对应的缺陷警示，病案质量监控工作重点需放在病区的运行病历中，通过信息系统对病历质量进行在线监控，实现对临床医师病历书写缺陷的反馈处理，系统自动检测病历缺陷功能，为临床医师病历书写提供帮助。电子病历管理系统还可提供大量规范的病历记录模板，与质量控制系统结合使用，方便临床医师的病历书写。结合设立的专职病案质量控制人员对运行病历书写内涵质量进行全程控制、将检查出的问题通过系统及时反馈给临床医师，确保临床医师及时了解病历书写中存在的缺陷，并督促改进。通过信息系统维护功能，可以不断提高质量控制部门的工作效率，从而实现100%病历质检，实现良性循环，确保病案的内涵质量。

（三）信息数据安全管理

病案是疾病诊断和治疗过程的详细记录，病案首页信息数据是非常宝贵的管理和科研资料,也为医院管理决策提供依据。病案信息数据安全管理是病案管理过程中的重要工作之一。病案首页信息数据的安全体系是保证信息安全的关键,包括计算机安全操作系统、各种安全协议、安全机制。数据的安全管理首先要对相关科室人员,尤其是信息科、病案科的工作人员加强岗位职责管理,加强病案安全意识和职业道德修养培训,通过权限管理层层把控病案的查阅限制,加强监督管理;严格把控医务人员借阅病案手续流程和患方复印病历的相关手续,对病案严格执行保密制度;其次是信息技术层面采取技术防护手段,构建信息安全保密体系,将技术与管理相结合,努力提高系统漏洞扫描、信息内容监控、安全风险评估、入侵事件检测、病毒预防治理、网络边界防护等方面的技术水平。医疗大数据时代已经到来,随之而来的也有一些不可避免的机遇与挑战,目前国内外针对病案数据安全与隐私保护的相关研究还不充分,只有通过技术手段与相关政策法规相结合,才能更好地解决数据安全保护的问题。

综上所述,住院病案首页承载着患者住院期间医疗信息,其质量高低影响病案数据统计分析结果是否可靠,还将影响医院评审、绩效管理、病种管理、科研教学、医疗诉讼和医疗保险支付的准确性,尤其当前医院逐步开展按疾病诊断相关组付费工作,更是与病案首页数据及其质量密切相关。病案首页数据必须做到客观真实、完整准确,而实现这一目标需要医院管理层、病案管理部门、各临床科室、信息科等相关职能科室的共同努力和配合,坚持不懈,不断发现和改进问题。病案工作任重而道远,医疗机构想要在基于数据的医疗服务绩效和支付改革浪潮中乘风破浪,就需要不断将精细化管理模式深入应用于病案管理工作中,促进医疗质量的持续改进。

第三篇

病案首页数据分析与应用

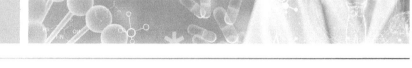

第九章

病案数据传统分析应用

一、住院医疗服务分析

本章将以湖北省某医院为例，展示依靠病案首页数据对医院运行总体情况、医院服务能力、医院辐射范围、医院支付方式及医保支付情况以及医院费用情况等各方面所开展的分析与评价。

（一）工作量分析

2019 年，医院出院人数为 129.4 千人次，同比增长 16.7%；入院人次 129.6 千人次，同比增长 16.5%；手术人次 49.5 千人次，同比增长 24.7%。医院 2019 年各院区住院工作量及变化情况如图 9-1-1 和表 9-1-1 所示。

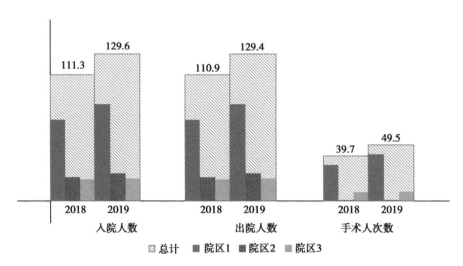

图 9-1-1　2018 与 2019 年各院区住院工作量 / 千人

表 9-1-1　各院区 2019 年住院工作量同比变化情况

院区	入院人数		出院人数		住院病人手术人次数	
	变化量	变化率	变化量	变化率	变化量	变化率
全院	18 362	16.49%	18 470	16.65%	9 816	24.73%
院区 1	12 971	19.21%	12 910	19.22%	9 102	30.51%
院区 2	4 045	16.18%	4 191	16.74%	229	10.49%
院区 3	1 347	7.15%	1 369	7.30%	486	6.33%

1. 出院人数　入院人数与出院人数都是反映工作负荷的重要指标,因医院的入院人数与出院人数的变化情况基本一致,故选取出院人数指标对医院各科室工作负荷情况进行分析。2019 年医院各科室出院人数及较 2018 年变化情况如图 9-1-2 所示,其中蓝色柱体表明该科室 2019 年出院人数较 2018 年有所增长,深蓝色部分为增长人数,红色柱体表明该科室 2019 年出院人数较 2018 年有所减少,深红色部分为减少人数。与 2018 年相比,2019 年医院共有 2 个科室出院人数减少,共减少出院人数 121 人,分别是科室 23 和科室 38,除上述两个科室外,其余科室的出院人数均出现不同幅度的增加。

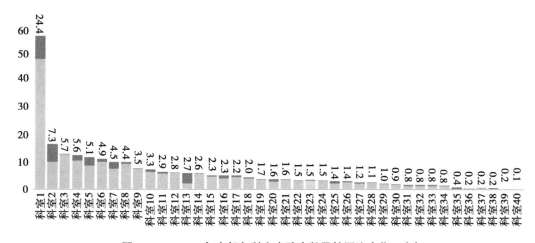

图 9-1-2　2019 年本部各科室出院人数及较同比变化 / 千人

图 9-1-3 所示,较上一年度增加幅度最大的前五位科室及下降的科室,其中增长幅度最大的前五位科室依次是科室 2(同比增长 64.49%)、科室 36(同比增长 47.80%)、科室 40(同比增长 37.14%)、科室 7(同比增长 34.36%)和科室 25(同比增长 33.58%),下降的两个科室分别是科室 38(同比下降 -5.55%)和科室 23(同比下降 -2.53%)。

2. 手术人次数及手术率　图 9-1-4 为 2019 年医院各手术科室手术人次数排名及较 2018 年增减情况,其中蓝色柱体表明该科室 2019 年手术人次数较 2018 年有所增长,深蓝色部分为增长人次。与 2018 年相比,2019 年医院所有手术科室手术人次数均有所增多,共增加 8 328 人。

图 9-1-5 更为直观的显示手术人次数变化情况及变化幅度排名情况,其中蓝色柱体表明科室 2019 年手术人次较 2018 年有所上升,柱体为手术人次增长绝对值。

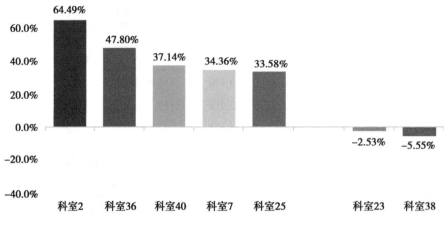

图 9-1-3 出院人数增加率和降低率最多的科室 /%

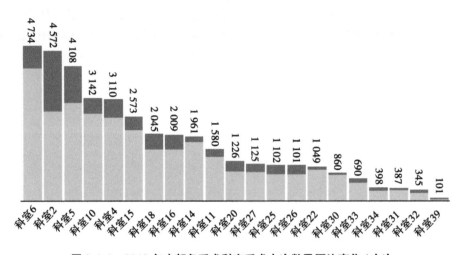

图 9-1-4 2019 年本部各手术科室手术人次数及同比变化 / 人次

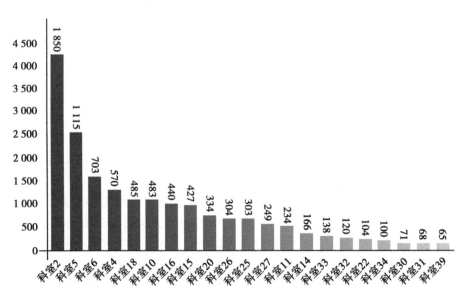

图 9-1-5 2019 年各手术科室手术人次数增减排名 / 人次

图 9-1-6 所示,2019 年医院本部各手术科室手术率排名及较 2018 年变化情况,其中蓝色柱体表明科室 2019 年手术率较 2018 年有所上升,深蓝色部分为手术率增长绝对值,红色柱体表明该科室 2019 年手术率较 2018 年有所下降,深红色部分为手术率减少绝对值。与 2018 年相比,2019 年本部有 16 个手术科室手术率增加,有 5 个手术科室手术率同比下降。

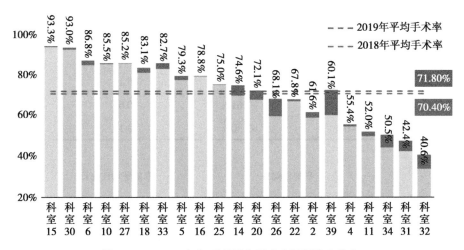

图 9-1-6　2019 年各手术科室手术率及同比变化 /%

更为直观的手术率变化及变化幅度排名情况见图 9-1-7 所示,其中蓝色柱体表明该科室 2019 年手术率较 2018 年有所上升,柱体为手术率增长绝对值;红色柱体表明该科室 2019 年手术率较 2018 年有所下降,柱体为手术率减少绝对值。手术率绝对值增加最高的前五位科室依次是科室 26(增加 8.6%)、科室 32(增加 6.7%)、科室 34(增加 6.4%)、科室 14(增加 4.9%)和科室 20(增加 4.5%);手术率绝对值降低的五位科室分别为科室 39(下降 12.3%)、科室 31(下降 5.1%)、科室 33(下降 2.7%)、科室 15(下降 0.5%)和科室 16(下降 0.4%)。

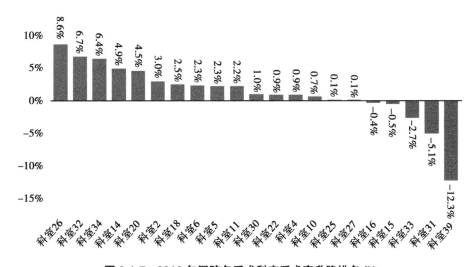

图 9-1-7　2019 年医院各手术科室手术率升降排名 /%

3. 住院业务效率　2019 年,医院平均住院日 8.64 天,术前平均住院日 3.93 天,病床利用率 114.0%,病床周转次 48.3 次。各院区住院业务效率及同比变化如表 9-1-2、图 9-1-8 和图 9-1-9 所示。

表 9-1-2　各院区 2019 年住院业务效率同比变化　　　　　　　　　　　　单位:天

院区	平均住院日		术前平均住院日	
	变化量	变化率	变化量	变化率
全院	−0.3	−3.37%	−0.1	−2.50%
院区 1	−0.2	−2.25%	−0.1	−2.38%
院区 2	−0.7	−7.61%	−0.6	−9.52%
院区 3	−0.2	−2.30%	0.1	4.00%

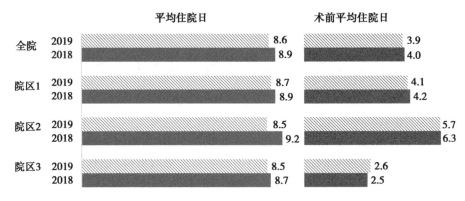

图 9-1-8　2019 年与 2018 年各院区住院日 / 天

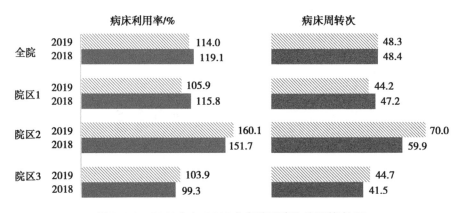

图 9-1-9　2019 年与 2018 年各院区床位使用效率 /%

(1) 平均住院日:图 9-1-10 所示,医院 40 个科室中,有 23 个科室的平均住院日在全院平均住院日以内,其余 17 个科室超过全院平均住院日。小于平均值的 23 个科室中有 8 个为手术科室,15 个为非手术科室;超过平均值的 17 个科室中手术科室有 12 个,非手术科室 5 个。经计算,本部手术科室的平均住院日为 10.4 天,超过本部平均住院日 2.8 天。因此可

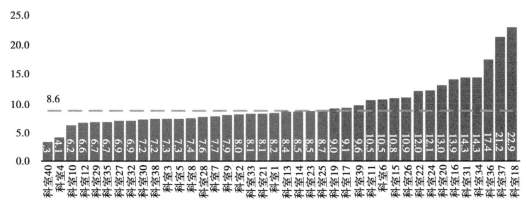

图 9-1-10　2019 年各科室平均住院日情况 / 天

以得出结论:手术科室的平均住院日相较非手术科室更长;非手术科室的平均住院日相对较短,大多能达到控制线以内,小部分仍需进一步控制患者的住院时长;不同手术科室之间的平均住院日差别较大,除去收治病种等因素,目前平均住院日过长的手术科室可以借鉴平均住院日较短的手术科室的患者管理经验,努力缩短患者的住院时间。

图 9-1-11 则显示与 2018 年相比,医院平均住院日增加的科室共有 18 个,若两年出院人数相同,则平均住院日上涨的 18 个科室给医院平均住院日增加的负担是 0.17 天;平均住院日减少的科室共有 21 个,在出院人数不变的情况下,减少的科室给医院平均住院日减轻的负担是 0.39。结合图可以发现,科室 18、科室 36、科室 16 等的平均住院日不仅超过全院平均水平,与上年相比还有所增长,需要采取措施改进。

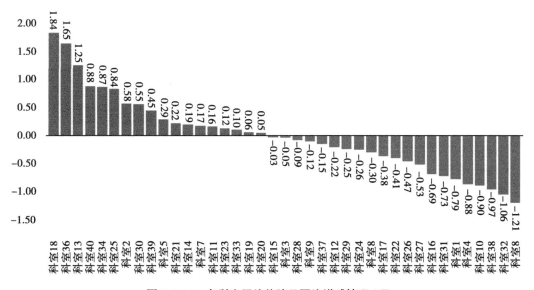

图 9-1-11　各科室平均住院日同比增减情况 / 天

(2) 术前平均住院日和术后平均住院日:手术病人术前平均住院日是衡量手术科室工作效率的重要指标,也是影响其平均住院日的重要因素。对医院手术科室的术前平均住院日和平均住院日综合绘图后,结果如图 9-1-12 所示。

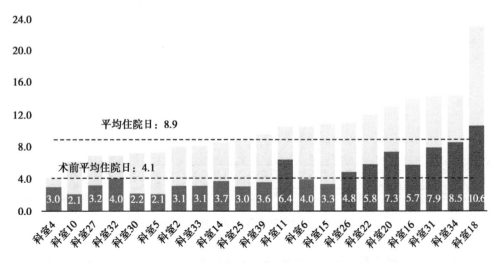

图 9-1-12   医院各手术科室术前平均住院日及平均住院日 / 天

可以看出,平均住院日低于手术科室平均值的 10 个手术科室中,所有科室的术前平均住院日均低于手术科室平均水平,说明手术科室要想控制患者的住院时间必须尽快对患者实施手术,普遍而言,越早进行手术,患者的住院时间趋于越短。这 10 个手术科室中,科室 4 的术后平均住院日最短,应研究原因并探讨其先进经验向其他科室推广的可能性。平均住院日超过手术科室平均值的 11 个手术科室中,除科室 6,科室 15,科室 39 外,其他科室的术前平均住院日均高于手术科室平均水平,说明这 11 个科室可以从缩短患者术前等待时间入手来降低整个科室的平均住院日。这 11 个科室的术后平均住院日总体高于平均住院日低于平均值的 10 个科室,说明研究加速患者术后恢复的方法也能够成为降低平均住院日的途径之一。

和 2018 年相比,10 个手术科室的术前平均住院日有所减少,11 个手术科室的术前平均住院日增加。各科室的变化幅度如图 9-1-13 所示。

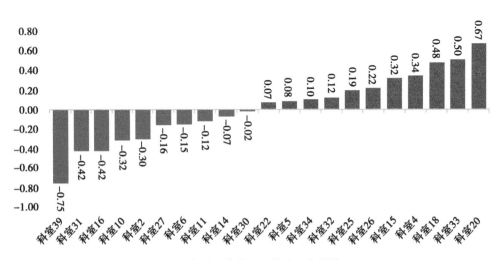

图 9-1-13   各科室术前平均住院日变化情况 / 天

和 2018 年相比,科室 3、科室 4 和科室 6 缩短了 1 天以上。各手术科室应向这三个科室学习先进经验,缩短术后平均住院日,提供更为优质的医疗服务,加快患者术后康复速度。各科室术后平均住院日变化情况如图 9-1-14 所示。

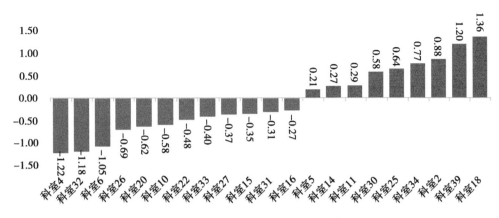

图 9-1-14　各科室术后平均住院日变化情况 / 天

(3) 平均住院日的影响因素

1) CMI 调整后的平均住院日:CMI 值是科室收治病例总体难度的体现,由于各个临床科室收治的病种不一样,有些科室本身收治的病人病情较重,需要较长的住院日,如果让临床科室同幅度压缩平均住院日,平均住院日较长的科室压力会增大。如果让临床科室以同一个绝对值压缩平均住院日,平均住院日较短的科室又难以接受。而经过 CMI 调整的平均住院日可以去除科室收治病例不同的因素,直观的体现科室的医疗服务效率。

经过 CMI 调整之后,科室 16、科室 18 和科室 20 等科室的平均住院日下降明显,这些科室普遍技术难度较高,经过 CMI 调整的平均住院日可以展现出科室真实的诊疗效率。CMI 调整后的平均住院日最短的 5 个科室分别是科室 40(0.6 天)、科室 16(3.2 天)、科室 35(3.3 天)、科室 4(3.8 天)和科室 20(4.2 天),最长的 5 个科室分别是科室 37(20.4 天)、科室 28(12.3 天)、科室 21(11.3 天)、科室 17(11.0 天)和科室 24(10.9 天)。各科室 CMI 调整后的平均住院日如图 9-1-15 所示。

2) 各住院日开展手术的例数:通过统计各住院日开展手术例数的情况可知,2019 年入院后第 1、2、3、4 天手术例数较多,在入院第 3 天左右达到高峰。具体情况如图 9-1-16 所示。

3) 入院时间(周一到周日)的术前住院日:图 9-1-17 所示,统计 2019 年不同入院时间的术前住院日,发现 2019 年在星期五入院的病人术前住院日最长,而星期天入院的病人术前住院日最短。发现星期六入院人数最少,星期一入院人数最多。

(二) 患者来源范围

分析医院就诊患者的来源能够部分反映医院各学科的社会声誉和影响力,也能够为医院决策部署提供依据。

图 9-1-18 所示,选取医院 2019 年出院患者病案首页,分析患者来源地图可知,来医院就诊的患者主要分布在湖北省周围的中部省市,患者分布具有较强的聚集性。湖北省内患者达 224 267 人次,占比 90.2%,其中武汉地区患者 103 350 人次,占总量的 41.6%,占湖北省

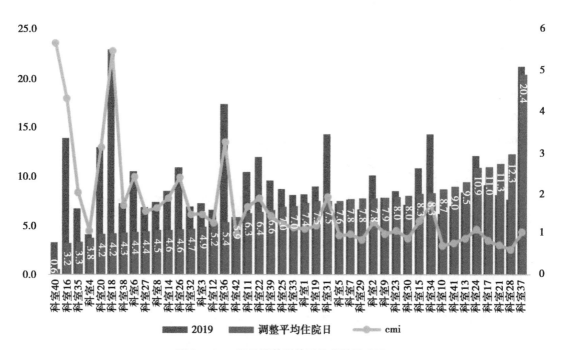

图 9-1-15　CMI 调整后的平均住院日 / 天

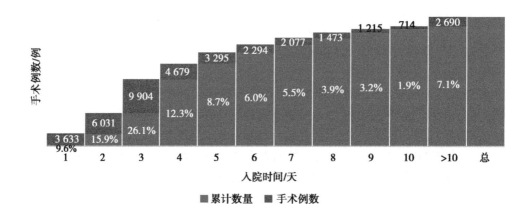

图 9-1-16　各住院日开展手术情况累计图

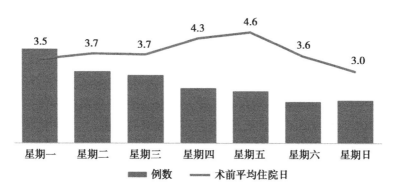

图 9-1-17　不同入院时间的术前住院日情况 / 天

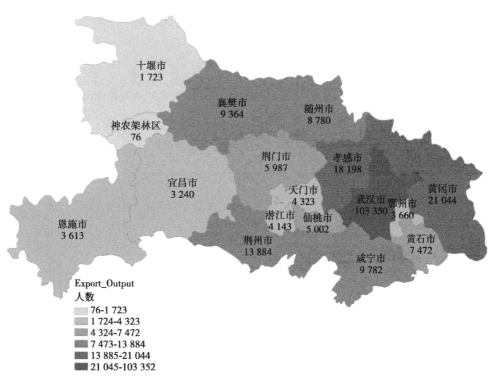

图 9-1-18　全省辐射范围

审图号:2020 Baidu-GS(2019)5218 号 - 甲测资字 1100930- 京 ICP 证 030173 号(P103)

46.1%;湖北省外患者 24 295 人次,占比 9.8%。分别分析省内外患者来源可以发现:省外患者中最主要的外省来源为河南省,16 007 人次,占总量的 6.4%,其次为江西省 1 521 人次,占总量的 0.61%,以及湖南省 1 132 人次,占总量的 0.45%;省内患者除武汉市外,其他市来源患者最多的前三位均达到 10 000 人次以上,分别为黄冈市 21 044 人次,占湖北省 9.4%,孝感市 18 198 人次,占湖北省 8.1% 和荆州市 13 884 人次占湖北省 6.2%,基本与地理位置的远近有直接关系。

图 9-1-19 和图 9-1-20 所示为 2019 年较 2018 年省外和省内辐射能力同比变化。2019 年患者数前十的省份中,河南省和山东省就诊人数较 2018 年有略微降低,其余省份均有不同程度增加。2019 年省内患者数变化,仙桃市和神农架有降低,其中仙桃市大幅下降,神农架略微下降,其余各县市就诊人数均有不同程度增加,其中咸宁市大幅增加。

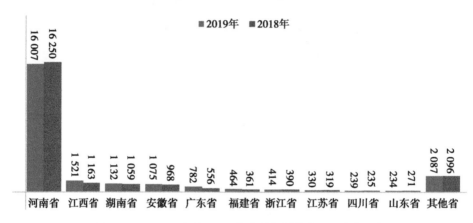

图 9-1-19　2019 年较 2018 年省外辐射能力同比变化 / 人

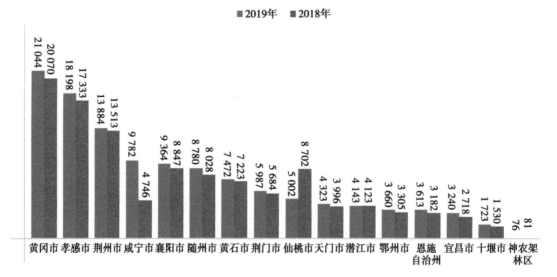

图 9-1-20　2019 年较 2018 年省内辐射能力同比变化 / 人

（三）支付方式

1. 全院情况　新版住院病案首页中将住院付费方式分为城镇职工基本医疗保险、城镇居民基本医疗保险、新型农村合作医疗、商业医疗保险、其他社会保险、全自费、全公费、贫困救助和其他九大类。图 9-1-21 所示，对 2019 年医院出院患者各类支付方式的比例分析，发现来医院就诊患者选择的主要支付方式分别为城镇职工基本医疗保险 73.3%，全自费 13.3%，新型农村合作医疗 4.1%，占所有患者的 90.7%。

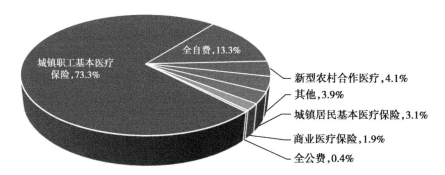

图 9-1-21　医院住院患者支付方式数量构成 /%

2. 科室情况　图 9-1-22 所示，将其他除城镇职工医保以外的保险支付类别归为其他类，分析各个科室的医保支付方式患者比例情况。城镇职工医疗保险支付占比最高的前五位科室分别是科室 22 的 84.2%、科室 20 的 83.9%、科室 31 的 82.9%、科室 17 的 82.8% 及科室 27 的 82.5%；科室 39 的城镇职工占比最少为 4.4%。

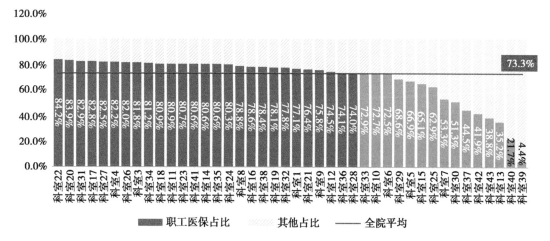

图 9-1-22　全院各科室城镇职工医保支付比例 /%

(四) 费用结构

2019 年,我国医疗卫生体制改革继续深入推进,医联体建设取得不断完善,2018 公立医院全面取消药品加成,增设医事服务费,2019 年取消耗材费加成,医疗费用结构进一步调整。这一部分呈现 2019 年医院出院患者的支付方式构成及医疗费用结构及其变化情况,并通过计算药占比、耗材占比等评估费用结构的合理性。

参照新版病案首页收费分类,根据实际所需,将首页各项收费明细分为:①综合医疗服务类,包括一般医疗服务费、一般治疗操作费、护理费和其他费用;②诊断类,包括病理诊断费、实验室诊断费、影像学诊断费和临床诊断项目费;③治疗类,包括非手术治疗项目费(内含临床物理治疗费)和手术治疗费(内含麻醉费和手术费);④康复类,包括康复费;⑤中医类,包括中医治疗费;⑥药品类,包括西药费(内含抗菌药物费用)、中成药费和中草药费;⑦血液和血液制品类,包括血费、白蛋白类制品费、球蛋白类制品费、凝血因子类制品费和细胞因子类制品费;⑧耗材类,包括检查用一次性医用材料费、治疗用一次性医用材料费、手术用一次性医用材料费和其他费用。

根据选取病例的计算结果,2019 年医院的各项费用占比情况如图 9-1-23 所示。从图中可以看出,西药类费用仍为占比最大的部分,占总数的 31.5%;其次为诊断类费用,占比22.6%;排在第三位的是耗材类费用,占比 22.4%。体现医院医务人员最核心服务,也是价值增加最为明显的治疗类占总费用的 11.6%。另外,康复类没有收费,中医类费用极低。

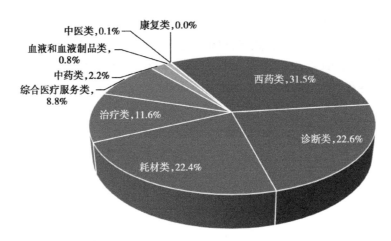

图 9-1-23　全院费用结构 /%

与 2018 年相比,各分项费用均值除中医类、血液类和中药类分别下降 17.2%、6.5% 和6.3% 以外,其他各个项目都有所增长,其中费用增长最高的前三位分别为西药类费用、综合类费用和治疗类费用,各项均次费用数据变化情况见图 9-1-24 所示。其中综合类指综合医疗服务类,血液类指血液和血液制品类。

在费用结构方面,西药类占比较 2018 年增长 0.4 个百分点;治疗类费用占比较 2018 年增长 0.2 个百分点;诊断类费用占比较 2018 年下降了 0.2 个百分点;中药类费用占比较 2018年下降了 0.2 个百分点;其他类别费用结构较 2018 年基本保持不变。各类费用占比的变化情况如图 9-1-25 所示。

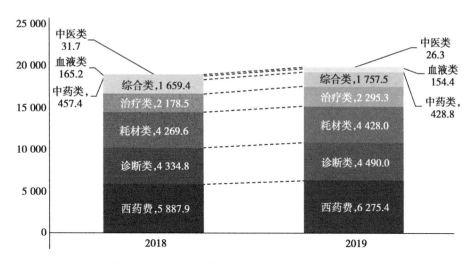

图 9-1-24 2019 年各收费类别均次值同比变化情况

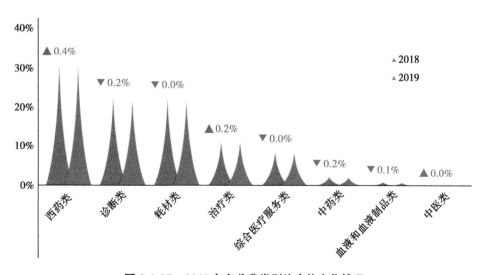

图 9-1-25 2019 年各收费类别均次值变化情况

二、区域住院医疗服务比较分析

(一) 住院服务能力分析

1. 出院人次 出院人次是指一定时期内所有住院后出院患者的人次数,包括医嘱离院、医嘱转其他医疗机构、非医嘱离院、死亡及其他人次数,出院人次是直接反映医疗服务能力的主要统计指标。

表 9-2-1　湖北省各地区 2018 年出院人次

| 地区 | 合计 | | 其中： | | | |
| | | | 三级综合医院 | | 二级综合医院 | |
	人次	占比 %	人次	占比 %	人次	占比 %
总计	8 412 621	100.00	4 086 923	100.00	2 391 049	100.00
武汉市	2 496 040	29.67	1 629 238	39.86	184 565	7.72
十堰市	719 696	8.55	287 535	7.04	275 441	11.52
襄阳市	653 965	7.77	306 860	7.51	220 892	9.24
荆州市	643 976	7.65	310 891	7.61	178 417	7.46
宜昌市	621 798	7.39	231 373	5.66	264 405	11.06
黄冈市	599 183	7.12	148 191	3.63	356 519	14.91
孝感市	489 422	5.82	162 288	3.97	226 897	9.49
恩施土家族苗族自治州	484 522	5.76	232 548	5.69	158 229	6.62
荆门市	415 160	4.93	227 538	5.57	96 550	4.04
黄石市	346 367	4.12	153 670	3.76	132 221	5.53
咸宁市	326 029	3.88	47 362	1.16	210 284	8.79
随州市	195 975	2.33	86 157	2.11	55 941	2.34
天门市	116 697	1.39	80 880	1.98	—	—
仙桃市	103 279	1.23	66 560	1.63	6 021	0.25
鄂州市	98 059	1.17	47 444	1.16	16 424	0.69
潜江市	95 944	1.14	68 388	1.67	1 734	0.07
神农架林区	6 509	0.08	0	0.00	6 509	0.27

从表 9-2-1 来看,2018 年湖北省总的出院人次为 8 412 621 人次,其中二级以上综合医院的出院人次为 6 477 972 人次,占出院总人次的 77%;从地区来看,武汉市的出院人次数最多为 2 496 040 人次,占出院人次的 29.7%;最低是神农架林区为 6 509 人次。

2. 手术与操作人次　出院患者手术与操作人次是根据病案首页中主手术与操作编码属性进行统计,主要手术及操作信息是病种质量管理、临床路径管理的数据基础,也是对医院进行服务能力及绩效评价的重要依据。

表 9-2-2　湖北省各地区 2018 年出院患者手术与操作人次

| 地区 | 合计 | | 其中： | | | | | |
| | | | 手术及介入治疗 | | 治疗性操作 | | 诊断性操作 | |
	人次	占比 %	人次	占比 %	人次	占比 %	人次	占比 %
总计	3 340 557	100.00	1 631 388	100.00	921 024	100.00	788 145	100.00
武汉市	1 099 875	32.92	563 329	34.53	292 254	31.73	244 292	31.00

续表

地区	合计		其中：					
			手术及介入治疗		治疗性操作		诊断性操作	
	人次	占比 %	人次	占比 %	人次	占比 %	人次	占比 %
十堰市	383 507	11.48	123 201	7.55	120 603	13.09	139 703	17.73
宜昌市	356 663	10.68	129 769	7.95	128 340	13.93	98 554	12.50
襄阳市	300 907	9.01	122 050	7.48	84 231	9.15	94 626	12.01
荆州市	239 537	7.17	123 528	7.57	67 675	7.35	48 334	6.13
恩施土家族苗族自治州	184 545	5.52	81 030	4.97	54 905	5.96	48 610	6.17
黄冈市	139 948	4.19	88 063	5.40	31 816	3.45	20 069	2.55
孝感市	152 388	4.56	80 071	4.91	34 014	3.69	38 303	4.86
荆门市	139 223	4.17	86 391	5.30	32 833	3.56	19 999	2.54
黄石市	103 226	3.09	66 449	4.07	24 343	2.64	12 434	1.58
咸宁市	67 466	2.02	52 863	3.24	9 439	1.02	5 164	0.66
随州市	41 085	1.23	31 475	1.93	5 464	0.59	4 146	0.53
天门市	48 232	1.44	27 306	1.67	13 921	1.51	7 005	0.89
潜江市	29 943	0.90	20 451	1.25	7 158	0.78	2 334	0.30
仙桃市	30 142	0.90	21 276	1.30	6 529	0.71	2 337	0.30
鄂州市	22 717	0.68	13 334	0.82	7 259	0.79	2 124	0.27
神农架林区	1 153	0.03	802	0.05	240	0.03	111	0.01

从表 9-2-2 来看,2018 年湖北省出院患者的手术与操作 3 340 557 人次,其中手术及介入治疗 1 631 388 人次,占手术与操作的 48.84%;治疗性操作 921 024 人次,占 27.57%;诊断性操作 788 145 人次,占 23.59%。从地区来看,武汉市出院患者的手术与操作人次占全省的 32.92%。

表 9-2-3 湖北省各地区 2018 年三级综合医院出院患者手术与操作人次

地区	合计		其中：					
			手术及介入治疗		治疗性操作		诊断性操作	
	人次	占比 %	人次	占比 %	人次	占比 %	人次	占比 %
合计	2 049 078	100.00	930 158	100.00	592 744	100.00	526 176	100.00
武汉市	752 945	36.75	392 125	42.16	193 434	32.63	167 386	31.81
十堰市	221 934	10.83	64 362	6.92	73 725	12.44	83 847	15.94
襄阳市	198 428	9.68	64 172	6.90	63 674	10.74	70 582	13.41
宜昌市	181 154	8.84	57 835	6.22	70 727	11.93	52 592	10.00
荆州市	156 279	7.63	72 852	7.83	43 633	7.36	39 794	7.56

续表

地区	合计		其中：					
			手术及介入治疗		治疗性操作		诊断性操作	
	人次	占比 %	人次	占比 %	人次	占比 %	人次	占比 %
恩施土家族苗族自治州	120 995	5.90	49 837	5.36	36 584	6.17	34 574	6.57
孝感市	84 753	4.14	29 747	3.20	24 262	4.09	30 744	5.84
荆门市	84 142	4.11	49 152	5.28	21 324	3.60	13 666	2.60
黄石市	53 556	2.61	32 749	3.52	12 892	2.17	7 915	1.50
黄冈市	52 106	2.54	31 730	3.41	14 386	2.43	5 990	1.14
天门市	38 854	1.90	19 518	2.10	12 442	2.10	6 894	1.31
随州市	20 182	0.98	13 646	1.47	3 341	0.56	3 195	0.61
潜江市	22 071	1.08	13 750	1.48	6 071	1.02	2 250	0.43
鄂州市	22 263	1.09	12 938	1.39	7 213	1.22	2 112	0.40
仙桃市	22 003	1.07	14 027	1.51	5 749	0.97	2 227	0.42
咸宁市	17 413	0.85	11 718	1.26	3 287	0.55	2 408	0.46

从表 9-2-3 来看,2018 年湖北省三级综合医院总的出院患者的手术与操作人次为 2 049 078 人次,其中手术及介入治疗占 45.39%,治疗性操作占 28.93%,诊断性操作占 25.68%。从地区来看,武汉市三级医院出院患者的手术与操作人次占全省的 36.75%。

表 9-2-4　湖北省各地区 2018 年二级综合医院出院患者手术与操作人次

地区	合计		其中：					
			手术及介入治疗		治疗性操作		诊断性操作	
	人次	占比 %	人次	占比 %	人次	占比 %	人次	占比 %
总计	731 265	100.00	392 093	100.00	174 831	100.00	164 341	100.00
宜昌市	153 242	20.96	57 888	14.76	52 120	29.81	43 234	26.31
十堰市	127 520	17.44	39 130	9.98	36 246	20.73	52 144	31.73
黄冈市	76 779	10.50	48 320	12.32	14 583	8.34	13 876	8.44
襄阳市	84 175	11.51	42 737	10.90	18 376	10.51	23 062	14.03
孝感市	60 141	8.22	44 233	11.28	8 636	4.94	7 272	4.42
荆州市	42 851	5.86	30 885	7.88	6 528	3.73	5 438	3.31
恩施土家族苗族自治州	42 206	5.77	22 757	5.80	12 763	7.30	6 686	4.07
咸宁市	42 747	5.85	35 315	9.01	4 855	2.78	2 577	1.57
武汉市	23 523	3.22	16 978	4.33	4 561	2.61	1 984	1.21
荆门市	33 835	4.63	22 559	5.75	8 158	4.67	3 118	1.90
黄石市	32 206	4.40	21 690	5.53	6 502	3.72	4 014	2.44

续表

地区	合计		其中：					
			手术及介入治疗		治疗性操作		诊断性操作	
	人次	占比 %	人次	占比 %	人次	占比 %	人次	占比 %
随州市	9 772	1.34	7 765	1.98	1 195	0.68	812	0.49
神农架林区	1 153	0.16	802	0.20	240	0.14	111	0.07
仙桃市	1 078	0.15	1 000	0.26	65	0.04	13	0.01
鄂州市	37	0.01	34	0.01	3	0.00	0	0.00

从表 9-2-4 来看,2018 年湖北省二级综合医院总的出院患者的手术与操作人次为 731 265 人次,其中手术及介入治疗占 53.62%,治疗性操作占 23.91%,诊断性操作占 22.47%。从地区来看,宜昌市二级医院出院患者的手术与操作人次最多为 153 242 人次,占二级医院的 20.96%。

3. 病种数量及病种分布　出院患者的病种数量按照病案首页中主诊断 ICD-10 编码的前四位(亚目)进行统计,病种数量一方面可反映该地区人群疾病的多样性,另一方面可反映该地区医院服务能力的高低。从表 9-2-5 来看,2018 年湖北省出院患者的病种数量为 8 555 种,其中三级综合医院出院患者的病种数量为 6 853 种,二级综合医院出院患者的病种数量为 6 484 种。从地区来看武汉市出院患者的病种数量最多为 6 664 种,神农架林区最少为 897 种。

表 9-2-5　湖北省各地区 2018 年出院患者病种数量　　　单位:种

地区	合计	其中：	
		三级综合医院	二级综合医院
合计	8 555	6 853	6 484
武汉市	6 664	5 869	2 939
襄阳市	5 331	4 137	3 606
十堰市	5 147	4 119	3 589
宜昌市	4 929	3 728	3 638
荆州市	4 858	4 048	3 260
恩施土家族苗族自治州	4 803	4 064	3 242
黄冈市	4 680	3 024	3 980
孝感市	4 509	3 265	3 361
荆门市	4 177	3 625	2 644
黄石市	4 165	3 331	2 871
咸宁市	4 100	2 198	3 374
随州市	3 215	2 401	2 063
潜江市	2 817	2 586	134
天门市	2 778	2 476	—
仙桃市	2 685	2 390	451
鄂州市	2 372	1 822	1 259
神农架林区	897	0	897

　　按照病案首页中主诊断的 ICD-10 编码对各系统疾病出院人次进行统计,进而得出出院患者各系统疾病的构成比。出院患者各系统疾病构成比可反映出区域内病人的疾病构成,同时以此为依据,把握疾病发病情况,进而做到科学、合理配置相关医用资源,为医院工作计划的制定提供一定的参照。从表 9-2-6 可以看出,2018 年湖北省患呼吸系统疾病的出院患者最多,占比 14.33%,而三级综合医院里循环系统疾病的出院患者最多,占比 13.74%;二级综合医院里呼吸系统疾病的出院患者最多,占比 17.54%。

表 9-2-6　湖北省 2018 年出院患者各系统疾病构成　　　　　　单位:%

ICD-10 疾病名称	合计	其中:	
		三级综合医院	二级综合医院
某些传染病和寄生虫病	3.71	3.04	3.76
肿瘤	5.32	6.88	4.13
血液及造血器官疾病和某些涉及免疫机制的疾患	0.76	0.96	0.63
内分泌、营养和代谢疾病	3.11	3.70	2.74
精神和行为障碍	1.62	1.37	0.97
神经系统疾病	3.30	3.67	3.08
眼和附器疾病	2.63	2.41	2.23
耳和乳突疾病	1.13	1.12	1.23
循环系统疾病	13.72	13.74	14.74
呼吸系统疾病	14.33	12.04	17.54
消化系统疾病	9.40	9.71	10.65
皮肤和皮下组织疾病	1.24	1.30	1.11
肌肉骨骼系统和结缔组织疾病	6.24	4.87	5.96
泌尿生殖系统疾病	7.05	7.22	7.21
妊娠、分娩和产褥期	7.46	5.59	6.96
起源于围生期的某些情况	1.43	1.13	1.25
先天性畸形、变形和染色体异常	0.54	0.67	0.23
症状、体征和临床与实验异常所见,不可分类于他处者	1.91	1.95	2.16
损伤、中毒和外因的某些其他后果	7.28	7.03	9.67
影响健康状态和与保健机构基础的因素	7.82	11.60	3.76
总计	100	100	100

　　按照病案首页中主诊断 ICD-10 编码的前四位(亚目)来统计出院患者各系统疾病病种数量,可反映出出院患者疾病病种分布情况。从表 9-2-7 来看,2018 年湖北省出院患者各系统疾病病种数量最多的是损伤、中毒和外因的某些其他后果,在三级和二级综合医院中,出院患者各系统疾病病种数量最多的都是损伤、中毒和外因的某些其他后果。

表 9-2-7　湖北省 2018 年出院患者各系统疾病病种数量　　　　单位:种

ICD-10 疾病名称	合计	其中:	
		三级综合医院	二级综合医院
总计	8 555	6 853	6 484
某些传染病和寄生虫病	742	400	426
肿瘤	793	700	665
血液及造血器官疾病和某些涉及免疫机制的疾患	157	133	123
内分泌、营养和代谢疾病	291	238	219
精神和行为障碍	356	262	230
神经系统疾病	312	266	258
眼和附器疾病	242	215	190
耳和乳突疾病	95	88	79
循环系统疾病	404	335	353
呼吸系统疾病	276	216	234
消化系统疾病	429	375	376
皮肤和皮下组织疾病	305	251	221
肌肉骨骼系统和结缔组织病	680	490	496
泌尿生殖系统疾病	466	373	377
妊娠、分娩和产褥期	419	343	330
起源于围生期的某些情况	260	216	168
先天性畸形、变形和染色体异常	450	403	238
症状、体征和临床与实验异常所见,不可分类于他处者	316	255	255
损伤、中毒和外因的某些其他后果	1 210	1 042	1 016
影响健康状态和与保健机构基础的因素	352	252	230

4. 手术及操作种类　　按照病案首页中全部手术与操作编码的前四位统计,根据编码类别进行归类统计出出院患者手术与操作种类的数量。从表 9-2-8 来看,2018 年湖北省中武汉市出院患者手术与操作种类数量最多为 2 897 种,其中最多的是手术及介入治疗有 1 964 种。而神农架林区出院患者手术与操作种类数最少只有 146 种。

表 9-2-8　湖北省各地区 2018 年出院患者手术与操作种类数量　　　　单位:种

地区	合计	其中:		
		手术及介入治疗	治疗性操作	诊断性操作
武汉市	2 897	1 964	575	358
襄阳市	2 267	1 508	467	292
宜昌市	2 167	1 421	466	280
十堰市	2 122	1 406	437	279

续表

地区	合计	其中：		
		手术及介入治疗	治疗性操作	诊断性操作
荆州市	2 016	1 345	419	252
恩施土家族苗族自治州	1 835	1 233	366	236
荆门市	1 700	1 226	320	154
孝感市	1 652	1 160	310	182
黄冈市	1 631	1 149	304	178
黄石市	1 591	1 145	308	138
咸宁市	1 334	1 035	211	88
天门市	1 272	903	233	136
随州市	1 133	877	180	76
潜江市	960	680	189	91
仙桃市	895	657	172	66
鄂州市	829	618	162	49
神农架林区	146	124	15	7

从表 9-2-9 中可以看出，2018 年湖北省三级综合医院出院患者手术与操作种类最多的地区是武汉市 2 753 种，其中手术及介入治疗有 1 887 种。手术与操作种类数最少的地区是仙桃市 781 种，其中手术及介入治疗 558 种。

表 9-2-9　湖北省各地区 2018 年三级综合医院出院患者手术与操作种类数量　　　单位：种

地区	合计	其中：		
		手术及介入治疗	治疗性操作	诊断性操作
武汉市	2 753	1 887	548	318
襄阳市	1 961	1 282	413	266
荆州市	1 827	1 199	388	240
十堰市	1 891	1 255	380	256
宜昌市	1 845	1 190	408	247
恩施土家族苗族自治州	1 667	1 126	330	211
荆门市	1 473	1 058	281	134
孝感市	1 303	882	256	165
黄石市	1 313	947	253	113
黄冈市	1 155	837	214	104
天门市	1 145	799	219	127
随州市	912	695	151	66

续表

地区	合计	其中：		
		手术及介入治疗	治疗性操作	诊断性操作
潜江市	916	646	182	88
咸宁市	858	687	123	48
鄂州市	816	607	160	49
仙桃市	781	558	161	62

表 9-2-10 则显示,2018 年湖北省二级综合医院出院患者手术与操作种类最多的地区是宜昌市 1 555 种,其中手术及介入治疗有 1 040 种。而鄂州市的二级综合医院出院患者手术与操作种类数最少,只有 15 种。

表 9-2-10　湖北省各地区 2018 年二级综合医院出院患者手术与操作种类数量　　单位:种

地区	合计	其中：		
		手术及介入治疗	治疗性操作	诊断性操作
宜昌市	1 555	1 040	310	205
襄阳市	1 509	1 068	271	170
黄冈市	1 356	965	249	142
十堰市	1 300	849	282	169
孝感市	1 241	930	194	117
咸宁市	1 088	851	166	71
黄石市	1 078	797	195	86
荆州市	1 030	749	171	110
恩施土家族苗族自治州	1 026	688	213	125
荆门市	925	722	147	56
武汉市	869	659	156	54
随州市	503	423	57	23
仙桃市	212	188	17	7
神农架林区	146	124	15	7
鄂州市	15	13	2	0

按照病案首页中全部手术与操作编码的前四位统计,根据编码类别进行归类统计出院患者各系统手术与操作的种类数量。从表 9-2-11 来看,2018 年湖北省出院患者各系统手术与操作种类数量最多的是肌肉骨骼系统手术,其次是消化系统手术。

表 9-2-11　湖北省 2018 年出院患者各系统手术与操作种类数量　　　　　　　单位：种

ICD-9-CM-3 名称	合计	其中：	
		三级综合医院	二级综合医院
操作和介入 NEC	80	67	57
神经系统手术	136	114	83
内分泌系统手术	65	56	45
眼的手术	442	258	330
其他各类诊断性和治疗性操作	87	25	58
耳部手术	150	56	121
鼻、口、咽手术	294	189	234
呼吸系统手术	175	126	120
心血管系统手术	264	229	128
血液和淋巴系统手术	56	50	33
消化系统手术	564	415	400
泌尿系统手术	200	153	152
男性生殖系统手术	288	105	138
女性生殖器官手术	285	183	202
产科操作	123	74	75
肌肉骨骼系统手术	584	497	469
体被系统手术	127	107	95
各种诊断性和治疗性操作	555	490	361

　　根据病案首页中主手术与操作编码统计出院患者各系统手术与操作的人次，继而计算出出院患者各系统手术与操作的占比。从表 9-2-12 来看，2018 年湖北省出院患者各系统手术与操作人次最多是各种诊断性和治疗性操作占 26.64%，其次是消化系统手术占 14.94%。

表 9-2-12　湖北省 2018 年出院患者各系统手术与操作占比　　　　　　　　　单位：%

ICD-9-CM-3 名称	合计	其中：	
		三级综合医院	二级综合医院
操作和介入 NEC	0.26	0.29	0.21
神经系统手术	2.04	2.28	1.88
内分泌系统手术	1.15	1.51	0.69
眼的手术	5.34	4.38	5.24
其他各类诊断性和治疗性操作	1.34	0.74	0.73
耳部手术	0.67	0.70	0.69
鼻、口、咽手术	3.11	3.14	3.31
呼吸系统手术	3.77	4.30	2.46

续表

ICD-9-CM-3 名称	合计	其中：	
		三级综合医院	二级综合医院
心血管系统手术	5.30	6.68	2.29
血液和淋巴系统手术	1.15	1.62	0.29
消化系统手术	14.94	15.70	15.50
泌尿系统手术	3.43	4.01	3.16
男性生殖系统手术	1.47	1.30	1.46
女性生殖器官手术	8.36	6.97	9.51
产科操作	9.42	6.36	11.50
肌肉骨骼系统手术	7.09	6.34	9.49
体被系统手术	4.51	4.69	4.69
各种诊断性和治疗性操作	26.64	28.98	26.90
总计	100	100	100

5. 出院患者手术占比　出院患者手术占比是指一定时期内出院患者总人次中施行手术治疗人次数所占的比例。参照《国家三级公立医院绩效考核操作手册(2019版)》指标解释，出院患者手术人次数只包括手术和介入治疗，不包括诊断性操作和治疗性操作。从表9-2-13来看，三级综合医院出院患者手术占比最高的地区是鄂州市27.27%，二级综合医院中手术占比最低的地区是鄂州市0.21%。

表 9-2-13　湖北省各地区 2018 年出院患者手术占比　　　　单位：%

地区	三级综合医院	二级综合医院
合计	22.76	16.40
武汉市	24.07	9.20
黄石市	21.31	16.40
十堰市	22.38	14.21
宜昌市	25.00	21.89
襄阳市	20.91	19.35
鄂州市	27.27	0.21
荆门市	21.60	23.37
孝感市	18.33	19.49
荆州市	23.43	17.31
黄冈市	21.41	13.55
咸宁市	24.74	16.79
随州市	15.84	13.88

续表

地区	三级综合医院	二级综合医院
恩施土家族苗族自治州	21.43	14.38
仙桃市	21.07	16.61
潜江市	20.11	—
天门市	24.13	—
神农架林区	—	12.32

6. 出院患者微创手术占比　微创手术是指出院患者在日间手术室或住院部手术室内、麻醉状态下的内科和外科腔镜手术、血管内和实质脏器的介入治疗。其特点是利用腹腔镜、胸腔镜等现代医疗器械及相关设备进行的创伤小、疼痛轻、恢复快的手术。微创手术占比是指一定时期内出院患者实施微创手术台次数占同期出院患者手术台次数的比例。从表 9-2-14 来看,2018 年湖北省二级以上医院的微创手术占比为 13.55%;从地区来看,武汉市的微创手术占比最高为 16.36%。

表 9-2-14　湖北省各地区 2018 年出院患者微创手术占比　　　　单位:%

地区	合计	其中:	
		三级综合医院	二级综合医院
总计	13.55	10.52	3.03
武汉市	16.36	15.94	0.42
荆门市	15.96	11.37	4.59
十堰市	15.54	10.06	5.48
宜昌市	14.87	8.29	6.58
恩施土家族苗族自治州	14.48	10.51	3.97
襄阳市	13.37	9.76	3.61
荆州市	11.71	8.75	2.97
黄石市	11.19	7.14	4.05
鄂州市	10.90	10.90	0.00
潜江市	10.86	10.86	0.00
天门市	10.74	10.74	0.00
孝感市	10.58	5.82	4.76
仙桃市	9.59	9.27	0.32
随州市	7.63	5.63	2.01
咸宁市	7.62	2.62	5.00
黄冈市	7.42	3.29	4.13
神农架林区	5.75	0.00	5.75

（二）住院服务效率分析

1. 平均住院日　平均住院日是指一定时期内每一出院患者平均住院时间的长短,是一个评价医疗服务效率、医疗质量和技术水平的比较客观的指标。从表9-2-15来看,2018年湖北省二级以上医院的平均住院日为9.5天,二级综合医院的平均住院日低于三级综合医院。从地区来看,宜昌市的平均住院日最高10.8天,其次是襄阳市10.4天。孝感市的平均住院日最低8天。

表 9-2-15　湖北省各地区 2018 年出院患者平均住院日　　　　　　　单位:天

地区	合计	其中:	
		三级综合医院	二级综合医院
总计	9.5	9.4	8.8
武汉市	9.4	9.3	8.9
黄冈市	8.9	8.7	8.3
孝感市	8	8.2	7
荆州市	9.4	9.4	8.7
黄石市	9.3	8.4	9.6
咸宁市	9.4	9.8	8.9
襄阳市	10.4	10.1	9.7
鄂州市	9.9	9.5	9
随州市	9.5	10	7.5
荆门市	9.1	9.3	8.2
仙桃市	8.7	8.8	7.1
恩施土家族苗族自治州	9.3	9.5	9.1
宜昌市	10.8	10.8	9.7
天门市	9.7	9.3	11.4
十堰市	9.8	9.7	9.3
潜江市	9.5	8.6	6.6
神农架林区	8.6	—	8.7

2. 平均住院费用　平均住院费用指出院患者平均每次住院诊疗所产生的费用,是衡量患者费用负担水平的重要指标。从表9-2-16来看,2018年湖北省二级以上医院的平均住院费用为9 565元,三级综合医院的平均住院费用为12 746元。从地区来看,武汉市的平均住院费用最高14 900元,其次是宜昌市8 151元。

表 9-2-16　湖北省各地区 2018 年出院患者平均住院费用　　　　单位:元

地区	合计	其中:	
		三级综合医院	二级综合医院
总计	9 565	12 746	5 721
武汉市	14 900	17 158	6 614
宜昌市	8 151	12 262	5 790
天门市	7 988	9 463	928
十堰市	7 863	12 011	5 556
荆州市	7 848	9 823	5 891
襄阳市	7 834	9 971	5 612
鄂州市	7 443	9 756	4 942
黄石市	7 358	8 985	6 111
荆门市	7 224	8 465	5 752
恩施土家族苗族自治州	7 100	9 044	5 476
仙桃市	7 093	8 110	4 327
孝感市	6 992	9 646	5 779
随州市	6 960	8 797	5 608
潜江市	6 787	7 720	3 219
咸宁市	6 283	12 479	5 486
黄冈市	5 808	7 493	5 496
神农架林区	3 766	—	3 766

3. 医疗质量与患者安全分析

(1) 病死率:是指一定时期内患某病的全部病人中因该病死亡的比例。病死率的高低与患者的病情、医疗质量等因素有关。

1) 住院病死率:是指一定时期内出院人次中的死亡人数占同期出院人次的比例。从表 9-2-17 可以看出,2018 年全省二级以上医院住院病死率是 0.5%,三级综合医院的病死率高于二级综合医院,应该与患者的病情有关。

表 9-2-17　湖北省各地区 2018 年出院患者病死率　　　　单位:%

地区	合计	其中:	
		三级综合医院	二级综合医院
总计	0.5	0.62	0.49
武汉市	0.59	0.72	0.4
黄石市	0.52	0.57	0.62
十堰市	0.37	0.38	0.51

续表

地区	合计	其中：	
		三级综合医院	二级综合医院
宜昌市	0.71	0.84	0.83
襄阳市	0.64	0.79	0.53
鄂州市	0.16	0.31	0.05
荆门市	0.6	0.63	0.58
孝感市	0.38	0.42	0.46
荆州市	0.53	0.61	0.51
黄冈市	0.32	0.43	0.34
咸宁市	0.34	0.56	0.36
随州市	0.32	0.39	0.33
恩施土家族苗族自治州	0.31	0.27	0.47
仙桃市	0.39	0.54	0
潜江市	0.68	0.9	0
天门市	0.28	0.35	0
神农架林区	0.61	—	0.61

2）手术患者病死率：是指一定时期内手术患者住院死亡人数占同期手术患者出院人次数的比例。从表 9-2-18 可以看出，2018 年湖北省三级综合医院手术患者病死率为 0.24%，二级综合医院的手术患者病死率为 0.14%。

表 9-2-18 湖北省各地区 2018 年手术患者病死率 单位:%

地区	三级综合医院	二级综合医院
总计	0.24	0.14
武汉市	0.25	0.15
黄石市	0.18	0.14
十堰市	0.24	0.17
宜昌市	0.32	0.17
襄阳市	0.35	0.16
鄂州市	0.30	0.00
荆门市	0.30	0.18
孝感市	0.07	0.14
荆州市	0.14	0.10
黄冈市	0.21	0.15
咸宁市	0.23	0.11

续表

地区	三级综合医院	二级综合医院
随州市	0.17	0.01
恩施土家族苗族自治州	0.11	0.12
仙桃市	0.26	0.00
潜江市	0.15	—
天门市	0.28	—
神农架林区	—	0.12

3）新生儿病死率：是指新生儿患者住院死亡人数占同期新生儿患者出生人次数的比例。从表9-2-19可以看出，综合医院的新生儿病死率低于所有医院合计的新生儿病死率，二级综合医院的新生儿病死率低于三级综合医院的病死率。

表9-2-19   湖北省各地区2018年新生儿病死率   单位：‰

地区	其中：	
	三级综合医院	二级综合医院
总计	1.05	0.28
襄阳市	2.78	0.99
黄石市	2.1	0
荆州市	1.25	0.21
仙桃市	1.38	0
天门市	1.24	0
十堰市	0.89	0.35
黄冈市	0	1.22
宜昌市	1.02	0.2
武汉市	1.18	0
荆门市	0.69	0.35
恩施土家族苗族自治州	0.28	0.56
随州市	0.72	0
孝感市	0.53	0
咸宁市	0.4	0
神农架林区	0	0
鄂州市	0	0
潜江市	0	0

（2）住院重返率：非计划再入院是指病人出院 31 天内因相同或相关疾病非计划再入院。如患者在上次住院时没有得到适宜的医疗服务、疾病没有得到治愈、好转或控制、或未达到出院标准，导致患者在出院后 31 天内因相同或相关疾病非计划再次入院。若患者再入院的原因与上一次住院的原因无关，患者再入院是预先计划好的，如肿瘤患者定期住院化疗、复查等再入院不列入非计划再入院。疾病非计划再入院率是评价医疗质量最重要的指标之一。

1）出院当天再住院率：三级综合医院当天再住院率高于二级综合医院。武汉市三级综合医院当天再住院率为 2.5%，远高于二级综合医院的 0.12%。

表 9-2-20　湖北省各地区 2018 年出院当天再住院率　　　　单位:%

地区	其中：	
	三级综合医院	二级综合医院
总计	1	0.28
武汉市	2.5	0.12
孝感市	0.46	0.67
黄冈市	0.24	0.77
鄂州市	0.95	0
荆州市	0.34	0.52
咸宁市	0.25	0.54
宜昌市	0.55	0.24
仙桃市	0.75	0.01
潜江市	0.76	0
黄石市	0.43	0.21
神农架林区	0	0.56
襄阳市	0.32	0.24
十堰市	0.29	0.22
恩施土家族苗族自治州	0.32	0.14
荆门市	0.25	0.14
随州市	0.18	0.16
天门市	0.2	0

2）出院 2~15 天再住院率：从表 9-2-21 可以看出三级综合医院的再住院率高于二级综合医院的再住院率。

表 9-2-21　湖北省各地区 2018 年出院 2~15 天再住院率　　　　　　单位:%

地区	其中:	
	三级综合医院	二级综合医院
总计	3.68	1.26
武汉市	6.21	0.26
天门市	5.88	0.00
潜江市	5.09	0.00
随州市	2.60	2.33
襄阳市	3.53	1.24
黄冈市	1.54	3.22
宜昌市	2.54	2.01
荆州市	3.34	0.97
荆门市	3.15	1.14
十堰市	2.64	1.62
孝感市	1.71	2.12
咸宁市	0.91	2.92
仙桃市	3.71	0.08
黄石市	2.11	1.53
恩施土家族苗族自治州	2.24	1.20
鄂州市	2.96	0.02
神农架林区	0.00	2.16

3) 出院 16~31 天非预期再住院率:从表 9-2-22 可以看出,2018 年湖北省二级以上医院出院患者 16~31 天内再住院率低于 2~15 天内再住院率。

表 9-2-22　湖北省各地区 2018 年出院 16~31 天再住院率　　　　　　单位:%

地区	其中:	
	三级综合医院	二级综合医院
总计	3.54	1.09
武汉市	6.16	0.25
仙桃市	4.82	0.17
随州市	2.96	1.89
襄阳市	3.51	1.26
宜昌市	2.88	1.68
潜江市	4.37	0.00
鄂州市	4.14	0.19

续表

地区	其中：	
	三级综合医院	二级综合医院
十堰市	2.58	1.39
黄冈市	1.39	2.54
黄石市	1.98	1.74
孝感市	1.69	1.83
荆门市	2.46	0.98
天门市	3.37	0.00
荆州市	2.36	0.83
咸宁市	0.82	2.33
恩施土家族苗族自治州	2.10	0.91
神农架林区	0.00	2.11

4. 重点疾病统计　重点病种是国际权威机构认为重要的,能够体现医院(临床科室)学科水平,能够体现医院(临床科室)医疗质量管理水平,或/和对医院(临床科室)整体绩效具有决定性影响的少数病种(例如出院人次排在前 5~10 位的病种)。参照《三级综合医院评审标准(2011)版》中提供的 18 个重点病种的编码及提取要求,从 2018 年湖北省全部三级综合医院的病案首页中提取 18 个重点病种数据。从表 9-2-23 可以看出,重点疾病例数最多的是细菌性肺炎(成人)153 562 例,其次是脑出血和脑梗死 141 183 例;病死率最高的是急性心肌梗死 5.74%;平均住院日最长的是创伤性脑损伤 14.3 天,平均住院费用最高的是急性心肌梗死 34 099 元。

表 9-2-23　湖北省三级综合医院 2018 年重点疾病监测分析表

序号	病种	总例数/例	病死率/%	平均住院日/天	平均住院费用/元
1	急性心肌梗死	23 832	5.74	9.1	34 099
2	充血性心力衰竭	105 313	1.48	8.7	21 215
3	脑出血和脑梗死	141 183	1.96	12.4	20 900
4	创伤性颅脑损伤	32 942	4.00	14.3	23 518
5	消化道出血	22 632	0.37	8.3	10 246
6	累及身体多个部位的损伤	9 612	0.92	11.3	16 497
7	细菌性肺炎(成人)	153 562	1.05	7.9	7 607
8	慢性阻塞性肺疾病	18 355	1.41	10.8	12 874
9	糖尿病伴短期与长期并发症	109 160	0.11	9.5	8 482
10	结节性甲状腺肿	11 273	0.00	9.1	16 526
11	急性阑尾炎伴弥漫性腹膜炎及脓肿	4 393	0.07	9.3	14 733
12	前列腺增生	15 737	0.01	11.5	14 801

续表

序号	病种	总例数 / 例	病死率 /%	平均住院日 / 天	平均住院费用 / 元
13	肾衰竭	52 837	1.02	12.2	17 576
14	败血症	18 545	2.62	8.1	13 172
15	高血压病	72 567	0.12	8.5	7 119
16	急性胰腺炎	13 065	0.47	11.3	22 490
17	恶性肿瘤化学治疗	85 886	0.03	9.3	12 307

5. 重点手术统计 重点手术是国际权威机构认为重要的,能够体现医院(临床科室)学科水平,能够体现医院(临床科室)医疗质量管理水平,和 / 或对医院(临床科室)整体绩效具有决定性影响的少数手术。参照《三级综合医院评审标准(2011)版)》中提供的 17 个重点手术(不包括恶性肿瘤手术)的编码及提取要求,从 2018 年湖北省全部三级综合医院的病案首页中提取重点手术数据。从表 9-2-24 可以看出,重点手术例数最多的是剖宫产 80 845 例,其次是腹腔镜下胆囊切除术 40 928 例。病死率最高的是颅脑手术 5.4%,平均住院日最长的是胰腺切除术 34.77 天,平均住院费用最高的是血管内修补术 140 699 元。

表 9-2-24 湖北省三级综合医院 2018 年重点手术监测分析表

序号	术种	总例数 / 例	病死率 /%	平均住院日 / 天	平均住院费用 / 元
1	髋、膝关节置换术	10 205	0.18	18.96	63 910
2	椎板切除术或脊柱融合相关手术	27 617	0.11	15.74	47 846
3	胰腺切除术	747	1.61	34.77	127 937
4	食管切除术	1 693	1.06	30.08	103 986
5	腹腔镜下胆囊切除术	40 928	0.27	11.77	24 566
6	冠状动脉旁路移植术(CABG)	808	3.47	29.63	140 686
7	经皮冠状动脉介入治疗(PCI)	26 858	0.63	8.49	49 442
8	颅脑手术	17 842	5.40	24.03	75 958
9	子宫切除术	20 415	0.02	13.43	27 502
10	剖宫产	80 845	0.01	6.46	10 901
11	阴道分娩	31 040	0.00	4.65	5 581
12	乳腺手术	7 370	0.00	15.88	27 036
13	肺切除术	4 947	0.34	21.83	82 565
14	胃切除术	4 904	0.61	21.99	73 071
15	直肠切除术	5 598	0.16	18.86	49 371
16	肾与前列腺相关手术	5 516	0.20	20.53	81 477
17	血管内修补术	5 402	1.48	16.00	140 699

（三）双向转诊分析

离院方式是患者本次住院出院的方式,包括:医嘱离院、医嘱转院、医嘱转社区卫生服务机构/乡镇卫生院、非医嘱离院、死亡、其他。医嘱转院、医嘱转社区卫生服务机构/乡镇卫生院可以分析三级医院向医联体内的二级医院、基层医疗机构下转患者情况或者下级医院向上级医院转送疑难重症患者的情况。从表 9-2-25 的数据来看,转院与转社区的占比很低,首页填写的准确性及规范性还有待加强。

表 9-2-25　湖北省各地区 2018 年出院患者离院方式构成　　单位:%

地区	医嘱离院	医嘱转院	医嘱转社区	非医嘱离院	死亡	其他
总计	91.29	0.76	0.26	2.26	0.5	4.52
武汉市	93.63	0.23	0.16	1.7	0.59	3.65
十堰市	93.39	0.49	0.31	2.41	0.37	2.93
襄阳市	90.94	0.73	0.93	1.41	0.64	5.01
荆州市	91.46	0.74	0.06	2.77	0.53	4.44
宜昌市	87.83	1.56	0.42	1.86	0.71	5.07
黄冈市	94.38	1.21	0.05	3.09	0.32	0.61
孝感市	91.72	2.12	0.47	3.82	0.38	0.54
恩施土家族苗族自治州	81.31	1.06	0.34	1.68	0.31	15.3
荆门市	88.61	0.77	0.15	4.42	0.6	4.58
黄石市	96.66	0.49	0.03	1.61	0.52	0.69
咸宁市	88.42	1.04	0.04	3.17	0.34	6.26
随州市	84.48	0.71	0.13	1.86	0.32	12.34
天门市	96.32	0.37	0.7	1.76	0.28	0.38
仙桃市	80.78	1.19	0.03	4.14	0.39	11.39
鄂州市	82.38	0.03	0.02	1.01	0.16	16.37
潜江市	97.05	0.84	0.07	1.1	0.68	0.17
神农架林区	95.85	3.16	0.06	0.14	0.61	0.17

第十章

基于患者的人员流动分析

一、患者流动分析的意义

社会心理学认为，人的需要是无限的。从这个角度说，人的医疗服务需要也是无限的，但由于个人或家庭以及社会整体的支付能力和供方医疗服务提供能力是有限的，因此患者医疗服务需要转变为需求，必须有患者的支付能力以及医疗服务体系的服务能力作为支撑。

随着社会经济的整体发展和人民生活水平的提高，人群的普遍支付能力会随之增加，教育水平的上升也会提升人民医疗健康认知水平。社会经济的发展也会为医疗服务提供体系带来新的设备、药物、耗材并支撑起更为先进的诊疗方案，这些都会导致居民医疗服务需求的同步增长。

患者流动是医疗需求释放过程中一种外化的、可以被观察到的现象。特别是在我国，医疗服务提供体系和医疗保障体系充分尊重人民看病就医的自主选择权利，因此患者在就医过程中可以基本上完全自主地选择什么时间、去往哪里、选择在哪个机构利用医疗服务、花费多少及选择所产生的间接医疗成本（包括额外的交通费、住宿费以及伙食费等）。这就使得我们可以通过对患者流动开展观察，进而了解、分析和理解患者的这种选择，及其对患者自身、医疗服务体系以及医疗保险系统的影响。这些影响在深化医药卫生体制改革背景下，对推动分级诊疗制度建设，将我国医疗服务体系和全民医保制度引入新常态发展阶段，具有重要的实践与政策意义。

（一）患者流动对患者的影响

患者流动的根本动因在于其对释放医疗服务需要的诉求。如果不考虑保障水平和医疗服务提供能力的现实因素，理论上患者流动的基本模式应该是患者所需要利用的医疗服务在患者可及的范围内无法实现（需要超出本地医疗机构的服务能力），才推动患者产生流动，流向域外可以实现其医疗服务需要的、更高级别的医疗机构，实现其医疗服务需求的释放。

从理想模式来看，决定患者流动的因素应该仅是患者所面临的医疗服务需要，或者更接"地气"地说，就是患者所患的疾病，以及诊疗这种疾病所需要利用的具体诊疗技术、药物以及医疗耗材等。因此一旦患者出现流动，这种流动对患者将带来两个方面的影响：

一是，意味着患者支出的增加，其中利用更高层级医疗服务（包括更先进的技术、更新的药物或器械耗材）会导致直接医疗成本增加。同时与医疗相关的间接成本支出也会同时上升，这里的间接成本包含时间和费用两个维度的消耗，比如流动所耽误家庭成员的工作时间、流动所产生的交通费和消耗在路上的时间以及异地所产生的住宿费用等，这些成本的支出与患者流动的程度呈现正相关。二是，完成患者对健康的预期。患者流动的目的在于实现医疗服务需求的释放，表现为对所患疾病进行合理的诊疗，以使患者恢复健康或实现健康状况的好转。

但事实上，在涉及生命和健康问题时，居民的医疗服务需求并不是一贯客观或理性的，进而会对患者流动产生影响。由于信息不对称，患者对自身医疗服务需要无法进行专业的分析和判断，在缺少足够资质的健康或医疗服务"守门人"情况下，患者按照自身对医学知识的判断可能低估或高估其实际的服务"需要"。一般来说，由于医疗服务需要对自身健康或家庭的整体影响，患者可能高估其需要，进而倾向于流向专业水平更高的医疗机构利用医疗服务来释放其需求。因此这种性质的流动可能就会导致医疗服务的过度利用，进而对患者自身的经济状况和医疗服务的"共付"方产生影响。在现实情况下患者自身的需要并非决定患者流动的唯一因素，医疗保险的"共付"与当地医疗服务提供系统的能力/口碑情况也会对患者的流动选择产生影响，进而使得患者的流动现象变得更加复杂。

（二）患者流动对医疗保险的影响

医疗保险制度是对患者在利用医疗服务过程中所发生的经济成本予以一定程度补偿的基本制度，从其设计来看，由于患者的疾病风险和医疗服务需要是随机的，医疗保险经办机构实现从患者本人以及第三方（比如国家和患者就职的组织）筹集医疗保险基金，从而实现对患者实现共济，进而减轻患者面临疾病风险和医疗服务需要时的支付压力，提升其利用医疗服务的支付能力。

医疗保险的存在降低了患者对医疗服务费用/价格的敏感程度，客观上增加了居民对医疗服务的支付能力，进而影响患者提升医疗服务的利用率，推升医疗服务需求的释放。因此在考虑到医疗保险的因素以后，我们上述的患者在评估其医疗服务需要的时候，才能够减少由于支付能力限制所导致的对医疗服务需要的"低估"，减少应该就医而未就医，应该住院而未住院的现象。从现实来看，我国城镇职工基本医疗保险制度建立至今20多个年头，城乡居民医保（城镇居民基本医保以及农村居民的新型农村合作医疗）也运行近10年时间，医保制度从无到有所伴随的正是我国近年来医疗服务需求的快速增长和释放，证明上述现象的存在。

在我国，患者具有充分的就医选择自主权，换句话来说，就是我国没有建立或者尚未建立有效的患者就医需求"守门人"制度，因此医疗保险成为影响患者流动的双刃剑，一方面医疗保险的出现以其共济作用减少了患者"低估"其医疗服务需要的现象，使得患者有支付能力利用医疗服务；另一方面对患者"高估"其需要，进而过度地利用医疗服务却没有建立有效的管理控制机制，缺乏有效措施宣教、引导和约束患者减少"高估"其服务需要，遏制对医疗服务的过度利用。

这样患者的流动也会对医疗保险产生重要的影响。一般来说更高层级的医疗机构所提供的医疗服务具有更高的成本，一旦患者更多地流向高层级的医疗机构，必然代表更多的成本支出,其中患者和作为共付方的医疗保险必然承担更多的费用压力。当患者"应该"流向更高层级的医疗机构利用医疗服务,释放其医疗服务需求,成为一种社会共识以后,基本医疗保险基金的共济效果将随着过度利用、医疗服务经费的大量消耗,发生剧烈下降,进而对整个医疗保险制度所营造出来的共济体系和公平效应产生毁灭性的影响。最终这种影响将反过来伤害原先受这一制度保护的每一个参保人。

这种不合理利用医疗服务的现象也解释了为什么一方面医疗服务可能诱发个人和家庭的灾难性支出,另一方面也解答了为什么近年来医疗保险基金普遍面临透支和穿底的严峻形势。可以判断近年来的医疗服务需求增长动因一方面来源于长期压抑的合理医疗服务需求得到释放,另一方面则来自于不合理需求的无序膨胀。从实践来看,医疗保险制度运行以来尚未能够建立起一套有效的医疗服务需求管理制度和体系,这一体系的缺位,正在越来越使得患者对自身医疗服务需要"高估"所导致的患者流动成为一种社会共识,而"大医院门庭若市,小医院门可罗雀"的现象及其背后所体现的社会共识,成为推动不合理医疗服务需求快速增长,医疗服务过度利用和浪费的主要原因之一。长远来看这种效应不仅影响患者和医疗保险双方,也对医疗服务提供体系带来深刻变化。

(三) 患者流动对医疗体系的影响

从前述的患者流动的理想模式来看,医疗服务提供体系与患者不同水平的医疗服务需要应该形成对应关系,较低水平的医疗服务需要(轻病、慢性病、常见病等)可以在较低层级的医疗机构通过利用其诊疗服务进行释放,较高水平的医疗服务需要(疑难重症疾病)则流动到高级别的医疗机构,包括地市级的三级医院或者省域医疗服务中心,实现其健康需求。

但患者由于信息不对称所产生的特定倾向以及基本医疗保险的共济作用下,合并我国对患者医疗服务需求开展有效管理的"守门人"制度的缺乏,患者倾向于流向高层级医疗机构的流动特征成为近年来逐步显著的一种社会现象,并推升患者高向流动"社会共识"的形成与普遍接受。这也对我国城乡医疗服务提供体系的发展产生重要影响,并引致我国医疗服务资源分布"倒金字塔"形态的形成、维持并引发不良后果的恶性循环。

首先患者流动所引发的服务利用需求推动形成医疗服务提供体系对资源的汇集模式,逐步形成我国目前"倒金字塔"的医疗服务供方体系形态,优势和优质的医疗服务资源也流向更高层级的医疗服务提供机构,城市三级医院、区域医疗服务中心呈现扩张式的发展,其所开放的床位数量不断增加、所投入的基础设施与硬件建设不断扩大,随之而来的是其能够实现更好的服务供给以及为医疗专业人员带来更好的薪酬待遇和职业发展路径,这就对医疗服务提供中最为核心的人力资源产生极大的吸引力,推动医疗服务"软"资源,即医疗服务专业技术人员更多的流向区域医疗资源优势地区,巩固"倒金字塔"的资源配置形态。"倒金字塔"的资源配置形态进一步引发患者流向高层级医疗机构的预期,从而形成恶性循环。

其次为持续应对越来越多的患者向高层次医疗机构流动,医疗供方体系开始产生"虹吸"效应,不断对低层级的和其他地区的医疗专业人员进行吸引,导致基层医疗服务机构人力资源状况的逐步恶化。医疗专业人员跟随患者从基层流动到高层级医疗机构,从经济水平一般的区域流动到经济发达地区的医疗机构。这使得宏观层面我国医疗卫生资源的分布不平等情况不仅表现为垂直维度的"倒金字塔"形态,同时也在东中西部、经济发展水平不同的地区之间产生配置差异,进而形成更加严重的资源配置不平等的状态。

最后由于资源配置的不平等,基层医疗服务提供体系从具备一定的医疗服务提供能力,能够应对患者相应层次医疗服务需要的状况,逐步出现能力下降和人力资源空心化的状况,医疗服务提供体系的基层网底逐步破裂,进而无法具备承载患者医疗服务需求的状况,对我国城乡医疗服务三级提供体系产生不可逆转的破坏。从近年的实践来看,村卫生室人力资源老龄化愈加严重,后继人员难以为继,乡镇卫生院和社区卫生服务中心的服务能力也愈发孱弱,从原来有相应能力开展下腹部手术,逐步衰弱成为基本丧失开展临床外科服务的现状,都说明患者不合理的流动已经对医疗服务提供体系产生极大的负面影响。

新医改以来,公立医院改革的主要关注点放在城市公立医院和县医院综合改革方面,均希望能够实现逐步转变患者不合理流动,推动形成患者良性流动,合理利用医疗服务的"社会共识"。从卫生健康行政部门的角度,县医院服务能力提升、县域医疗服务共同体的建设以及家庭医生等改革措施和政策均在一定程度上希望促进合理分级诊疗体系和患者流动"共识"的形成。

但从现实来看,由于既往信息化水平的制约,我国尚未能够实现对区域患者流动的宏观监测,既往的分析和判断均来自于某个地理位置相对局限的地区,这种分析一定程度上影响了对患者流动现状及其趋势的了解、分析和研判。因此在信息化不断发展和完善的今天,有必要对患者流动问题开展更为深入的界定,并通过新的信息技术手段和积累的更为丰富的患者医疗服务利用数据对患者流向开展监测和分析,从而对我们未来的医疗服务相关政策制定提供数据和实证支撑,更好地服务于人民群众日益增长的对美好生活的追求和向往,服务于人民群众对健康的期盼和实现。

二、患者流动的两个观察角度

我们在讨论患者流动问题的时候,往往需要先确定一个观察的角度,有助于我们更加量化地了解患者流动的数量、程度、流向以及趋势,这是对患者流动开展深入分析的第一步。因此这部分我们从两个方面的角度来讨论对患者流动问题开展分析的主要思路。

(一)患者的"来源"

患者的"来源",是既往我们在讨论患者流动问题时立足的传统角度,这一角度回答"患者从哪里来?"的问题,与之伴随的进而可以了解患者的基本信息、所患的疾病以及针对性地对患者的医疗服务利用需求进行分析和研判。从既往的现实与实践来看,患者流动中的来源观察角度是进行患者流动分析中的最初选择,因为其在医疗机构层面最容易实现。

立足于具体的医疗机构,可以在患者利用医疗服务的过程中,不仅了解患者疾病情况,也了解患者所属的地区的相关情况,进而掌握患者来源的信息。对于医疗机构来说,对患者来源的分析可以帮助其了解自身功能定位的实现程度,进而对医疗机构的发展战略和规划产生影响。

对于基层医疗机构来说,其主要的患者应该均来源于其所在的社区或者地域的当地居民,从而符合其为周边患者提供轻症、常见病、慢性病医疗服务的功能定位。而对于高层级的医疗机构来说,比如地市级的三级医院,其承担一定程度疑难重症的救治工作,因此其患者来源应该不仅仅是这家机构所在市辖区或附近市辖区的居民,而应该包含一定比例的来自于所在地级市甚至附近地级市等区域的患者。又如具有高端医疗服务能力的区域医疗中心来说,则应该有相当比例的患者来源于所在区域各个城市甚至周边省份,进而实现医疗服务能力的区域覆盖和显著影响力。因此这一患者流动观察视角对于高层级医疗机构来说具有更加重要的意义,患者的来源分析结果是说明其实际功能定位和服务能力水平的主要依据。

患者来源的观察角度在分析患者流动问题时的局限也较为明显。在患者流动分析中,特别是我们在考察分级诊疗体系和制度落实情况的时候,我们可能更加关心的是对于具体的区域来说,"有多少患者发生了流动?""发生流动的患者的特点是什么?比如什么年龄、什么疾病、疾病的严重程度如何等""患者流动去哪里了?"这些问题。可惜的是,患者的来源观察角度无法回答这些问题,这与其基于医疗服务供方机构的观察立足点有关,更重要的原因在于,信息化和数据整合水平的限制使得既往我们很难获得多个机构、甚至整个区域患者的就医信息和患者的基本情况。为进一步加深对患者流动问题的分析,亟待新的观察角度以及能够支撑这一观察角度的数据技术,以回答上述我们在患者流动问题中所更加关注的分析问题。

而这种新的针对患者流动的观察与分析视角我们称之为患者的"去向"。

(二) 患者的"去向"

患者的"去向",直观的展示"患者流动到哪里"的问题。立足于具体的区域或者行政区划概念,可以观察这个地区所有利用医疗服务的患者在哪些机构利用医疗服务,进而更加深入地对患者流动的多少、比例、类型进行量化的观察、分析和研判。

患者去向观察角度能够回答我们在以上提出的关于"有多少患者发生了流动?""发生流动的患者的特点是什么?""患者流动去哪里了?"等问题,进而对患者流动现象的本质有更加深入的理解。相对于患者来源角度所立足的医疗机构,患者的去向则从患者流动的源头进行分析,那里(患者所居住的地域)产生了多少患者利用医疗服务,他们当中有多少在本地的医疗机构释放需求,而又有多少向区域外流动,这些患者是不是流向更高层级的医疗机构,而引发患者流动的疾病是不是如我们一般所理解的那样是相对疑难和危重的疾病,如果是,患者流动的比例是否合理,是否暗示这一地区面临其他地区所没有的人群健康风险因素,因此导致更多的医疗服务需求;如果不是,患者为什么不能在本地解决就医,是卫生服务体系自身服务能力不足,是受到临近医疗资源丰富地区的直接吸引,还是当地人群外出就医的"文化"所导致,又或者存在其他我们原先未能够充分了解或者预料到的决定因素。这些都必须期望于患者去向角度对患者流动的观察和分析。

而从既往的实践来看,我们很少能够在这一角度开展患者流向的观察实践。主要的问题在于对一个基本而重要的问题我们可能无法给出确切的答案,即某个地区到底有多少患者在观察时间范围内利用了医疗服务。这个数据看起来简单,但实践当中却很难得到。

目前能够实现这一目标的数据来源是基本医疗保险经办方所掌握的数据,由于参保人需要进行医疗服务费用补偿,因此其就诊信息需要汇总到医保经办部门。但医保经办部门的数据在人群上只能覆盖参加基本医疗保险的参保者,非参保人或参保但由于各种原因没有产生"报销"行为的参保人,其就医记录可能无法体现在医保经办部门的数据记录当中。另一个局限在于医保经办部门由于经办范围的局限,其数据在横向上很少能够与其他统筹经办区域协同起来,因此很少能够得到更大范围地区的宏观数据,既有的数据往往只能反映某个县区范围,或者集中在某几个市辖区的某个基本医保(职工医保或居民医保)参保人的就诊情况,这就使得更加宏观的掌握患者流动的情况变得比较困难。

另一个获得这一数据的基本办法则显得更加的困难和烦琐,即如果每个患者最终都需要在具体的医疗机构利用医疗服务,如果我们可以把更大范围内所有或近似所有医疗机构的患者服务利用信息汇总到一起,那么应该就可以获得这个区域以及其所涵盖的所有子区域患者在该地区内部的流动情况。这在既往的实践中是难以实现的,因为将各个医疗机构的医疗服务利用数据汇总到一起非常难以实践,除了信息技术本身的局限,医疗服务利用数据格式、标准等也在数据整合过程中存在障碍。

但随着技术的发展和对医疗行为本质规律的诉求,在病案首页已有的基础上,我们已经可能对患者流动问题开展进一步的观察和探索,这其中病案首页数据成为一个重要的基础,同时随着对数据标准一致性的要求以及技术手段的解决,我们已经可以逐步地汇总越来越多机构的医疗服务利用数据,并逐步逼近覆盖全区域医疗机构,进而形成完整的区域医疗服务利用大数据,这一数据将服务于我们对患者流动问题进一步采用"去向"视角开展观察和分析。

三、患者流动的定义与操作化

本部分我们将逐步地梳理患者流动观察的实现和评价,包括如何对患者流动进行定义,并基于我们对患者流动的定义,实现对患者流动的操作化,即落实到基于数据层面的可观察的结果,将患者流动现象通过大数据的方式表达出来。我们首先讨论患者流动的定义,然后讨论实现对患者流动进行观察所需要的数据基础,最后我们将讨论在实践中利用数据展示患者流动的操作化过程及其关键的技术环节。

(一)患者流动定义

到目前为止,我们尚未对患者流动现象给予一个充分的定义,虽然可能在概念中我们都已经认识到这一问题的本质是什么。但如果需要通过数据展示患者流动现象,我们需要对患者流动这个术语给予精确化的操作定义,这样才能方便我们利用数据将这一定义下的患者流动现象进行展示。

我们将患者流动定义为:

患者在其常住地以外的医疗机构利用医疗服务所伴随的流动行为。

其中:

患者指在我国境内,具有个人身份信息且有相对固定的居住地址的合法公民。

利用医疗服务指在研究观察时间段内在区域内的二级及以上医疗机构利用过住院医疗服务,并留下住院记录及其相关的信息。

常住地指患者按照其自报或者根据其常住人口信息所提供的常住地址所在的县级行政区划。

常住地以外的医疗机构所在的地区(县级行政区划),则为患者常住地址所在县域以外的县级、地市级或省级行政区域。

因此从患者来源角度来看,可以将所接诊的患者区分为:①居住在医疗机构所在县区的本地患者(来源本地);②居住在所在地市其他县区的患者(来源其他县);③居住在本省其他地市的患者(来源其他市);④居住在外省的患者(来源其他省)四类,其中后三类患者属于发生患者流动的患者类型。

从患者去向角度来观察,同样可以将特定县区的患者区分为以下几类:①在本县区医疗机构利用医疗服务的患者(去向本地);②在所在地市其他县区就医的患者(去向其他县);③在本省其他城市就医的患者(去向其他市);④在本省以外就医的患者(去向其他省),其中后三类患者属于发生患者流动的患者类型。

从定义的适用范围来看,患者流动的定义涵盖了所有类型的住院就诊患者,无论其是否参加基本医疗保险以及参与何种类型的医疗保险,同时在地域范围上来看,在本文所关注的特定省域范围来看,从来源角度可以观察到所有四种类型的患者,而从去向角度来看可以观察到除"去向其他省"以外的三种类型患者。

对患者流动现象开展分析,我们认为"去向其他省"的患者未能观察到,对研究和分析结果不会造成太大的影响,原因有以下几点,一是去向外省的患者比例占省域患者总数的占比较小;二是去向外省患者对本省的患者流向及其相关政策建议的影响较小;三是宏观层面有医保跨省异地就医数据进行补充观察和分析;四是在数据可扩展的情况下,去向其他省患者数据依然可以纳入到观察和分析体系中来。

在本定义下的患者流动更加聚焦在一个相对宏观的地理区域(省级行政区划)内的患者流动,其中来源视角更加侧重于反映医疗资源分布和聚集情况,表明省域及其地市和县级行政区划中哪些地区的医疗资源更加丰富与集中;去向视角则侧重于反映患者的流动情况,对发生流动患者的数量、类型、疾病特点与流向趋势有更深层次的展现,这对我国目前分级诊疗体系的建设、监测与完善具有重要的实证支撑与辅助作用。

(二) 患者流动定义操作化的数据与制度基础

为在数据层面展示前述定义下的患者流动,需要对定义中的相关重要信息进行操作化,即找到确实反映这些关键信息的数据变量或指标。从目前来看基于病案首页的大数据可以为实现这一目标提供数据基础。同时为保障操作化的成功,我们依然需要一些管理制度对数据的标准和质量进行一定的规范和要求。

1. 数据基础 患者流动相关定义中的核心信息均可以来自于相对完善的病案首页数据,其中核心的信息包含就医机构及其所在的行政区划(患者流动的终点)、患者常住地址及其所在的行政区划(患者流动的起点)、患者的基本信息以及与其所患疾病相关的关键信息等。我们分别对这些数据基础进行阐述:

(1) 患者流动终点:在本研究中,我们将患者流动终点信息定义为患者接受或利用住院医疗服务的医疗机构/医院所在的县区级行政区划。通过病案首页信息这一指标确定为提供该患者病案首页信息的医疗机构,并通过医疗机构基本情况表确定机构所在的县区级行政区划,以确定患者流动的终点。

(2) 患者流动起点:患者流动起点指患者的常住地址所在的县区级行政区划。从数据表现来看,病案首页数据中有专门的患者户籍和常住地址指标,可以直接用于反映患者流动起点,其中在病案首页数据中如果提供格式化的地址信息,则定义患者所常住的省、市与县级行政区划会相对方便与简单。但如果地址信息是非格式化的,则可能需要通过模糊匹配等手段对患者的常住地址信息进行定义。

（3）患者基本信息：由于病案首页数据中患者户籍和居住地址并非一项关键性的数据指标，一直以来对病案首页数据中患者地址相关信息的填写并不重视，因此可能出现患者户籍和常住地址为空的情况，在这种情况下为追踪到患者常住地域信息，则需要依靠患者的基本信息，包括患者的身份证号、姓名、性别、出生年月日等，这些数据的作用是在患者未提供常住地址信息的情况下，通过其基本信息可以与其他相关人口信息数据库进行匹配，进而获得患者的常住地址信息。

（4）其他辅助数据库资源：在大数据基础方面，除了患者的首页数据信息，其他重要的数据资源在实现患者流动操作化过程中也将发挥重要的作用，比如卫生健康行政部门与公安部门定期开展的数据交互，可以使得公安部门的居民人口户籍信息与卫生部门的人口健康信息进行对接，进而能够实现一定程度上利用服务的患者与其他数据信息进行匹配。

2. 制度基础　从对患者流动数据基础的要求可以发现，病案首页中可能无法有效提供患者的居住地信息等，因此在实践中要追溯到患者的流动起点是存在一定困难的，这也是患者流动研究一直以来无法有效开展的关键原因之一。为保障能够追溯到患者的真实流动起点，需要数据的支撑，而数据的来源则更多地需要数据收集制度的支撑。

（1）病案首页质量控制：在本书前述部分已经对病案首页相关的数据标准及其相关质量要求进行了阐述，可以发现对病案首页质量的要求是实现患者流动观察和分析的基础性工作，对分析的实现具有重要作用。其中对病案首页指标完整性（即部分指标要求病案首页不能为空，实现强制性填报）的要求非常关键，这决定一份病案首页是否能够直接提供患者的常住地址、身份证号、姓名、性别以及出生年月日信息等。这些信息项如果缺失，患者流动分析就无从开始。

（2）患者就医实名制：患者就医实名制最早开始于 2007 年北京卫生局局长金大鹏向北京市人大常委会会议报告"加强公共卫生体系建设"议案办理三年目标实现情况时说明的建立就诊实名制信息卡的相关内容。近年来就医实名相关制度的建设已经越来越受到各方的重视，最初实名制就医被认为是一种遏止大医院"倒号"行为的措施，但逐步发现就医实名制不仅对及时掌握和控制公共卫生和传染病疫情，对其他普通疾病的病种、发病率、患者情况等数据也能方便和清晰地掌握。实名制就医还可为患者保护其合法权益提供有效保障。因此实名就医的相关制度落实对患者流动的分析起到关键性的作用，保障数据的真实性对从政策层面得到有效和相对准确的分析结论具有重要意义。

（3）患者隐私数据安全：由于在患者信息利用方面需要实现患者个体信息识别并与相关的诊疗、居住地以及相关疾病信息关联，因此在整个数据的处置、流转、分析与解读过程中要着重关注对患者隐私信息的保护，不得泄露患者的隐私信息。首先从数据的汇集方面来看，主导分析的数据汇集方需要具备完备的信息安全制度，并实现信息存储、流转安全，采用专网专线方式对信息的应用范围进行界定，确定从物理层面将患者的相关信息与公共互联网进行隔离，杜绝信息泄露的风险。

其次对接触患者流向分析的相关信息服务提供商、信息技术人员以及统计分析人员进行保密协议的签订，要求其不得收集、流转任何与患者个体信息及其相关身份、居住地、疾病等相关信息，否则将按照我国现行的法律和法规追究其违法责任。在进行相关系统开发和应用建设与分析过程中，要求相关人员集中到数据汇集方所认可的工作地点或工作环境中进行，以避免信息发生泄露。

最后在患者流向的应用结果展示方面,患者流动结果主要展示汇集性的数据结果,其中尽量不展示单个患者的相关流动信息,进而从应用层面对患者隐私信息进行保密,如果客观需要展示个体的相关信息时,则应该通过技术手段对患者关键信息进行"脱敏"处理,即对患者身份、居住地等相关隐私信息进行匿名保护,以杜绝对患者信息进行泄露的风险。

(三)患者流动定义操作化实现路径

基于以上患者流动定义操作化的数据和相关制度基础,我们在实践中就可以开展对患者是否流动以及流动的类型进行界定。其中关键的指标操作化为患者常住地址,也就是对患者流动起点的确定方面,并最终完成对患者流动类型的确定。

1. 患者流动起点的确认　根据上述论述可以发现,确认患者流动起点在实践当中比想象的更加复杂和困难,因此基于对患者流动的概念定义和具备的相关数据基础及制度基础,我们在落实患者流动起点的数据操作化方面可以分为以下几个步骤:

第一步,如果病案首页患者提供其常住地址(现住址)信息,则直接采用。通过地址直接匹配或模糊匹配,实现对患者常住地所在县区级行政区划的定义。如果患者未提供现住址信息,或提供的现住址信息通过各种手段无法匹配至具体的县区行政区划的话,则采用后续的步骤,利用患者相关基本信息对患者流动起点进行确认。

第二步,通过病案首页直接采集患者身份证号信息,并与全员人口健康信息平台中常住人口信息库进行对比。这一信息库为卫生健康行政部门与公安部门联合共建的卫生户籍人口大数据库,由公安部门定期对数据库中的人口户籍信息进行完善与更新(半年或一年),进而实现常住居民卫生相关信息与其身份信息的匹配工作。通过病案首页信息身份证号对比,进而实现对患者身份信息的核实,进而采集患者常住人口信息中与常住地相关的数据字段,并利用其中县区级行政区划代码作为患者流动起点标识。

第三步,针对部分病案首页信息可能既没有填写现住址信息,也未能够提供有效的身份信息。为实现对患者流动起点的定义,实践中将采用患者登记姓名、性别、出生年月日(年龄)信息,在常住人口信息库中进行检索,通过多重匹配的方式定义具体患者的相关信息,如果能够实现姓名、性别、出生日期等信息的唯一匹配,则按照第二步的信息采集模式,提取患者在人口数据库中的常住地址所在县区作为其流动起点。

通过以上三步操作,我们基本上可以实现对患者流动起点的定义,进而解决在患者流动问题大数据观察与分析中最核心的操作化问题,在病案首页数据质量,实名制就医等制度落实较好的地区,患者流动起点的确定匹配率能够超过95%。

其他特殊人群的流动起点界定,特别是针对新生儿人群进行流动起点确认方面,由于其可能没有相关身份信息,则在病案首页中提取其联系人姓名和地址信息,以尽量实现对这一人群(其本质是其父母)的流动起点定位。

以上步骤由得到分析主导方进行授权的数据利用专业人员通过数据库处理代码编写进行批量操作,减少单个患者隐私信息在整个数据查询、匹配和分析过程中的暴露风险。

2. 患者流动类型的标签　在完成以上步骤以后,通过患者流动起点(常住地址所在县区行政区划)以及患者流动终点(住院服务发生医疗机构所在县区行政区划),则可以完成对患者流动类型的判断确定。并实现在分析应用中对患者流动类型进行"来源"和"去向"两个观察角度的定义确认,从而为开展患者流动分析提供基础。在我们当前的实践中,将上述两类八种类型的患者流动类型分别定义为：

"来源"：①本县区；②外县区；③外市；④外省。

"去向"：①本县区；②其他县区；③其他市；④其他省。

其中在省域数据基础上，我们可以实现其中七类患者流动的观察与数据分析，"去向其他省"的患者，由于不能掌握省外医疗机构的患者首页数据，因此无法进行跟踪，但根据前述的内容，这部分患者流动的缺失不会对省域内整体患者流动分析产生显著影响。

四、患者流动实证分析

在本研究中，我们基于对湖北省全省 434 家二级以上医院病案首页数据的集中汇集，并基于上述对患者流动定义的操作化，进而实现对湖北省 2016—2018 年患者流动情况开展展示、观察和初步的分析应用。

湖北省是我国中部地区的人口大省，截至 2018 年末，湖北省下辖 12 个地级市（其中一个副省级市）、1 个自治州、4 个省直辖县级行政单位，共有 25 个县级市、36 个县、2 个自治县、1 个林区，常住人口 5 917 万人。对湖北省患者流动情况的分析对我们把握患者流动现象的规律，并针对性地为我国卫生服务体系以及基本医疗保险制度等政策提供基于实证数据的意见与建议具有重要的实践价值。

（一）患者的宏观分析

从湖北省宏观情况来看，我们所纳入三年的数据分别涵盖湖北省 2016—2018 年度约 550 万、456 万以及 820 万出院患者的数据，需要注意到这里的出院患者数据均为在湖北省境内二级以上医疗机构发生住院的患者数，其中包括湖北省本省患者以及湖北省以外的在鄂就诊的患者。

从分析角度来看，如图 10-4-1 所示，对患者类型的分析可以从患者的基本情况（年龄层）、

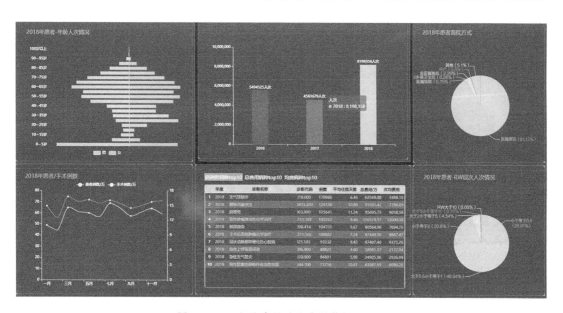

图 10-4-1　湖北省住院患者整体情况概览

患者的疾病类型（病种）、患者疾病的严重程度（患者诊断操作所纳入疾病诊断相关组的相对权重 Rw 值）、患者所接受的诊疗类型（手术操作）以及患者的出院类型（离院方式，即核心关注患者是否发生死亡）等视角对患者情况进行总体上的分析与研判。

湖北省住院患者 2018 年病例数前十的病种见表 10-4-1。

表 10-4-1   湖北省住院患者 2018 年病例数前十的病种

年度	诊断名称	诊断代码	例数 / 例	平均住院天数 / 天	总费用 / 万元	次均费用 / 元
2018	支气管肺炎	J18.000	178 866	6.46	62 569.98	3 498.15
2018	腰椎间盘突出	M51.202	126 136	10.8	93 301.42	7 396.89
2018	脑梗死	I63.900	105 641	11.24	95 695.75	9 058.58
2018	恶性肿瘤维持性化学治疗	Z51.103	105 263	9.46	126 319.57	12 000.38
2018	肺部感染	J98.414	104 701	9.67	80 564.96	7 694.76
2018	手术后恶性肿瘤化学治疗	Z51.102	100 657	7.24	87 449.5	8 687.87
2018	冠状动脉粥样硬化性心脏病	I25.103	93 232	9.43	87 407.4	9 375.26
2018	急性上呼吸道感染	J06.900	88 821	4.6	18 981.37	2 137.04
2018	急性支气管炎	J20.900	84 801	5.98	24 905.96	2 936.99
2018	慢性阻塞性肺病伴有急性加重	J44.100	73 716	10.61	63 987.59	8 680.28

我们选取具有代表性的患者年龄层进行分析，可以发现 2018 年湖北省整体男性和女性患者年龄分布总体上符合正态分布的规律，其中儿童人群的患者数量占比较高，反映在医疗服务利用方面儿童作为相对脆弱人群其服务利用的人次数较好，其中男性儿童的患者人次数均要高于女性儿童。同时育龄期女性人口住院服务利用的数量呈现显著较高的情况，估计其服务利用类型主要与生育相关服务利用有关。更加具体的年龄组患者疾病相关情况可以通过点击具体的图示开展，如图 10-4-2 所示，湖北省 60~65 岁女性患者情况，发现其患者

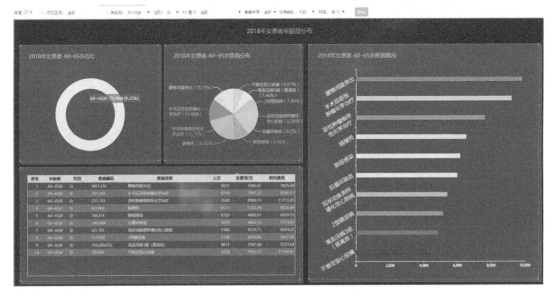

图 10-4-2   湖北省 60~65 岁女性住院患者情况概览

数量占患者总数的 9.23%,其主要的疾病类型(以病种发生例数界定)为肿瘤化学治疗、腰椎间盘突出、脑梗死与后循环缺血、肺部感染、冠心病、不稳定型心绞痛、2 型糖尿病以及高血压三期为主,其中病种定义是基于患者疾病诊断编码的细目进行,可以通过不同分析口径的要求对病种定义进行调整与筛选。

从患者所患疾病的严重程度来看,湖北省患者的资源相对消耗水平(或疑难程度)主要分布在相对权重 RW 值在 0.5~1(48.04%)、小于 0.5(26.01%)以及 1~2(20.6%)的疾病诊断相关组当中。进一步细分 RW 值在 0.5~1 的严重程度类型的患者(图 10-4-3 所示),可以发现其主要病种为腰椎间盘突出、冠状动脉粥样硬化心脏病、脑梗死、2 型糖尿病、妊娠合并子宫瘢痕(二次或多次妊娠)、头位顺产、高血压病三级、慢性阻塞性肺病(COPD)伴有急性加重、后循环缺血已及老年性白内障等。

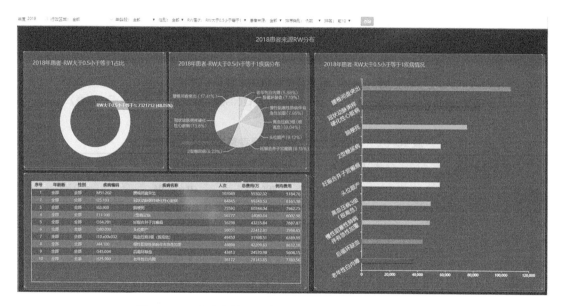

图 10-4-3　湖北省住院患者相对权重 0.5~1 之间情况概览

基于对湖北省患者住院服务的整体情况分析,将对患者流动情况的观察和分析起到整体基础性参照作用,有助于进一步分析过程中对患者流动现象的观察、分析和研判工作。

(二)患者"来源"情况分析

通过患者"来源"情况分析,可以反映患者流动对资源汇集情况的结果,既往我们在做这一类型的分析时,往往使用的是单个机构的视角,目前湖北省的数据可以帮助我们从更宏观的层面掌握患者来源的情况。

如图 10-4-4 所示,湖北省宏观层面 2018 年 820 万出院患者主要分布在武汉市、十堰市、荆州市、襄阳市、宜昌市、黄冈市 7 个地市州行政区域。其中以发生在武汉市的住院患者例数最多,占到湖北省患者住院人次数的近 30%。我们以武汉市及其市辖区为例,展示患者流动中"来源"角度的观察结果。表 10-4-2 为湖北省 2018 年不同来源区域的住院患者分布情况。

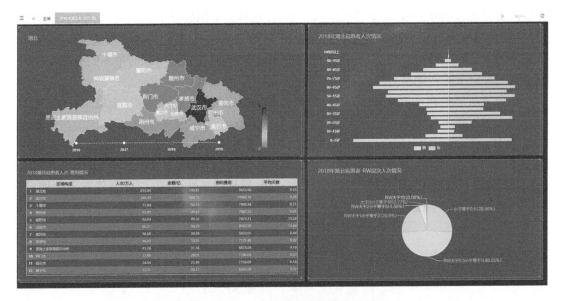

图 10-4-4 湖北省住院患者来源分布情况

审图号：2020 Baidu-GS（2019）5218 号 - 甲测资字 1100930 - 京 ICP 证 030173 号（P151）

表 10-4-2 湖北省 2018 年住院患者来源区域分布情况

区域构成	人次 / 万人	金额 / 亿元	例均费用 / 元	平均住院天数 / 天
湖北省	819.84	790.81	9 645.96	9.35
武汉市	246.49	368.75	14 960.18	9.38
十堰市	71.84	56.53	7 869.38	9.71
荆州市	62.89	49.61	7 887.55	9.41
襄阳市	62.64	49.32	7 873.71	10.28
宜昌市	60.21	50.39	8 367.99	10.66
黄冈市	58.69	34.18	5 823.05	8.44
孝感市	46.83	33.35	7 121.48	8.22
恩施土家族苗族自治州	45.28	31.36	6 925.04	9.19
荆门市	37.93	28.01	7 386.06	9.23
黄石市	34.64	25.49	7 358.09	8.56
咸宁市	32.11	20.17	6 283.28	9.52
随州市	18.94	13.25	6 994.18	9.09
天门市	11.67	9.32	7 987.86	9.25
仙桃市	10.3	7.32	7 101.37	8.75
潜江市	9.42	6.46	6 852.48	8.96
鄂州市	9.37	7.1	7 584.74	7.26
神农架林区	0.59	0.21	3 597.96	8.89

进一步点击武汉市的相关图示可以进入到武汉市患者来源情况的分析界面,如图 10-4-5 所示,可以发现武汉市 246 万患者中,外省患者有近 8.3 万人次占比约为 3.5%;湖北省内其他城市患者约有 61 万人次,占比为 25.7%;而武汉市本地患者数量约有 168 万人次,占 70.8%。说明从城市这一级来看,武汉市患者主要来源于本地,并对湖北省以及周边其他省份的患者具有一定程度的吸引作用。

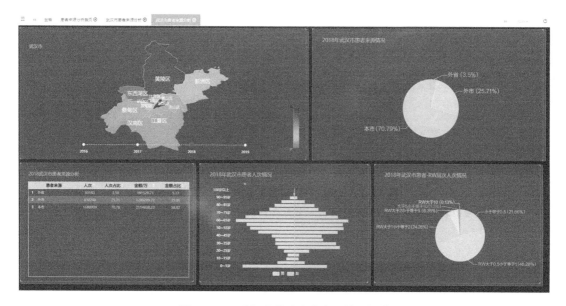

图 10-4-5　武汉市住院患者来源情况概览
审图号:2020 Baidu-GS(2019)5218 号 - 甲测资字 1100930 - 京 ICP 证 030173 号(P152)

但从武汉市内的各个县区级行政区域之间的分布来看,其内部县区患者来源情况也不一致。如图 10-4-6 所示武汉市江岸区患者来源情况为例,2018 年江岸区医疗机构合计收治住院患者人次数约 37 万人次,其中外省患者 1.13 万人次占比 3.01%、外市患者 5.64 万人次占比 15.07、武汉市其他县区患者 18.07 万人次占比 48.33、江岸区本县区患者 12.56 万人次占比 33.59%。

可以发现对江岸区来说,其属于医疗资源相对集中的地区(辖区内高水平的医疗机构可能较多),其所提供的服务有大约 1/3 是为所属辖区居民患者利用,而来自于武汉市其他县区的患者数则利用其总服务提供量的近一半,另有不到 20% 的服务则是由武汉市以外(15%)和湖北省以外(3%)的患者进行利用。

从医疗服务能力的辐射来看,分析可能会更加关注于外省患者的来源情况,从江岸区的实际数据来看,外省流入患者较多的地区为河南省,2018 年度有超过 7 000 例的河南患者跨省到武汉市江岸区的医疗机构就医,其他流入较多的则包括湖南、江西、河北、安徽和广东省的患者,年流入人次数超过 350 人。

如图 10-4-7 所示河南省流入江岸区患者情况,占到所有外省流入患者总数的 33.6%,即江岸区所接纳的外省患者中 1/3 来源于河南省。河南省患者疾病分布主要有支气管肺炎、肿瘤化学治疗、脓毒血症、癫痫等疾病。分析还可以进一步展示不同病种的患者流入江岸区的具体机构情况,并最终实现对患者个体疾病诊疗相关信息的追踪。

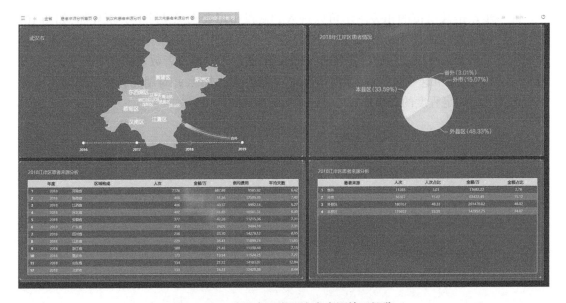

图 10-4-6   武汉市江岸区患者来源情况概览

审图号：2020 Baidu-GS（2019）5218 号 - 甲测资字 1100930 - 京 ICP 证 030173 号（P153）

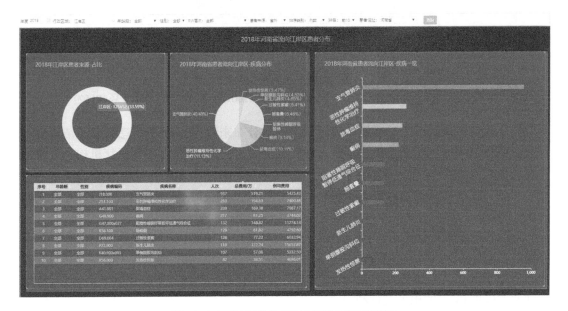

图 10-4-7   河南省患者流入江岸区情况概览

（三）患者"去向"情况分析

　　单纯的患者来源情况所观察到的患者流动可能是片面的，因此从患者去向的观察视角对患者流动进行分析可能更加必要。患者去向角度核心需要掌握某个具体区域的患者所发生流动的现实情况，因此在患者去向角度中，我们核心关注湖北省及其各市、县区籍（也就是常住地址分布在这些地区）的患者其就诊的流向情况。

　　图 10-4-8 所示的即为湖北省域各城市籍患者的分布情况,从患者来源分析数据中来看,分布在各个城市的患者数量存在明显的差异。这是由于从"去向"角度中所观察到的某个具体区域的患者,比如宜昌市的患者数量为 49.02 万人次,这一数据代表的是常住地址在宜昌市地域范围内的患者人次数,这些患者表明其患者流动的起点来源于宜昌市,而实现流动终点的就诊机构却不一定是在宜昌市的范围内,可能在湖北省任意一个县区级行政区划,而这样的患者流动和患者就诊的分布情况可能正是我们在讨论患者流动问题中所期望了解和掌握的。表 10-4-3 为湖北省 2018 年不同去向区域的住院患者分布情况。

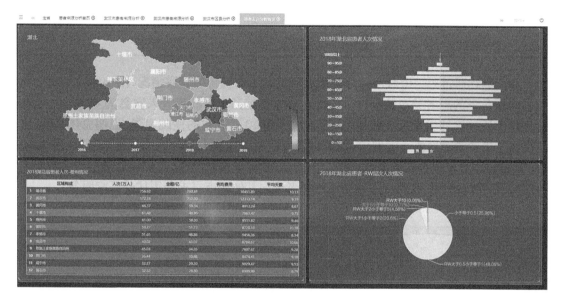

图 10-4-8　湖北省住院患者去向情况概览

审图号:2020 Baidu-GS(2019)5218 号 - 甲测资字 1100930 - 京 ICP 证 030173 号(P155)

表 10-4-3　湖北省 2018 年住院患者去向区域分布情况

区域构成	人次 / 万人	金额 / 亿元	例均费用 / 元	平均住院天数 / 天
湖北省	756.62	790.81	10 451.89	10.13
武汉市	172.18	212	12 313.14	9.19
黄冈市	66.57	59.34	8 913.24	8.67
十堰市	61.48	48.96	7 963.47	9.75
荆州市	61	58.03	9 511.82	9.46
襄阳市	59.27	51.73	8 728.18	10.18
孝感市	51.65	48.86	9 458.36	8.34
宜昌市	49.02	43.07	8 784.67	10.66
恩施土家族苗族自治州	45.03	34.26	7 607.67	9.28
荆门市	36.44	30.88	8 474.43	9.1
咸宁市	32.37	29.2	9 020.47	9.53

续表

区域构成	人次 / 万人	金额 / 亿元	例均费用 / 元	平均住院天数 / 天
黄石市	32.32	28.8	8 909.99	8.79
随州市	19.68	18.97	9 639.59	9.1
仙桃市	15.08	18.14	12 035.07	8.91
天门市	13.38	14.95	11 170.94	9.3
潜江市	12.19	13.36	10 964.43	9.37
鄂州市	10	10.24	10 233.83	7.63
神农架林区	1.89	1.82	9 635.89	9.33

我们继续通过对一个城市的分析来展示患者去向视角的观察情况，图 10-4-9 所示宜昌市去向视角下的患者分布情况，可以发现 2018 年宜昌市籍的患者人次数为 49.02 万人，相较宜昌市所接诊的患者人次数 60.21 万人次少约 10 万人次的住院患者，说明总体来看，宜昌市属于患者流动净流入的城市，即提供服务的患者数量大于本地实际的患者数（表 10-4-4）。其他城市类型也存在患者流动净流出的城市，比如说孝感市，其提供服务的患者数小于本地实际的患者数量，说明很多孝感市的患者流向其他城市寻求利用住院医疗服务。

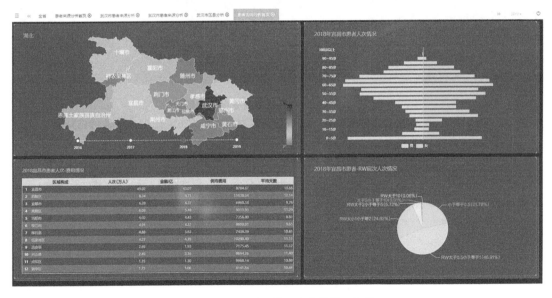

图 10-4-9　宜昌市籍患者整体情况概览
审图号：2020 Baidu-GS (2019)5218 号 - 甲测资字 1100930 - 京 ICP 证 030173 号（P156）

表 10-4-4　湖北省宜昌市 2018 年住院患者本市去向情况

区域构成	人次 / 万人	金额 / 亿元	例均费用 / 元	平均住院天数 / 天
宜昌市	49.02	43.07	8 784.67	10.66
西陵区	8.34	9.71	11 638.04	12.14
宜都市	6.28	4.37	6 960.56	9.76

续表

区域构成	人次 / 万人	金额 / 亿元	例均费用 / 元	平均住院天数 / 天
夷陵区	6.08	5.48	9 013.93	11.29
当阳市	6.02	4.43	7 356	8.81
枝江市	4.91	4.22	8 600.01	9.65
秭归县	4.88	3.63	7 436.39	10.81
伍家岗区	4.27	4.39	10 298.4	11.11
远安县	2.69	1.93	7 175.45	11.12
兴山县	2.49	2.16	8 694.26	11.4
点军区	1.35	1.3	9 668.14	10.88
猇亭区	1.23	1	8 141.64	10.44
长阳土家族自治县	0.25	0.27	10 639.05	10.9
五峰土家族自治县	0.16	0.12	7 338.49	8.96

从宜昌市籍患者分布来看,可以发现患者来源比较均匀,分布于宜昌市多个县区级行政区划,包括西陵区、宜都市、夷陵区、当阳市、枝江市等。从地市这一级来看,宜昌市患者流向较为明确,其中约 46.75 万人次宜昌市籍的患者选择在宜昌市以内的医疗机构利用医疗服务,占比超过 95%,而大约有 22 735 人次住院患者的服务利用发生在宜昌市以外,如图 10-4-10 所示,占宜昌市籍患者总数的 4.64%。

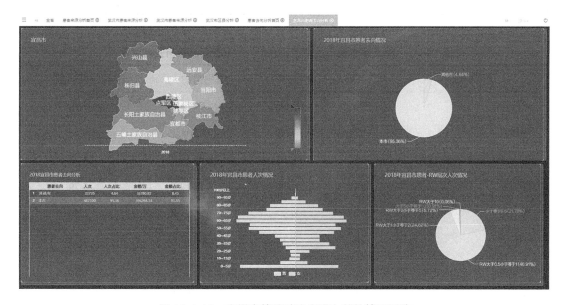

图 10-4-10　宜昌市籍住院患者流向整体情况概览
审图号:2020 Baidu-GS(2019)5218 号 - 甲测资字 1100930 - 京 ICP 证 030173 号(P157)

我们进一步对宜昌市下辖县区患者的去向进行深入分析,选择点军区作为讲解案例,如图 10-4-11 所示,可以发现点军区籍的患者数量有 1.35 万人次利用了医疗服务,其中仅有不到 1% 的患者选择在本县区内的机构住院,而近 1.3 万人次的患者选择在宜昌市的其他县区机构利用住院医疗服务。同时大约有 340 人次患者去往湖北省其他城市利用住院服务,其中主要流动终点为武汉市,有 227 人,其他城市还包括荆州市、恩施土家族苗族自治州以及荆门市等城市和地区(表 10-4-5)。

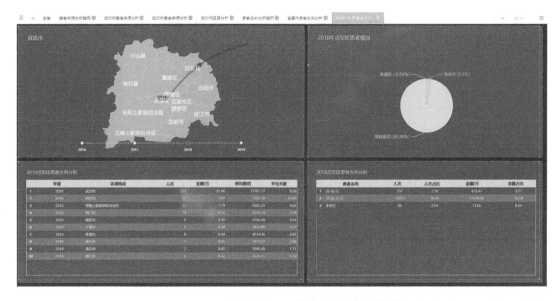

图 10-4-11   宜昌市点军区籍患者去向情况概览

审图号:2020 Baidu-GS(2019)5218 号 - 甲测资字 1100930 - 京 ICP 证 030173 号(P158)

表 10-4-5   湖北省宜昌市点军区 2018 年住院患者其他市去向情况

区域构成	人次 / 万人	金额 / 亿元	例均费用 / 元	平均住院天数 / 天
武汉市	227	35.66	15 707.17	8.58
荆州市	27	1.97	7 305.7	10.85
恩施土家族苗族自治州	21	1.19	5 662.29	8.86
荆门市	14	0.59	4 193.19	5.79
襄阳市	9	0.5	5 596.4	8.56
十堰市	9	0.34	3 822.8	6.33
孝感市	8	0.34	4 234.46	6.63
咸宁市	7	0.56	7 971.77	7
黄石市	7	0.42	5 995.49	7.71
潜江市	6	0.22	3 676.15	6.5

图 10-4-12,进一步展示了去向武汉市的 227 名患者的病种分布情况,可以发现其主要疾病病种为肿瘤化学治疗和支气管肺炎等。通过图 10-4-13 和图 10-4-14 可以进一步分析具体病种比如肿瘤化学治疗的疾病患者去向武汉市的具体医疗机构以及相关患者的具体信息。

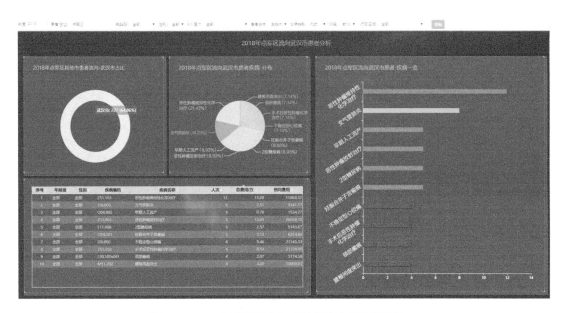

图 10-4-12 点军区籍去向武汉住院患者情况概览 -1

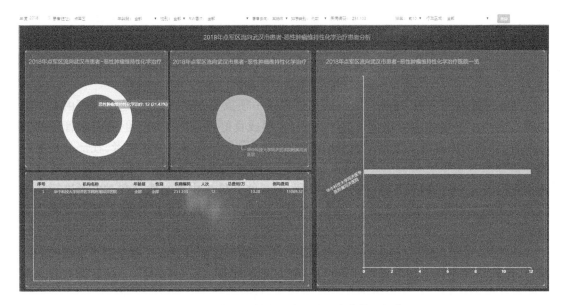

图 10-4-13 点军区籍去向武汉住院患者情况概览 -2

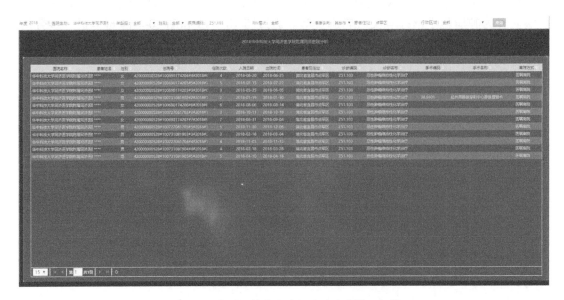

图 10-4-14　点军区籍去向武汉住院患者情况概览-3

五、讨论与政策建议

一般认为医疗服务需求的合理释放应该符合一定的标准,比如,一是社会整体对健康责任的正确认识,政府/社会/个人三方责任中,引导民众承担起应有的健康责任;二是民众对医疗服务的利用有良好的习惯并对其结果有比较理性的预期;三是医疗服务需求水平和整体社会经济发展水平之间的平衡,这点也是宏观层面考察医疗服务需求水平的最重要点。通过患者流动分析,给予我们观察医疗服务需求合理释放的一个切入点,并实现对具体区域患者流动的常态化监测,这对于逐步建立我国的医疗服务利用和需求管理机制具有重要的意义。

从各国的实践来看,对医疗服务需求管理是一项重要的基本制度,这一制度由卫生费用筹资支付方与医疗服务提供方共同完成,并形成良好的运行互动。但从需求管理的前沿来看,能够对患者需求进行专业和精准管理的一定是医疗服务的提供者,在部分国家这部分医疗服务提供者被称为"守门人"。我们会发现虽然参保者或者患者可能拥有自由选择保险方、经办机构或者医疗机构的权利,但最终在体系中都必然存在对患者进行需求管理的前沿服务医疗服务提供者,这就在制度设计层面使有效的医疗服务需求管理成为可能。

在美国,管理式医疗(managed care)就是一种典型的能够开展医疗服务需求管理的制度设计,比如虽然参保人和患者可以选择不同的"健康维持组织(HMO)",一旦参保人进入到一个具体的 HMO 以后,作为患者必然需要按照 HMO 所规定的转诊流程在这一 HMO 的医生和医院网络中流动,有组织内部的"守门人"对患者的医疗需求进行管理。

在英国,NHS 的全科医生(GP)守门人制度就是众所周知对患者医疗服务需求进行管理的一种制度安排。所有的居民均必须与全科医生团队签约以纳入到英国的国家卫生服务体系中,同时全科医生团队很大程度上决定了患者医疗服务的利用内容和路径。

在德国,作为社会保险制度的传统国家,采取多元经办机构的管理形式,参保人在具体经办机构的管理下,可以选择任意的医疗机构接受服务,具有完全的自由选择权,但需要注意的是参保人同样需要接受医疗服务需求的管理,因为德国除社区医院外,医院均不设置门诊,这就意味着参保人一旦患病就必须从基层医疗机构(诊所、社区医院)进入医疗服务体系,从而接受前沿医疗服务提供者的管理。

从我国的现状来看,居民医疗服务需求是缺乏有效管理的,一方面与其他国家相比,我国既往的医疗保险体系(劳动保险和合作医疗)解体后,客观上丧失了具有权威的基层前沿医疗服务提供者作为医疗服务需求管理人员,另一方面我国居民具有完全自主就诊选择权和流动性,同时医疗机构特别是大型的综合和专科医院均提供无差别的门诊服务,这就使得居民很容易从基层流动至高一级别的医疗机构释放需求(新农合对县域内的患者出县就诊具有转诊要求,但在执行中存在困难而易流于形式)。

我国对患者需求管理的唯一手段就是通过经济杠杆来调控患者的就诊需求,即对不同层级的医疗机构所提供的服务提供不同的补偿比例,越是基层的医疗机构所提供的服务,其补偿比例越高,部分县域乡镇级住院服务政策内报销比例已经趋近100%。这一方式的核心问题恰恰在于,与其他国家相比,在形式上希望通过经济手段来管理需求,替代利用专业人员对医疗服务需求进行管理。

我们判断患者的医疗服务需求存在非常大的非理性因素,同时伴随医疗服务提供者的诱导需求效应,通过经济手段来实现医疗服务需求管理,本质上与需求管理的目标取得了南辕北辙的效果,事实证明这一经济杠杆所实现的医疗服务需求管理效果是令人失望的。

需求管理的内在机制——患保医三方的两个激励机制(服务提供者、费用掌控者)。需求管理的核心目标是尽量消除医疗服务需求中的不合理因素,如前述分为两个部分,一是由患者非理性因素所导致的不合理医疗服务需求;二是由供方道德风险所产生的诱导需求。因此需求管理的制度安排必然需要解决如何压缩这两个方面的不合理需求空间的问题。

从需求管理的形式上来看,这两方面的不合理需求可以简单地理解为医疗服务提供方能否识别并避免患者的不理性需求,以及供方本身是否能够规避道德风险所产生的诱导需求。但从需求管理的内在机制来看,这一形式内部必须存在患者、医疗保险和医疗服务提供者三方的两个重要的激励机制,而这也正是我国建立有效的医疗服务需求管理机制所特别需要关注的。

医疗服务提供方管理需求的动机和激励(保供关系):从医疗服务需求管理的直接落脚点来看,医疗服务提供者是否有动机和激励实现患者的医疗服务需求管理是这一机制能否实现的最直接的问题。

从已有的经验来看,一旦医保基金作为支付方,通过混合的支付方式,宏观上采用总额预付,中观上采取按服务单元预付,微观上参与医保支付价格的设置等能够很好地重构支付方对服务提供方的激励机制,从而实现其对医疗服务需求的良好管理,具体表现在,住院服务中通过按服务单元的支付方式,包括按疾病诊断相关组(DRG)、病种、床日等能够较好地控制供方的道德风险,降低诱导需求的水平;门诊服务中通过按照绩效支付和按照人头支付的服务购买方式,充分动员前沿的医疗服务提供者对患者的医疗服务需求进行管理,平抑其中不合理的部分。支付制度作为其中最为重要的工具和手段,其优劣和操作路径均已经有很多研究开展讨论,本文不赘述。但需要认识到支付制度能否有效开展的关键在于支付方和供方的沟通和谈判,而供方虽然在需求管理过程中具有专业性的统治地位,但支付方却是供方能够形成动机和激励的主导力量。因此支付方能否有激励推进和主导这种供方管理需求动机的形成显得非常关键。

医疗保险管理医疗服务需求的动机和激励(保患关系):从已有的国际经验来看,支付方有着充分的动机开展医疗服务的需求管理,虽然各国在具体的形式上有所差别,但对支付方所形成的这种动机和激励是一致的。从美国的 HMO 等商业健康保险来看,参保人作为客户有着"用脚投票"的权利,商业保险公司为了维持自身的客户群体,并从保险经办过程中获取足够的经济利益,必然有着强烈的动机和激励通过医疗服务提供方对参保人的医疗服务需求进行管理,最终的结果不仅要求基金的运行平稳、获得较高的商业收益,同时还必须获得参保人的主观满意,从而长期留住参保人。因此可以发现参保人/患者对支付方通过"用脚投票"的方式形成了支付方对患者医疗服务开展管理的动机和激励。德国的形式与美国类似,虽然作为社会医疗保险制度,但多元经办机构的制度设计也形成了类似"用脚投票"的激励性质,因此可以认为德国的社会保险经办机构为了自身机构的收益和员工的工作和薪酬机会也会形成与美国商业保险机构类似的动机和激励机制。而在 NHS 制度下的英国,作为税收筹资的保险形式,早期并没有明显激励 NHS 支付方对患者医疗服务需求进行有效管理的动机,虽然理论上通过纳税人的问责机制实现,但缺乏具体可落实的机制,因此导致了英国服务体系的低效率等问题。近 20 年来英国的支付制度不断地发生变革,目前来看形成了英格兰 NHS 委托服务理事会(NHS commissioning board, NHS England)作为全英格兰 NHS 服务委托的领导机构,通过将权力下放给各地的由当地全科医生联盟主导的临床委托服务组织(clinical commissioning groups,CCGs)委托购买全国大部分的医疗卫生服务的形式,CCGs 作为实际的支付者在基金的支付平衡以及使用效果方面面临独立监管机构(monitor)的监管,因此可以认为英国 NHS 的支付方也具备对患者医疗服务需求进行有效管理的动机和激励,但在制度方面激励效果可能要弱于美国和德国的形式。

我国在城乡居民基本医疗保险整合的背景下,建立有效的参保人医疗服务需求管理机制,从前述的两个激励机制来看,面临以下几个显而易见的困难。

一是,医疗服务体系缺少权威的前沿医疗服务需求管理者。现实来看,我国的医疗资源,特别是卫生人力资源倒金字塔的配置现状没有得到实质性的改变,基层前沿机构由于一直以来的资源配置趋势缺乏具有足够资质和质量的医疗服务提供者,这一角色的匮乏导致医疗服务需求管理者的承载基础缺失。同时由于全科医生培养机制尚未健全,短期内培养适合基层的守门人制度也表现出"远水难解近渴"的尴尬局面。

在医疗服务体系的设计方面,各级医院均开设门诊服务,其服务量和收入占比均成为机构收入的重要来源,因此我国目前也不具备德国医院不设置门诊,强制性让参保人在基层首诊的制度基础,虽然已有观点提出可以取消三级医院的门诊设置,但在可预计的短期时间范围内其实现的可能性不大。

二是,医保支付方尚不具备需求管理的动机和激励。我国与英国 NHS 体系类似,城乡居民基本医疗保险中来源于财政的部分在基金比例中占据绝对的优势,同时采用单一保险人的制度设计。在这种制度设计下,参保人的利益表达缺少足够的途径,也无法形成类似美国、德国"用脚投票"的机制,因此对作为政府机构的保险经办方来说,只需要保持基本的激励结果即可,即维持基金运行平衡,避免基金运行崩盘,而缺少提升基金使用效率,增加参保者满意度的动机和激励。

三是,城乡居民基本医疗保险整合后管理体制的影响。通过文献和报道可以发现,城镇职工和居民医保一方面通过经济杠杆希望对患者需求进行管理,另一方面与供方的互动是非常生硬的,包括采用总额限制的方式限定医疗机构的费用总额,采取平均费用控费的方式控制次均费用,以及在基金运行平衡出现问题时,拖延或者直接扣押对医疗机构的基金支付,这些方式形成了医保支付方和医疗服务提供方持续性的关系恶化。相较于城镇职工和居民医保,新农合由于是采取医保医疗统一管理的模式,虽然在制度上也存在参保人意愿欠表达的激励缺陷,但由于医保医疗统一管理的安排,保险支付方与医疗服务供方的互动整体相对良好,最近十几年来新农合支付方与供方合作开展的一系列的支付制度改革,包括按病种支付、按床日支付以及门诊按人头支付等成为国内支付方式改革领域探索的主要实践来源。

形成支付方对医疗服务需求进行管理的动机和激励是目前亟待正视和着手解决的一个核心问题,因此本文结合目前医改所出现的几个制度契机,对城乡居民基本医疗保险制度的管理和运行提出以下两点建议:

第一,通过制度安排加强支付方对医疗服务需求管理的动机和激励。由于我国的参保者目前缺乏参与保险方案、服务项目和补偿水平等核心内容的利益表达机制和路径,因此既往通过与英国 NHS 类似的明确支付方的责任和监督机制的做法,以及通过基金运行的指标考核支付方运行绩效的做法,从制度安排的角度来看,这种方式单一保险人的形式无法形成足够的动机和激励促进支付方提升医保基金的使用效率,这也是单一保险人低效率的主要原因。因此应该考虑两个方面的具体策略来改善现状。一方面通过政治机制设计加强参保人在保险筹资、经办和支付方面的话语权建设,包括充分发挥人大和政协等部门的作用;另一个方面则考虑是否可以通过引入多元保险人的方式引入城乡居民"用脚投票"的激励机制,从而迫使支付方在维持基金平衡的同时提升基金的使用效率,增加参保人的满意度,真正形成对参保人医疗服务需求开展管理的动机。

第二,抓住医改契机积极与医疗服务体系互动促进供方需求管理动机和激励的形成。分级诊疗制度、促进医务人员多点执业以及全科医生培养制度等医改政策的出台和逐步推进落实,反映了医改政策已经开始关注并着力解决供方管理医疗服务需求的制度问题,以及着手调整卫生人力资源的倒挂现状。但必须要认识到,逐步推进的全民医保制度,已经使得医保和医疗通过基金的流转紧紧地捆绑到一起,医疗服务体系所采取的系统改革必须得到医保支付的充分支持和配合,而不是两条平行线。医保基金从支付方流转到医疗服务提供方不但关系到城乡居民基本医疗服务需求的满足,也关系到城乡医务人员的职业和价值实现。因此通过医保支付制度的调整,协助分级诊疗、医务人员多点执业等政策的落实,不但从资源配置的角度实现医疗服务体系的结构调整,也是形成未来常态化的患者医疗服务需求管理制度和运行的最终落脚点。

我们建议整合后的城乡居民基本医疗保险应该着力推进和改善供方支付方式改革方面的工作,切实形成一方面能够控制供方道德风险减少诱导需求,另一方面对基层的承担医疗服务需求管理的服务提供者给予充分的激励,使得其能够在基层长期地发挥需求管理者的功能和角色,从而促进整个医保医疗体系向正向发展。

第十一章

基于管理的医疗资源规划

一、病案首页数据在区域医疗中心规划配置中的应用

(一) 区域医疗中心的设置背景

在社会转型、经济转轨这一时代背景下,医院的运营模式也在不断地创新和发展。2019年1月22日,国家卫生健康委印发《"十三五"国家医学中心及国家区域医疗中心设置规划》(以下简称《规划》),启动国家医学中心和国家区域医疗中心规划设置工作。《规划》明确,到2020年,依托现有的三级医疗服务体系合理规划与设置国家医学中心及国家区域医疗中心(含综合和专科),充分发挥国家医学中心和国家区域医疗中心的引领和辐射作用。通过合理规划、能力建设和结构优化等举措,进一步完善区域间优质医疗资源配置,整合推进区域医疗资源共享,促进医疗服务同质化,逐步实现区域分开,推动公立医院科学发展,建立符合我国国情的分级诊疗制度。《规划》的启动,意味着一大批顶级三甲医院将迈入国家医学中心及国家区域医疗中心的行列。

(二) 区域医疗中心的配置原则与功能定位

随着新一轮医改不断向纵深推进,我国医疗服务体系不断完善,医疗服务水平实现较快提升。但是,伴随老龄化、城镇化等社会经济转型过程,供给侧结构性问题仍旧突出,医疗机构布局和能力与人民群众的需求之间还有差距,包括:

一是医疗资源总量不足,优质医疗资源短缺。我国医护人员有600多万,千人口医生数为2.38,但近半数医生是本科以下学历。二是医疗资源分布不均衡,且集中在经济较发达的省份和城市。东部11个省份有三级医院998家,中西部21个省份有三级医院1 125家。三是医疗服务体系不完善,基层医疗卫生机构服务能力不足,不同级别、类别的医疗机构功能定位不明晰,出现患者向大医院集中、跨区域就诊的现象。四是国内医院在科研、学术、成果转化等医学高精尖领域与国际顶尖水平还有距离。

按照《规划》,国家医学中心将在全国范围按综合、肿瘤、心血管、妇产、儿童、传染病、口腔、精神专科类别设置。同时,根据重大疾病防治需求,设置呼吸、脑血管、老年医学专业国

家医学中心。国家区域医疗中心按照每个省（自治区、直辖市）遴选在医、教、研、防、管理均具有领先水平的综合医院，设置建设 1 个综合类别的国家区域医疗中心。依据覆盖面积和人口分布现状情况，原则上在华北、东北、华东、中南、西南、西北 6 个区域，每个区域遴选具有领先水平的医院，设置相关专科类别的国家区域医疗中心。

国家医学中心定位于在疑难危重症诊断与治疗、高层次医学人才培养、高水平基础医学研究与临床研究成果转化、解决重大公共卫生问题、医院管理等方面代表全国顶尖水平、发挥牵头作用，在国际上具有竞争力。而国家区域医疗中心则代表所在区域的医疗顶尖水平。

《规划》明确要求，国家医学中心和国家区域医疗中心以一个适宜规模的医院为主体，联合本区域内其他医院（含 1 家中医医院）共同承担区域中心的功能和任务。主体医院具有一定数量的国家级临床重点专科建设项目，覆盖与其职责任务相对应的临床主要专科；满足疑难重症诊疗需要，专业构成、病种分布和患者来源合理，并符合相应中心的设置标准。

（三）病案首页数据在区域医疗中心设置中的应用

国家医学中心将代表着这家医院在国内具有最高的临床医学水平，甚至和国际水平可以一较高下。这意味着不仅有国家和地方政策上的大力支持，还将有大量国家及地方的财政拨款。一旦国家医学中心的格局形成，入选医院在获得大笔资源的注入后，或将大幅甩开其他医院。在国家医学中心争夺方面，激烈竞争局面将难以避免。为确保评选的科学、公平、公正，评选国家医学中心和区域医疗中心时，除了医学科研与成果转化方面的佐证材料外，代表疑难危重症诊断与治疗技术水平、专业构成、病种分布和患者来源等指标也是重要参考内容之一，而这些指标，均可从病案首页数据中获得。因此病案首页数据和与之相关的专科 DRG 评价数据也是国家医学中心和区域医疗中心评选的重要数据来源。

以国家儿童医学中心为例，根据 2016 年 7 月国家儿童医学中心及国家儿童区域医疗中心设置规划，决定在全国遴选设置 1 个国家儿童医学中心。代表中国儿童医学的两大高地——北京和上海都力争一席之地。经过紧张的数据审查与项目评选，尤其是调取了两地儿科专业的全机构病案首页作为评选数据支撑，2017 年 1 月 23 日，《国家卫生计生委关于设置国家儿童医学中心的函》正式印发，明确将以首都医科大学附属北京儿童医院为主体，设置国家儿童医学中心（北京），以复旦大学附属儿科医院、上海交通大学医学院附属上海儿童医学中心为联合主体设置国家儿童医学中心（上海），共同构成国家儿童医学中心。

二、病案首页数据在医疗机构配置规划中的应用

（一）医疗机构配置规划的基本原则

"十三五"是我国社会经济综合实力和可持续发展能力的快速跃升期，也是深化医改、加快推进卫生健康事业发展的关键突破期，卫生健康工作面临人民群众日益增长的新需求、新期盼的巨大压力。在这一时期，如何抓住机遇，推进卫生事业又好又快地发展，更好地保护和增进人民健康，是摆在卫生健康部门面前的重大课题。

湖北省卫生健康行政部门，以深化医药卫生体制改革为重点，充分发挥政府宏观调控和

市场配置资源的作用,统筹规划、科学测算,合理配置区域内医疗机构、床位、人员、设备等医疗卫生资源,构建布局合理、规模适当、层级优化、职责明晰、功能完善、富有效率的医疗服务体系,全面实现城乡医疗服务体系协调发展、医疗服务能力全面增强、医疗服务公平性与可及性有效提升,确保人人享有基本医疗服务。

(二)医疗机构配置规划的测算标准

按照规划要求,医疗机构服务半径适宜,交通便利,行程全覆盖医疗服务网络,布局合理。从实际医疗服务需求出发,面向城乡居民,注重科学性和协调性、公平与效率的统一,保障全体居民公平、可及地享有基本医疗服务。因此,区域内各级各类医疗机构必须符合属地医疗机构设置规划和卫生资源配置标准,局部服从全局,提高医疗卫生资源整体效益。

在具体测算中,必须根据医疗服务需求,坚持公立医院为主体,明确政府办医范围和数量,合理控制公立医院数量和规模。公立医院实施"综合控制、专科发展",控制公立综合医院不合理增长,鼓励新增公立医院以儿童、妇产、肿瘤、精神、传染、口腔等专科医院为主。

(三)医疗机构配置规划中病案首页数据的应用

按照这样的规划原则,需要全口径、整年度的医疗工作量作为测算依据和数据支撑,而这正是病案首页数据最大的优势。因此,在实际测算工作中,可对不同类型的医院采取不同的计算方式和分析模型。

对省市级公立综合医院而言,按照公立综合医院的规划要求,此类公立综合医院作为全省(市)医、教、研中心和技术指导中心,负责向全省(市)居民提供急危重症、疑难病例诊疗和专科医疗服务,制定全省(市)医院的医疗服务质量标准并进行质量控制。基于这些原则,我们从病案首页数据中抽取按权重排名的疾病谱以及按权重区间分类的住院患者分布,如图11-2-1和表11-2-1所示,以此来判定省市级公立综合医院的患者结构是否符合急危重症、疑难病例为主的定位,对不符合要求的省市级公立医院,对其床位、人员均进行限制,严格控制其规模。对规模小、水平低的省市级综合医院,需要通过合并、整合等方式转变为高水平、高质量的省市级公立综合医院。

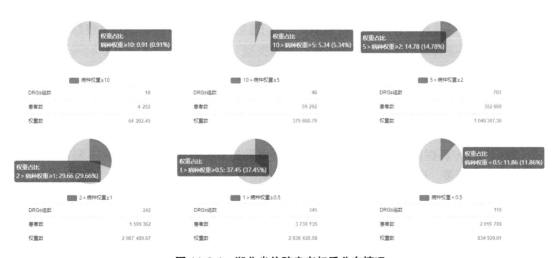

图 11-2-1 湖北省住院患者权重分布情况

表 11-2-1　湖北省住院患者疾病谱权重排名 TOP20

疾病名称	疾病编码	例数/例	总权重	CMI
腰椎间盘突出	M51.202	141 347	107 031.59	0.785 276
支气管肺炎	J18.000	184 003	102 287.91	0.567 012
不稳定型心绞痛	I20.000	68 445	93 542.626	1.370 507
恶性肿瘤维持性化学治疗	Z51.103	106 779	92 245.519	0.868 152
脑梗死	I63.900	109 913	91 577.355	0.861 037
冠状动脉粥样硬化性心脏病	I25.103	100 748	88 482.88	0.903 725
肺部感染	J98.414	106 380	83 450.648	0.806 808
手术后恶性肿瘤化学治疗	Z51.102	105 215	74 986.813	0.717 625
恶性肿瘤放射治疗	Z51.003	28 951	74 884.444	2.724 16
慢性阻塞性肺病伴有急性加重	J44.100	84 099	65 955.73	0.799 298
后循环缺血	G45.004	66 434	55 533.717	0.854 812
取除骨折内固定装置	Z47.001	34 459	52 454.508	1.545 78
慢性肾脏病 5 期	N18.001	34 720	49 750.834	1.472 571
妊娠合并子宫瘢痕	O34.201	63 265	45 924.176	0.735 811
急性支气管炎	J20.900	89 002	44 732.103	0.510 768
头位顺产	O80.000	62 122	43 441.535	0.706 619
高血压病 3 级(极高危)	I10.x00x032	69 379	42 189.077	0.620 902
混合痔	I84.201	47 811	40 565.736	0.868 124
胃息肉	K31.703	24 538	39 960.064	1.643 973
精神分裂症	F20.900	38 568	39 769.908	1.336 938

对于县级综合医院而言,作为县域内的医疗中心和农村三级医疗网的龙头机构,主要负责基本医疗服务、急危重症病人的抢救、复杂疑难病例的向上转诊服务,是双向转诊的重要环节。因此,在对县级综合医院进行测算时,我们着重从病案首页中调取各县级综合医院的出院病例,从病案首页中提取"主要诊断""手术类型""手术级别""进出 ICU 时间"等指标,用以评估县级医院收治病例在基本医疗服务的普及性治疗和急危重症的抢救方面的工作情况。通过病案首页的离院方式为"2. 医嘱转院"的病例筛查,并且根据患者的身份证号码及主要诊断来锁定该名患者的实际转诊情况,从而评估县级医院在疑难复杂病例的转诊方面的工作情况。

对于公立专科医院而言,目前国家采取"大力发展专科医院,进一步完善专科医疗服务体系"的方针政策。因此在对专科医院进行规划设置时,我们以地市州作为区域划分,从该市州当年度所有出院病例的病案首页中,提取"出院科别""主要诊断"和"手术操作"等相关指标中,筛选各医院儿科、妇产科、肿瘤科(表 11-2-2)、精神科、传染科和口腔科等重点发展科室的出院病例用以分析,从这些专科的病例增幅情况和病源结构发散情况来测算该地区重点专科病种的发病率,从而对区域内重点学科的服务能力和效率进行评估,确定在该区

表 11-2-2 湖北省专科医院肿瘤科服务能力与效率评价

医院名称	入组率/%	疾病谱 TOP10 总权重	手术谱 TOP10 总权重	专业 DRG 出院人数/人	专业出院总权重	专科 DRG 组数	专科 CMI	时间指数	费用指数	中低风险死亡率/%	高风险死亡率/%	特定病种权重
A1 医院	97.5	2 929.08	2 833.27	3 015	2 933.62	5	0.97	1.02	0.78	0.354 6	0	40.7
B2 医院	98.41	997.27	1 007.37	1 196	1 012.63	6	0.85	0.89	0.78	0	0	63.9
C3 医院	93.15	716.74	888.65	697	891.67	7	1.28	0.95	0.44	0	0	64.5
D4 医院	97.39	3 363.4	3 310.74	3 860	3 381.31	7	0.88	0.92	1.2	0	0	183
A5 医院	96.8	2 248.02	2 233.71	2 303	2 254.68	7	0.98	0.77	0.63	0	0	119
B6 医院	97.03	986.75	913.12	1 076	1 015.32	7	0.94	0.97	0.7	0.689 7	0	30.5
C7 医院	96.63	1 033.41	1 012.53	918	1 043.16	5	1.14	0.97	1.01	0	0	39.4
D8 医院	95.71	5 372.66	5 345.37	5 311	5 384.06	6	1.01	1.11	0.74	0	0	292
A9 医院	97.25	833.38	819.16	801	840.43	5	1.05	0.91	0.77	0	0	84.8
B10 医院	97.25	6 635.71	6 645.21	5 200	6 749.36	7	1.3	0.97	0.9	0.081 4	40	530
C11 医院	95.11	2 328.58	2 301.72	1 777	2 339.87	6	1.32	1.07	1.05	0	0	312
D12 医院	96.74	1 227.85	945.15	2 732	2 926.97	7	1.07	1.05	1.02	0	25	163
A13 医院	98.28	7 325.44	7 192.9	6 274	7 366.22	7	1.17	0.96	0.76	0	16.666 7	132
B14 医院	95.99	8 950.9	8 822.03	7 755	8 996.43	7	1.11	0.99	0.87	0.072 4	25	458
C15 医院	98.07	2 761.86	2 761.77	3 051	2 764.14	6	0.91	0.91	0.56	0	0	10.2
D16 医院	97.71	2 886.97	2 824.54	1 711	1 232.98	7	0.72	1.05	0.78	0	0	247
A17 医院	97.79	6 837.3	6 230.11	6 302	6 900.13	7	1.09	0.98	0.83	0	7.692 3	251
B18 医院	98.02	3 434.5	3 418.96	3 629	3 444.46	7	0.95	1.1	0.85	0	0	258
C19 医院	98.52	4 727.57	4 683.58	4 547	4 740.41	7	1.04	1.05	0.98	0	0	319

续表

医院名称	入组率/%	疾病谱 TOP10总权重	手术谱 TOP10总权重	专业DRG出院人数/人	专业出院总权重	专科DRG组数	专科CMI	时间指数	费用指数	中低风险死亡率/%	高风险死亡率/%	特定病种权重
D20医院	99.65	2 128.63	2 187.23	1 928	2 231.68	5	1.16	1.03	0.99	0	0	105
A21医院	96.61	2 163.14	2 177.71	1 982	2 198.89	7	1.16	1.05	0.68	0	28.571 4	61.1
B22医院	97.06	2 644.34	2 575.54	2 621	2 669.14	7	1.02	0.99	0.59	0	87.5	3.39
C23医院	98.86	671.79	582.61	492	671.79	6	1.37	0.84	0.7	0	100	40.7
D24医院	97.87	3 316.25	3 316.24	3 778	3 115.21	4	1.14	0.93	0.75	0	0	168
A25医院	97.34	1 7193.5	17 202.9	18 316	17 358.98	7	0.95	0.98	0.8	0	28.571 4	594
B26医院	97.48	221.37	213.58	277	229.16	5	0.83	0.83	0.53	0	0	6.79
C27医院	97.26	3 090.86	3 089.01	3 687	3 101.02	7	0.84	0.88	0.7	0	0	20.4
D28医院	95.96	2 377.22	2 375.68	1 853	2 388.52	6	1.29	1.14	0.95	0.427 4	0	156
A29医院	98.94	512.66	356.82	592	542.91	7	0.92	1.08	0.77	0	0	164
B30医院	96.45	3 765.6	3 742.67	5 492	4 184.68	7	0.76	0.91	0.74	0	0	98.4
C31医院	96.51	3 364.28	2 959.9	3 364	3 384.33	6	1.01	0.98	0.93	0	0	139
D32医院	97.07	2 450.1	2 399.59	2 703	2 461.36	6	0.91	1.05	0.61	0	0	187
A33医院	98.15	1 669.31	1 520.64	1 439	1 735.43	7	1.21	0.61	0.65	0	0	137
B34医院	97.7	1 769.45	1 704.06	1 797	1 788.65	6	1	1.03	0.36	0	0	149
C35医院	99.31	948.48	959.42	1 035	962.12	6	0.93	0.94	0.51	2.439	14.285 7	30.5

域内需要重点配置和大力发展的专科类型,做到有的放矢,避免重复建设。

三、病案首页数据在医务人员配置中的应用

(一)医疗机构临床医务人员配置的基本原则

临床医务人员是医院人力资源的核心部分,其配置是否合理,比例是否恰当,组织管理是否科学严密,关系到医院的整体服务水平和运营效率。

各医院现行使用的临床医务人员配置标准,大多是参照我国 1978 年颁布的《综合医院组织编制原则(草案)》来制定的。但随着人民群众生活水平的迅速提高,人民群众对医疗卫生需求的不断增长,新的医疗技术和设备不断更新,1978 年颁布的《综合医院组织编制原则(草案)》已经不能适应我国医院发展建设的需要。因此,各医疗机构尤其是大型三甲医院,应针对本院发展的实际情况,对各科室医务人员进行合理配置。

(二)医疗机构临床医务人员配置的测算方法

对于医疗机构临床医务人员的配置测算主要是两个维度:工作量测算和工作效率测算。对于工作量的测算,一般采用统一的病例分型标准,按单病种分型方法对病人分型。分别测算不同类型病人所需的诊疗时间和护理时间,计算出该科室在一个固定时间内(这个时间段从 2 周到 1 年不等)收治病人的实际工作量,确定临床科室人员住院部及门诊各科室的医师合理工作量基准定额、护士白班合理工作量基准定额、护士夜班合理工作量基准定额,并通过对有关临床医学专家、护理专家、医院管理学专家进行专家咨询论证,确定各主要科室在该固定时间内医师诊疗所需时间、护士护理所需时间和实际排班时间。

对于工作效率的测算,一般分别以一个固定时间内(2 周到 1 年不等)的各科室的全部门诊病例以及所有住院病例为样本,建立统计学模型来分析评估各科室工作效率情况,如表 11-3-1 所示,包括平均住院日、患者门诊平均等待时间、病床周转次数、术前等待时间等相关指标,并对临床科室医护人员的人均负担患者数、人均负担床日数进行分析,精确评价医护人员的工作效率。

表 11-3-1 湖北省医疗机构服务工作量情况

医院名称	出院人数/人	手术人数/人	死亡例数/人	出院者平均住院日/天	平均住院费用/元
A 医院	143 672	6 568	397	9.43	25 646.17
B 医院	143 060	45 788	40	8.8	23 941.75
C 医院	107 271	3 980	112	9.59	23 025.41
D 医院	89 979	19 740	880	8.36	13 873.35
E 医院	73 356	790	2	9.66	13 842.58
F 医院	68 006	5 518	22	9.87	12 942.84
H 医院	64 378	8 545	97	8.85	22 535.99
I 医院	60 747	874	145	9.23	12 711.53

续表

医院名称	出院人数／人	手术人数／人	死亡例数／人	出院者平均住院日／天	平均住院费用／元
J 医院	51 348	16 246	51	5.33	8 796.3
K 医院	46 805	647	149	9.57	11 370.88
L 医院	46 682	459	114	9.45	12 020.34
M 医院	44 534	708	8	8.68	4 652.55
N 医院	44 171	1 858	29	5.81	9 687.99
O 医院	43 930	3 651	21	9.82	8 431.48
P 医院	42 943	5 393	49	8.85	10 210.24
Q 医院	41 346	576	67	9.19	13 741.69
R 医院	40 900	1 321	20	7.68	8 123.44
S 医院	40 352	3 664	63	8.57	11 413.09
T 医院	37 586	4 813	1	8.92	6 490.25
U 医院	36 161	2 620	1	9.07	13 082.05

（三）病案首页数据的应用

从上文测算依据来看,我们在测算工作量和工作效率时,尤其是住院医护人员的工作量和效率时,需要建立一个测算指标体系对其负责的病例的诊疗情况、护理情况、用药情况、手术情况、检查情况进行详细分析,而这个测算体系中的大部分数据均可从病案首页中获得。因此,病案首页也成为医护人员配置规划测算的重要数据来源。

从病案首页的 382 个指标中,我们需要从患者基本信息维度提取年龄、性别、入院诊断等相关指标;从住院诊治信息维度提取出院诊断、手术操作、出入院时间、质量结果等相关指标;从费用信息维度提取病例的费用相关指标。当我们取到相应的数据信息后,就可以开始进行测算:

表 11-3-2   某医院各科室 2 周医护人员诊疗工作负荷及偏离情况

科室名称	平均床位数／张	平均医师数／人	诊疗所需时间／天	医师人均担负住院病人时长／天	医师人均担负均值偏离度	平均护士数／人	护理工作完成所需时间／天	护士人均担负住院病人时长／天	护士人均负担均值偏离度
内科									
心血管内科	41	14	2 842	203.0	−5	22	2 703	122.9	−5
呼吸内科	39	13	2 891	222.4	−4	17	2 037	119.8	−4
内分泌科	33	10	1 225	122.5	1	15	1 534	102.3	−2
血液内科	34	11	1 533	139.4	3	13	2 945	226.5	−5
消化内科	35	11	1 623	147.5	1	12	1 735	144.6	−1
肾内科	37	11	2 650	240.9	−4	26	2 022	77.8	−3
神经内科	47	17	1 886	110.9	4	16	3 338	208.6	−2

续表

科室名称	平均床位数/张	平均医师数/人	诊疗所需时间/天	医师人均担负住院病人时长/天	医师人均担负均值偏离度	平均护士数/人	护理工作完成所需时间/天	护士人均担负住院病人时长/天	护士人均负担均值偏离度
外科									
神经外科	39	18	2 141	118.9	1	23	3 482	151.4	−1
骨外科	55	18	2 744	152.4	−1	14	3 799	271.4	−3
泌尿外科	39	11	2 625	238.6	−3	11	3 325	302.3	−7
普通外科	95	27	2 355	87.2	2	31	2 777	89.6	−1
心胸外科	35	11	1 778	161.6	−3	14	3 403	243.1	−3
妇产科	38	15	3 598	239.9	−5	20	1 908	95.4	1
儿科	41	17	1 297	76.3	−4	20	1 433	71.7	−1
传染科	30	9	3 362	373.6	1	11	1 917	174.3	1
皮肤科	20	11	1 169	106.3	3	7	1 181	168.7	2
中医科	24	13	994	76.5	2	9	1 421	157.9	3
口腔科	13	8	357	44.6	3	4	783	195.8	2
肿瘤科	52	11	1 545	140.5	−3	14	2 575	183.9	−3
耳鼻喉科	41	14	2 258	161.3	1	13	1 765	135.8	1
眼科	42	18	2 413	134.1	2	12	3 634	302.8	1
干部病房	44	12	1 491	124.3	1	24	2 972	123.8	2
重症监护病房	13	5	1 017	203.4	−3	23	2 382	103.6	−4
合计		305			−11	371			−35

　　通过表 11-3-2 中抽查的数据我们可以看出,对于三级综合医院而言,目前临床各科室的医师、护士人均负担较重。即使目前三级综合医院的现有人员配比已经超过了国家编制标准的上限,但从各科室病案首页数据测算的医护人员人均担负工作量以及均值偏离度来看,部分临床科室,(如心血管内科、呼吸内科、肾内科、泌尿外科、心胸外科、妇产科、儿科、肿瘤科、重症监护病房等科室)医护人员现有的编制人员情况明显不能满足三级医院的临床医疗和护理工作的需要,超出全省基准值较多,偏离度较大。临床医生和护士实际需要的编制缺口较大,特别是护理人员缺乏的问题尤为突出。

　　综上所述,三级综合医院现行临床医务人员配置不合理,编制不足,已不能适应现代医院发展的要求。因此,在医保 DRG 支付的形势下,如何科学合理地配置临床各科室的医务人员,尤其是护理人员的人数及护床比,是广大三级综合医院在今后的工作重心之一。在医务人员成本核算、医务人员效率核算的工作中,同样需要借助病案首页和 DRG 提供的精准数据支持。

四、病案首页数据在医疗费用监管监测中的应用

(一) 医疗费用监管监测工作的实施背景

对于卫生健康行政部门而言,"不忘初心,牢记使命"就是要保障人民群众的健康权益,为人民群众提供适宜的健康服务,把人民群众的需要当做我们的大事,抓住人民群众最关心最直接最现实的利益问题。从年报监测数据来看,2009—2014 年,职工基本医疗保险参保人员医疗费用年平均增长幅度达到 19.5%。医疗费用不合理增长,已经直接影响到人民群众的获得感、幸福感、安全感,就是人民群众最关心的问题。

为此,国家七部委联合印发了《关于全面推开公立医院综合改革工作的通知》,要求 2017 年公立医院医疗费用平均增长幅度控制在 10% 以内。湖北省卫生健康委于 2016 年初提出"两控四改"的总体工作思路,以控制医疗费用不合理增长,控制药品耗材价格虚高作为主攻目标,态度坚决地推进控费工作,通过实施过度医疗专项整治、总量控制结构调整、医疗费用指标监测及公示制度、重点地区重点医院约谈问责机制等措施,确保全省医疗费用不合理增长的趋势得到有效控制。

(二) 医疗费用监管监测的评估测算方案

控费方式不能"简单""粗暴",必须科学测算,精准监测。从 2016 年 6 月开始,湖北省卫生健康行政部门列取了 24 项控制公立医院医疗费用不合理增长的监测指标,用于对公立医院进行医疗费用结构和增幅情况的监管,如表 11-4-1 所示。

表 11-4-1　湖北省 24 项控费监测指标

	医疗费用相关指标	指标要求
1	区域医疗费用增长	≤10%
2	门诊病人次均医药费用	监测比较
3	住院病人人均医药费用	监测比较
4	门诊病人次均医药费用增幅	逐步降低
5	住院病人人均医药费用增幅	逐步降低
6	10 种典型单病种例均费用	监测比较
7	参保患者个人支出比例	逐步降低
8	医保目录外费用比例	监测比较
9	城市三级综合医院普通门诊就诊人次占比	逐步降低
10	住院的人次人头比	监测比较
11	手术类型构成比	监测比较
12	门诊收入占医疗收入的比重	监测比较
13	住院收入占医疗收入的比重	监测比较
14	药占比(不含中药饮片)	≤35%,且逐步降低

续表

	医疗费用相关指标	指标要求
15	门诊患者抗菌药物使用率	≤20%,且逐步降低
16	住院患者抗菌药物使用率	≤60%,且逐步降低
17	Ⅰ类切口(手术时间≤2小时)预防性抗菌药物使用率	≤30%,且逐步降低
18	检查和化验收入占医疗收入比重	逐步降低
19	卫生材料收入占医疗收入比重	逐步降低
20	挂号、诊察、床位、治疗、手术和护理收入总和占医疗收入比重	逐步提高
21	百元医疗收入消耗的卫生材料费用	逐步降低
22	平均住院日	逐步降低
23	管理费用率	逐步降低
24	资产负债率	逐步降低

同时从这24项监测指标中,选取了10项作为费用公示指标,按季度定期向社会公示。

公示内容以区域和机构医疗费用增长情况、医疗资源利用效率、医疗收入结构、医疗服务效率等为核心,以《湖北省控制公立医院医疗费用不合理增长的实施意见》中24项监测指标为基础,综合考虑医疗费用的历史情况、医疗服务需求、各级各类医疗机构功能定位及诊疗特点、物价变化情况、经济社会发展水平等因素,选取了门诊病人次均医疗费用、住院病人人均医疗费用、药占比(不含中药饮片)、检查和化验手术占医疗收入比重、卫生材料收入占医疗收入比重、百元医疗收入消耗的卫生材料费用、平均住院日、医院管理费用率、参保患者个人支出比例、医保目录外费用比例这10项指标,建立科学、合理的医疗费用监测体系,确保信息真实、准确、全面。

从2017年开始,湖北省卫生健康行政部门在医疗费用10项指标公示制度的基础上,开始对50种单病种进行费用指标公示,如表11-4-2所示。从国家指定的单病种目录中选择了"老年性白内障""分泌性中耳炎""慢性扁桃体炎""社区获得性肺炎""支气管哮喘发作""胃十二指肠溃疡""剖宫产"等50种覆盖面广泛,质量技术难度不高,在各级医院都有收治的单病种,对其"收治例数""平均住院费用""平均住院日"3个指标进行了公示。

表11-4-2 费用公示的50个单病种

序号	病种名称	针对性主要操作	收治例数	平均住院费用	平均住院日
1	短暂性脑缺血发作				
2	脑出血(非手术)				
3	脑梗死				
4	慢性硬脑膜下血肿	硬脑膜下钻孔引流术			
5	甲状腺癌	甲状腺癌根治术			
6	甲状腺良性肿瘤	甲状腺次全切除术			

续表

序号	病种名称	针对性主要操作	收治例数	平均住院费用	平均住院日
7	老年性白内障	白内障超声乳化吸除 + 人工晶状体植入术			
8	翼状胬肉	翼状胬肉切除组织移植术			
9	分泌性中耳炎	鼓膜置管术			
10	慢性扁桃体炎	扁桃体切除术			
11	鼻中隔偏曲	经鼻内镜鼻中隔偏曲矫正术			
12	下颌骨骨折	下颌骨骨折切开复位内固定术			
13	肺癌	术后辅助化疗			
14	社区获得性肺炎				
15	支气管哮喘发作				
16	慢性阻塞性肺疾病急性加重期				
17	原发性肺恶性肿瘤	经胸腔镜肺叶切除术			
18	肋骨骨折合并血气胸	经肋间胸腔闭式引流术			
19	左心室衰竭（原为急性左心功能衰竭）				
20	室间隔缺损	室间隔缺损补片修补术			
21	风湿性心脏病二尖瓣病变	二尖瓣置换术			
22	急性心肌梗死	经皮冠状动脉支架置入术			
23	阵发性室上性心动过速	普通室上性心动过速射频消融术			
24	儿童急性早幼粒细胞白血病（APL）				
25	特发性血小板减少性紫癜				
26	胃十二指肠溃疡				
27	反流食管炎				
28	胃癌	胃部分切除			
29	急性单纯性阑尾炎	经腹腔镜阑尾切除术			
30	胆囊炎或合并胆囊结石	腹腔镜下胆囊切除术			
31	腹股沟疝	无张力腹股沟疝修补术			
32	食管癌	食管切除伴胸内吻合术			
33	结肠癌	根治性结肠癌切除术			
34	胰腺癌	胰十二指肠切除术后一版本加上（Whipple 手术）			

续表

序号	病种名称	针对性主要操作	收治例数	平均住院费用	平均住院日
35	直肠癌	腹 - 会阴 - 直肠联合切除术 / 迈尔斯氏术			
36	结肠息肉（原为大肠息肉）	经电子内镜结肠息肉切除术			
37	急性肾小球肾炎				
38	膀胱癌（膀胱肿瘤）	经尿道膀胱肿瘤电切治疗			
39	输尿管结石	经尿道输尿管镜激光碎石取石术			
40	良性前列腺增生	经尿道膀胱镜前列腺电切术			
41	卵巢良性肿瘤	经腹腔镜单侧卵巢囊肿剥离术			
42	输卵管妊娠	经腹腔镜单侧输卵管切除术			
43	宫颈癌	腹腔镜联合阴式全子宫切除术			
44	单胎顺产				
45		剖宫产			
46	子宫平滑肌瘤	腹腔镜下子宫肌瘤切除术			
47	股骨颈骨折	全髋人工关节置换术			
48	胫腓骨干骨折	胫骨骨折闭合复位髓内针内固定术			
49	膝关节骨关节炎	关节镜下膝关节清理术			
50	乳腺癌	乳腺癌改良根治术			

随着 50 项单病种费用公示制度的推行，各医院对于常见病和常用医疗技术的费用监管得到加强，医疗质量安全进一步提高。

2018 年，随着 DRG 绩效评价体系在湖北的全面推广，湖北省卫生健康行政部门对单病种费用公示的形式进行了调整，选取了"BR21 脑缺血性疾病，不伴有并发症或伴随症""BU25 神经系统变性疾患，不伴有并发症或伴随症""CR15 疑难眼科疾病，不伴有并发症或伴随症""DT15 中耳炎及上呼吸道感染，不伴有并发症或伴随症""FT25 高血压，不伴有并发症或伴随症""KS15 糖尿病，不伴有并发症或伴随症""GS11 肠胃出血，伴有严重并发症或伴随症""OB25 剖宫产，不伴有并发症或伴随症"等 50 个覆盖面广，代表性强的 DRG 组，同样选取"收治例数""平均住院日"等 3 个指标按季度进行公示，如表 11-4-3 所示。

表 11-4-3　实行费用公示的 50 个 DRG 组

序号	DRG组号	DRG 分组名称	收治例数	平均住院费用	平均住院日
1	JV15	重型皮肤疾患，不伴有并发症或伴随症			
2	IZ15	呼吸系统感染 / 炎症，不伴有并发症或伴随症			
3	KS15	呼吸系统感染 / 炎症，伴有一般并发症或伴随症			
4	GZ15	消化系统其他疾患，不伴有并发症或伴随症			

续表

序号	DRG 组号	DRG 分组名称	收治例数	平均住院费用	平均住院日
5	BX25	糖尿病,不伴有并发症或伴随症			
6	JV45	颅内出血性疾病,不伴有并发症或伴随症			
7	JT15	周围神经疾患,不伴有并发症或伴随症			
8	FU21	骨病及其他关节病,不伴有并发症或伴随症			
9	ES13	骨骼、肌肉、肌腱、结缔组织的其他诊断,不伴有并发症或伴随症			
10	GZ13	消化系统其他疾患,伴有一般并发症或伴随症			
11	BR15	消化道梗阻或腹痛,不伴有并发症或伴随症			
12	BU15	神经系统的其他感染,不伴有并发症或伴随症			
13	GW15	蜂窝织炎及其他感染性皮肤病,不伴有并发症或伴随症			
14	ES11	泌尿系统感染,伴有一般并发症或伴随症			
15	LU13	皮肤、皮下组织的非恶性增生性病变,不伴有并发症或伴随症			
16	DT15	腰背疾患,不伴有并发症或伴随症			
17	IZ13	慢性气道阻塞病,不伴有并发症或伴随症			
18	ET13	冠状动脉粥样硬化,伴有一般并发症或伴随症			
19	DS15	女性生殖系统其他疾患,不伴有并发症或伴随症			
20	BS15	慢性气道阻塞病,伴有一般并发症或伴随症			
21	GS11	食管炎、肠胃炎,不伴有并发症或伴随症			
22	FU35	肾炎及肾病,不伴有并发症或伴随症			
23	BX15	平衡失调及听觉障碍,不伴有并发症或伴随症			
24	BS11	内分泌疾患,不伴有并发症或伴随症			
25	LS15	神经系统变性疾患,不伴有并发症或伴随症			
26	LU15	口腔、牙齿有关疾病,不伴有并发症或伴随症			
27	FS23	呼吸系统肿瘤,伴有一般并发症或伴随症			
28	ET15	中耳炎及上呼吸道感染,不伴有并发症或伴随症			
29	GS15	皮炎、湿疹			
30	NZ15	脊髓损伤及功能障碍,不伴有并发症或伴随症			
31	HU15	其他循环系统诊断,不伴有并发症或伴随症			
32	FX15	泌尿系统感染,不伴有并发症或伴随症			
33	GU11	大脑功能失调,不伴有并发症或伴随症			
34	FR21	胃肠出血,不伴有并发症或伴随症			
35	EX15	支气管炎及哮喘,不伴有并发症或伴随症			

续表

序号	DRG组号	DRG 分组名称	收治例数	平均住院费用	平均住院日
36	DX15	心律失常及传导障碍,不伴有并发症或伴随症			
37	BU25	消化系统其他炎症性疾病,不伴有并发症或伴随症			
38	KS11	急性胆道疾患,不伴有并发症或伴随症			
39	JV29	胃肠出血,伴有一般并发症或伴随症			
40	OR15	阴道分娩,不伴有并发症或伴随症			
41	BR25	脑缺血性疾病,不伴有并发症或伴随症			
42	FT25	高血压,不伴有并发症或伴随症			
43	RU14	恶性增生性疾病的化学和 / 或免疫治疗(7 天内)			
44	RU12	恶性增生性疾病的化学和 / 或免疫治疗(30 天内)			
45	FT23	高血压,伴有一般并发症或伴随症			
46	CR15	疑难眼科疾病,不伴有并发症或伴随症			
47	EJ15	呼吸系统其他手术,不伴有并发症或伴随症			
48	RW13	恶性增生性疾病治疗后的随诊检查,伴有一般并发症或伴随症			
49	OB25	剖宫产,不伴有并发症或伴随症			
50	KD15	甲状腺大手术,不伴有并发症或伴随症			

从 2019 年开始,在《健康湖北建设 2019 年考核目标》中,将"人均期望寿命""孕产妇死亡率""婴儿死亡率""重点病种(病组)费用增长率"等 8 个指标正式列入湖北省委考核项目。其中"重点病种(病组)费用增长率"指标更是占了 15% 的分值。其计算方法为:根据我省疾病发病情况,从 150 个覆盖全省的重点病种中随机抽取 10 个临床路径规范、治疗效果明确的常见病和多发病病种,运用 DRG(疾病诊断相关分组)方法对各市(州)辖区内所有三级医院(含专科医院)上一年度对应 10 个病种的出院患者进行分组,然后对其例均费用增幅进行测算,其增幅即为本地区该病种费用增幅。

(三) 病案首页数据在医疗费用监管监测中的应用

从 2016 年 6 月开始实施的湖北省医疗费用公示制度,其中 24 项监测指标和 10 项公示指标的数据均是来自《湖北省卫生计生统计调查制度》中卫生计生统计月报表(鄂卫计统 1-8 表)和出院病人病案首页数据库(鄂卫计统 4 表)的相关数据。尤其是住院病人人均医疗费用、住院药占比(不含中药饮片)、检查和化验手术占医疗收入比重、百元医疗收入消耗的卫生材料费用、平均住院日等指标,均来自病案首页数据。

2017 年开始实施的 50 个单病种的费用公示工作和 2018 年开始实施的 50 个 DRG 病组的费用公示工作,其指标的数据全部来自各医院按季度上报的病案首页数据。在实际测算中,从湖北省卫生健康综合统计信息平台的"病案首页数据库"中按月度(季度)提取各医院病案首页数据,并从各医院全院出院病例中按"主要诊断"和"主要手术操作"的编码来提取 50 个单病种的病例明细,按照全院出院病例的整体分组情况来提取 50 个 DRG 病组的病例明细,再对各病种和各 DRG 组的病例进行汇总,计算出各病种和各 DRG 病组的例数、例均费用、平均住院日等相关公示指标。

《健康湖北建设 2019 年考核目标》中"重点病种(病组)费用增长率"这一重要考核指标,同样是来自各医院上报的病案首页数据。其测算方式为:从湖北省"病案首页数据库"中按年度提取各地区全口径出院病人的病案首页信息,经湖北省省级 DRG 分组器统一分组后,计算出各地区 10 个重点 DRG 组的例均费用。

在实际测算中,省卫生健康综合统计信息平台会在每季度从"病案首页数据库"中抽取各地区下辖所有三级医院每季度全部出院病例的详细信息,经省级分组器统一分析后,得出全省各季度 10 个重点 DRG 组的全省例均费用和各地区每季度 10 个重点 DRG 组的地区例均费用。然后再分别取全省所有三级医院上一年度出院患者 10 个重点病种例均费用增幅为省级基准值。每个病种评分的满分为 1.5 分,10 个单病种评分满分合计为 15 分。其中每个重点病种的例均费用增幅低于省级基准值得 1.5 分,超过省级基准值 20%~50% 得 1 分,超过省级基准值 50%~100% 得 0.5 分,超过省级基准值 100% 得 0 分。各市州对下辖县区进行考核时,同样是以省级例均费用增幅为基准值,对照县市区各重点 DRG 组的费用增幅情况进行评分。

五、病案首页在医疗资源精细化管理中的应用

现代医疗资源主要包括医疗设备、医护人员、医疗技术和医学信息四大基本要素。对医疗资源进行合理的管理和评价,对区域医疗资源进行科学配置,是在当前信息化条件下发展现代医疗、满足社会对医疗需求的前提条件。但由于各地经济发展程度、政府部门投入力度、所处地理位置等原因,医疗资源的利用方面存在医护人员数量分布的差异,医疗设备分布不均衡等问题。

在不同医疗机构之间进行对比评价,单纯的医疗收入、药占比、出院人数、病床使用率、病死率等指标不能公正、合理地反映医疗质量、工作效率等方面的区别,因为各医院收治病人的复杂程度、专科特点是影响综合评价的重要影响因素。

因此,充分运用病案首页开展大数据分析,利用疾病风险调整模型,综合疾病风险依据和医疗资源消耗两大备受关注的问题,建立精细化医疗资源管理体系,更加科学地规划区域医疗资源配置,对于满足医疗服务需求,提高居民健康水平具有重要意义。

(一)急诊资源规划

基于病案首页统计各类疾病的急救死亡人数和比例及死亡地点(车到家中已死亡、途中死亡、院内死亡);基于急救机构年报表中项目统计急诊资源配置(专业人员种类和数量、场地面积、设备种类和数量、服务面积和人口、平均反应时间等)。各类疾病的急救死亡比例与各类急诊资源配置进行多因素分析,如图 11-5-1 所示,得出总体资源配置量和总体急救死亡相关性模型,及各类型资源配置和急救死亡的相关性模型。对于明显与死亡相关的资源错配可由卫生管理机构进行优化配置。

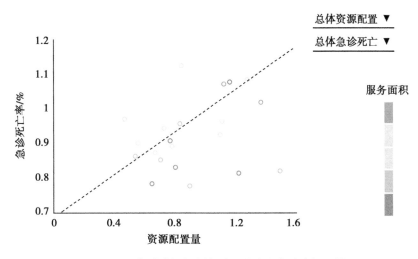

图 11-5-1　急诊资源规划急诊死亡率和急诊资源配置

(二) 护理资源规划

《新英格兰医学杂志》一篇经典文章(*N Engl J Med*,Vol. 346,No. 22,P1715)指出,多种住院不良结局的发生与护理资源的投入水平显著相关。报道的不良结局包括:住院天数(过长)、泌尿道感染、上消化道出血、院内肺炎、休克或心搏骤停、抢救无效;院内死亡与护理资源投入无显著相关,我们通过全国几百家医院的数据也确认了这个结果。通过比较各个不良结局和平均每床日住院对应的注册护士人日,对护理资源投入过少或护理效率较低的医院、地区作出相应规划,图 11-5-2 所示。

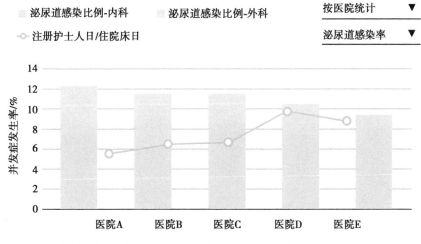

图 11-5-2　护理资源规划院内并发症发生率和护理资源配置

(三) 住院资源规划

按病案首页进行 DRG 分组(基于湖北省本地分组器),并统计各个医疗服务机构中:伴重要合并症、伴一般合并症、不伴合并症和未细分病情组,4 种疾病复杂程度的时间消耗指数或平均实际住院天数和总床位利用率。

对时间消耗指数或平均实际住院天数合理(不伴合并症组和伴重要合并症组相比更低,即对角线之下),床位利用率极高(伴重要合并症组时间消耗指数低于 1,即竖线左侧)的医疗机构,应合理增加床位,如图 11-5-3 所示。对平均实际住院天数或时间消耗指数不合理的应密切关注新增床位数。对日均住院费用或费用消耗指数同样进行统计。

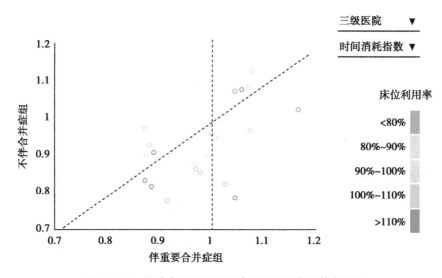

图 11-5-3　住院资源规划各病情组时间和费用效率配置

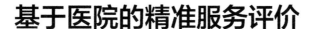

第十二章

基于医院的精准服务评价

一、住院患者流行病学特征分析

疾病的分布常常随人群的性别、年龄、职业、阶层、婚姻状况、家庭情况的不同而有差异，也与人群不同行为及环境有关，其分布不同的原因是多方面的。研究住院患者的人群特征及就医原因进行分析具有重要的现实意义，也为探讨医院发展方向提供参考依据。

（一）住院患者人群特征分析

了解住院患者的人群特征对于医院运营来说十分重要，只有通过了解患者的人群特征才能真正了解医院的患者主要人群，才能更好地去把握住患者心理，从而更有针对性地制定医院发展规划。

近三年患者性别分布如图 12-1-1 所示，2018 年男性患者 243.3 万人、女性患者 254.3 万人，2017 年男性患者 200.1 万人、女性患者 210.7 万人，2016 年男性患者 207.6 万人、女性患者 216.5 万人。总体而言女性患者高于男性患者，近三年的趋势来看无论是男性患者还是女性患者的人数都有增加的趋势。从年龄分布来看，2018 年小于 1 岁的患者 25.9 万人、

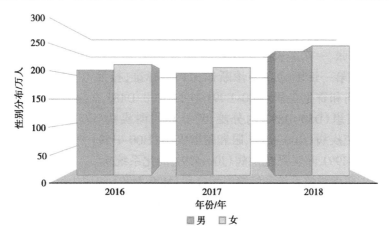

图 12-1-1 近三年患者性别分布

1~14 岁患者 53.0 万人、15~44 岁 112.8 万人、45~64 岁患者 164.4 万人、65 岁以上患者 125.5 万人,2017 年小于 1 岁的患者 18.2 万人、1~14 岁患者 42.7 万人、15~44 岁 90.5 万人、45~64 岁患者 136.5 万人、65 岁以上患者 110.7 万人,2016 年小于 1 岁的患者 17.1 万人、1~14 岁患者 48.7 万人、15~44 岁 88.6 万人、45~64 岁患者 137.5 万人、65 岁以上患者 119.2 万人,患病人群的年龄还是集中在 45 岁以上,详细结果如图 12-1-2 所示。

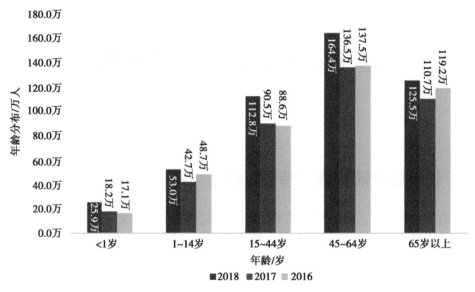

图 12-1-2   近三年患者年龄分布

(二)疾病谱系分析

疾病谱研究可以为明确人群主要疾病负担,为政府防治疾病策略提供依据。疾病谱的构成信息可以让我们明确某个地区重点监控疾病,可以探讨疾病防治政策制定,拟定疾病防治工作重点疾病谱可以为各级各类医院发展策略制定提供参考依据。

随着医药卫生体制改革不断深入和社会办医政策放开,医疗市场竞争压力不断加大,作为医院的管理者,也越来越需要对医院发展策略进行关注,尤其是要注重绩效的研究,合理调配医院内部的人财物等资源,实现利益最大化。根据医院自身和本地区疾病谱的变化,医院管理者可以按照医院自身特色和特长,拟定发展方向,而不是一味追求高大上的设备配置、一味追求规模扩张、一味追求业务拓展。

以出院患者的第一诊断为主要诊断作为判定标准,按照 ICD-10 进行编码分类及统计,分为某些传染病和寄生虫病(A00~B99)、肿瘤(C00~D48)、血液及造血器官疾病和某些涉及免疫机制的疾患(D50~D89)、内分泌、营养和代谢疾病(E00~E98)、精神和行为障碍(F00~F99)、神经系统疾病(G00~G99)、眼和附器疾病(H00~H59)、耳和乳突疾病(H60~H95)、循环系统疾病(I00~I99)、呼吸系统疾病(J00~J99)、消化系统疾病(K00~K93)、皮肤和皮下组织疾病(L00~L99)、肌肉骨骼系统和结缔组织疾病(M00~M99)、泌尿生殖系统疾病(N00~N99)、妊娠、分娩和产褥期(O00~O99)、起源于围生期的情况(P00~P96)、先天性畸形、变形和染色体异常(Q00~Q99)、症状、体征和临床与实验室异常(R00~R99)和损伤、中毒(S00~T98)19 类系统疾病。对近三年的医院的 19 种系统疾病服务量进行统计。

近三年年出院患者疾病谱构成情况如表 12-1-1 所示,近三年均排名前三位的系统疾病分别是呼吸系统疾病(2018 年 17.33%、2017 年 14.19% 和 2016 年 12.26%)、循环系统疾病(2018 年 13.58%、2017 年 13.65% 和 2016 年 11.92%)和消化系统疾病(2018 年 8.95%、2017 年 9.32% 和 2016 年 8.50%),三大系统疾病占所有疾病的比例分别为 2018 年 39.86%,2017 年 37.16% 和 2016 年 32.86%。从近三年的变化情况来看,各个系统的疾病有增有减,其中呼吸系统疾病从 2016 年的 12.26% 增长到 17.33%,增长最为明显。

表 12-1-1 近三年年出院患者疾病谱构成情况

疾病名称	2018		2017		2016	
	出院人数 / 人	疾病构成 /%	出院人数 / 人	疾病构成 /%	出院人数 / 人	疾病构成 /%
某些传染病和寄生虫病	142 935	3.36	144 530	3.50	162 854	3.27
肿瘤	216 938	5.11	220 660	5.35	281 595	5.66
血液及造血器官疾病和某些涉及免疫机制的疾患	28 960	0.68	28 659	0.69	38 431	0.77
内分泌、营养和代谢疾病	132 867	3.13	128 610	3.12	151 802	3.05
精神和行为障碍	67 434	1.59	66 248	1.61	64 391	1.29
神经系统疾病	134 582	3.17	134 718	3.27	145 282	2.92
眼和附器疾病	112 994	2.66	111 595	2.70	119 451	2.40
耳和乳突疾病	46 487	1.09	46 473	1.13	47 954	0.96
循环系统疾病	577 129	13.58	563 398	13.65	593 221	11.92
呼吸系统疾病	736 383	17.33	585 497	14.19	609 976	12.26
消化系统疾病	380 207	8.95	384 398	9.32	423 122	8.50
皮肤和皮下组织疾病	45 639	1.07	50 936	1.23	53 445	1.07
肌肉骨骼系统和结缔组织疾病	253 626	5.97	252 275	6.11	197 570	3.97
泌尿生殖系统疾病	277 437	6.53	288 133	6.98	310 050	6.23
妊娠、分娩和产褥期	294 015	6.92	305 204	7.40	339 339	6.82
起源于围生期的情况	56 299	1.32	58 260	1.41	71 232	1.43
先天性畸形、变形和染色体异常	20 688	0.49	22 250	0.54	34 673	0.70
症状、体征和临床与实验室异常	80 161	1.89	78 329	1.90	83 333	1.67
损伤、中毒	279 506	6.58	297 945	7.22	316 735	6.36
其他疾病	364 897	8.59	357 859	8.67	932 017	18.73

(三) 不同性别主要疾病分析

许多疾病的分布与性别有关,如癌症死亡率除乳腺癌、宫颈癌外,其他男女均可患的癌症一般是男多于女。其中明显高的有膀胱癌、胃癌、肝癌,可能与男性接触致癌因子机会较多有关。地方病如克山病和地方性甲状腺肿却女多于男,后者原因为女性需碘较多,但供给不足。胆囊炎、胆石症则以中年肥胖女性较多,可能与其生理特点有关。因此,对不同性别的近三年的各系统疾病服务量进行统计,从而了解不同性别患者的主要就医原因。

以出院患者的第一诊断为主要诊断作为判定标准,按照 ICD-10 进行编码分类及统计,分别对不同性别患者的近三年 19 种系统疾病服务量进行统计。

结果表明男性患者前三位的系统疾病分别为呼吸系统疾病 1 143 913 人次、循环系统 957 096 人次和消化系统 667 247 人次;女性患者前三位的系统疾病分别为妊娠、分娩和产褥期 936 367 人次,呼吸系统疾病 784 021 人次和循环系统 773 388 人次。其中妊娠、分娩和产褥期为女性特有疾病,呼吸系统疾病和循环系统疾病均是男性患者高于女性患者,不同性别的各系统疾病分布情况见图 12-1-3 所示。

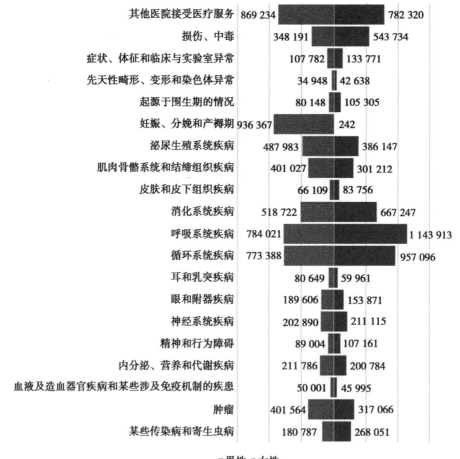

图 12-1-3　不同性别患者系统疾病分布

（四）不同年龄组主要疾病分析

疾病的发生与年龄的关系也相当密切,大多数疾病在不同年龄组的发病率各异。容易传播而且病后有巩固免疫力的传染病,大多在儿童中发病率高,如麻疹、百日咳、水痘,学龄前儿童发病率最高;腮腺炎则在学龄儿童中多见。有一些传染病如脊髓灰质炎、流行性乙型脑炎、流行性脑脊髓膜炎等,人群中普遍存在隐性感染,成人多已获得免疫,故这些传染病的发病率以儿童年龄组为高。恶性肿瘤的发病率,一般均随年龄的增加而增高,但白血病则在儿童期和老年期均较多见。

同一疾病因流行的型别不同,其年龄分布也不同。因此,对不同年龄段的近三年的各系统疾病服务量进行统计,了解不同年龄组患者的疾病特征。依据《疾病和有关健康问题的国际统计分类(第十次修订本)》中关于统计表一般性年龄分组的有关建议,将住院病人按年龄分为 <1 岁组、1~14 岁组、15~44 岁组、45~64 岁组、≥65 岁组。以出院患者的第一诊断为主要诊断作为判定标准,按照 ICD-10 进行编码分类及统计,分别对不同年龄段患者的近三年19 种系统疾病服务量进行统计,如图 12-1-4 所示。

近三年不同年龄组系统疾病分布情况如图 12-1-4 所示,起源于围生期的疾病分布最多的是小于 1 岁的患者;某些传染病和寄生虫病和先天性畸形、变形,血液及造血器官疾病和某些涉及免疫机制的疾患、呼吸系统疾病和染色体异常分布最多的是 1~14 岁的患者;精神和行为障碍和妊娠、分娩和产褥期分布最多的是 15~44 岁的患者;肿瘤、内分泌、营养和代谢疾病、神经系统疾病、耳和乳突疾病、消化系统疾病、皮肤和皮下组织疾病、肌肉骨骼系统和结缔组织疾病、泌尿生殖系统疾病、症状、体征和临床与实验室异常和损伤、中毒分布最多的是 45~64 岁的患者;眼和附器疾病和循环系统疾病分布最多的是 65 岁以上的患者。由此可见,各个系统疾病均有较高发的年龄段。

（五）不同地区主要疾病分析

对不同地区疾病谱分析则可以全面了解各个地区人群主要疾病负担,为下一步打造科学分级诊疗体系提供参考。

以出院患者的第一诊断为主要诊断作为判定标准,按照 ICD-10 进行编码分类及统计。地址采集病案首页中的现住址,对各市近三年的医院各系统疾病服务量和总费用进行统计。

各地区的各系统疾病分布情况表 12-1-2 所示,鄂州市分布最多的前三位系统疾病分别为呼吸系统疾病 17.24%、循环系统疾病 14.16% 和妊娠、分娩和产褥期 13.56%;恩施土家族苗族自治州分布最多的前三位系统疾病分别为呼吸系统疾病 17.78%、消化系统疾病 11.57% 和循环系统疾病 11.22%;黄冈市分布最多的前三位系统疾病分别为呼吸系统疾病 20.95%、循环系统疾病 15.28% 和消化系统疾病 10.48%;黄石市分布最多的前三位系统疾病分别为呼吸系统疾病 19.56%、循环系统疾病 12.56% 和妊娠、分娩和产褥期 10.61%;荆门市分布最多的前三位系统疾病分别为呼吸系统疾病 17.84%、循环系统疾病 12.57% 和消化系统疾病 11.05%;荆州市分布最多的前三位系统疾病分别为呼吸系统疾病 15.86%、循环系统疾病 13.65% 和消化系统疾病 11.11%;潜江市分布最多的前三位系统疾病分别为呼吸系统疾病 15.31%、循环系统疾病 12.99% 和损伤、中毒 10.23%;神农架林区分布最多的前三位

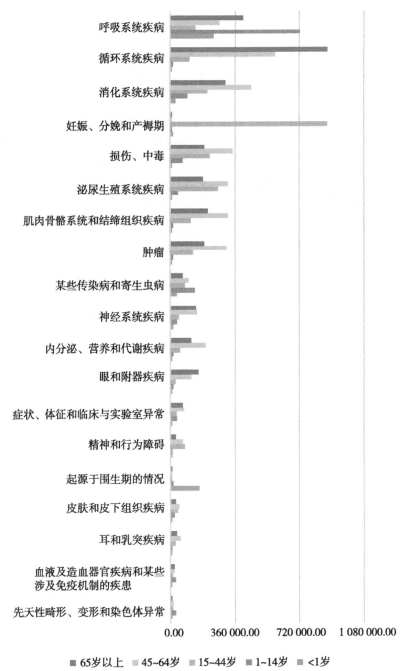

图 12-1-4 近三年不同年龄组系统疾病分布情况

表 12-1-2　各地区主要疾病分布

地区	变量	某些传染病和寄生虫病	肿瘤	血液及造血器官疾病和某些涉及免疫机制的疾患	内分泌、营养和代谢疾病	精神和行为障碍	神经系统疾病	眼和附器疾病	耳和乳突疾病	循环系统疾病	呼吸系统疾病	消化系统疾病	皮肤和皮下组织疾病	肌肉骨骼系统和结缔组织疾病	泌尿生殖系统疾病	妊娠、分娩和产褥期	起源于围生期的情况	先天性畸形、变形和染色体异常	症状、体征和临床与实验室异常	损伤、中毒
鄂州市	人次	6 894	7 058	796	5 223	65	2 813	3 600	3 459	21 047	2 5621	14 010	1 376	5 280	7 754	20 160	3 210	329	2 189	17 760
	构成比/%	4.64	4.75	0.54	3.51	0.04	1.89	2.42	2.33	14.16	17.24	9.43	0.93	3.55	5.22	13.56	2.16	0.22	1.47	11.95
恩施土家族苗族自治州	人次	30 076	36 908	7 520	27 033	4 953	28 024	24 558	8 117	91 023	144 257	93 863	13 294	68 346	65 459	65 372	15 584	4 726	15 226	67 202
	构成比/%	3.71	4.55	0.93	3.33	0.61	3.45	3.03	1.00	11.22	17.78	11.57	1.64	8.42	8.07	8.06	1.92	0.58	1.88	8.28
黄冈市	人次	31 323	44 720	7 244	32 313	5 042	32 316	21 270	12 153	147 382	202 126	101 117	8 474	44 388	66 663	80 521	18 569	2 341	24 329	82 402
	构成比/%	3.25	4.64	0.75	3.35	0.52	3.35	2.20	1.26	15.28	20.95	10.48	0.88	4.60	6.91	8.35	1.92	0.24	2.52	8.54
黄石市	人次	33 137	31 900	3 722	19 487	4 893	16 320	9 850	7 729	84 985	132 343	69 108	9 818	43 276	44 145	71 769	14 875	2 261	16 289	60 803
	构成比/%	4.90	4.71	0.55	2.88	0.72	2.41	1.46	1.14	12.56	19.56	10.21	1.45	6.40	6.52	10.61	2.20	0.33	2.41	8.99
荆门市	人次	28 293	37 447	5 830	22 215	21 206	27 930	18 180	11 734	92 937	131 908	81 710	8 943	41 460	55 791	55 346	12 030	1 999	15 566	68 754
	构成比/%	3.83	5.07	0.79	3.00	2.87	3.78	2.46	1.59	12.57	17.84	11.05	1.21	5.61	7.55	7.49	1.63	0.27	2.11	9.30
荆州市	人次	50 847	65 355	8 480	47 533	15 889	41 074	30 207	12 084	163 929	190 526	133 434	13 829	80 338	104 674	91 221	16 821	5 261	27 902	101 900
	构成比/%	4.23	5.44	0.71	3.96	1.32	3.42	2.51	1.01	13.65	15.86	11.11	1.15	6.69	8.71	7.59	1.40	0.44	2.32	8.48
潜江市	人次	5 491	9 745	1 129	9 020	6 443	4 058	7 031	3 021	24 583	28 986	17 774	1 611	9 927	15 763	16 601	3 994	600	4 159	19 359
	构成比/%	2.90	5.15	0.60	4.77	3.40	2.14	3.71	1.60	12.99	15.31	9.39	0.85	5.24	8.33	8.77	2.11	0.32	2.20	10.23
神农架林区	人次	56	193	24	86	17	107	215	402	738	822	616	61	527	493	563		8	184	680
	构成比/%	0.97	3.33	0.41	1.48	0.29	1.85	3.71	6.94	12.74	14.19	10.64	1.05	9.10	8.51	9.72	0.00	0.14	3.18	11.74
省属	人次	63 162	289 655	27 814	80 995	300 00	82 368	65 950	22 564	288 823	246 219	189 676	26 838	110 050	196 176	191 545	34 467	30 585	47 785	101 793
	构成比/%	2.97	13.62	1.31	3.81	1.41	3.87	3.10	1.06	13.58	11.58	8.92	1.26	5.18	9.23	9.01	1.62	1.44	2.25	4.79
十堰市	人次	54 257	62 054	9 442	37 218	29 658	65 802	29 816	10 341	183 034	214 642	140 272	33 910	118 100	119 131	98 833	14 799	9 186	20 810	93 071
	构成比/%	4.04	4.62	0.70	2.77	2.21	4.89	2.22	0.77	13.61	15.97	10.43	2.52	8.78	8.86	7.35	1.10	0.68	1.55	6.92

续表

地区	变量	某些传染病和寄生虫病	肿瘤	血液及造血器官疾病和某些涉及免疫机制的疾患	内分泌、营养和代谢疾病	精神和行为障碍	神经系统疾病	眼和附器疾病	耳和乳突疾病	循环系统疾病	呼吸系统疾病	消化系统疾病	皮肤和皮下组织疾病	肌肉骨骼系统和结缔组织疾病	泌尿生殖系统疾病	妊娠、分娩和产褥期	起源于围生期的情况	先天性畸形、变形和染色体异常	症状、体征和临床与实验室异常	损伤、中毒
随州市	人次	13 569	19 563	3 286	12 592	10 008	5 874	8 791	3 167	65 747	76 793	32 802	2 896	16 718	21 182	30 265	7 728	1 017	5 920	28 988
	构成比/%	3.70	5.33	0.90	3.43	2.73	1.60	2.40	0.86	17.92	20.93	8.94	0.79	4.56	5.77	8.25	2.11	0.28	1.61	7.90
天门市	人次	6 635	12 074	1 936	7 466	1 597	9 445	7 876	3 356	37 661	45 719	25 235	2 192	15 141	17 392	21 733	5 031	1 383	4 960	21 492
	构成比/%	2.67	4.86	0.78	3.01	0.64	3.80	3.17	1.35	15.17	18.41	10.16	0.88	6.10	7.00	8.75	2.03	0.56	2.00	8.65
武汉市	人次	128 357	118 370	17 208	110 871	84 565	112 779	110 496	35 474	491 952	389 605	273 806	36 878	195 220	179 774	170 514	22 502	25 668	52 508	195 100
	构成比/%	4.66	4.30	0.63	4.03	3.07	4.10	4.02	1.29	17.88	14.16	9.95	1.34	7.09	6.53	6.20	0.82	0.93	1.91	7.09
仙桃市	人次	7 318	10 267	1 743	10 731	3 055	4 983	6 559	2 268	37 481	31 438	20 457	934	4 589	10 756	16 185	5 251	562	2 804	17 694
	构成比/%	3.75	5.26	0.89	5.50	1.57	2.55	3.36	1.16	19.21	16.12	10.49	0.48	2.35	5.51	8.30	2.69	0.29	1.44	9.07
咸宁市	人次	18 868	25 010	3 275	13 299	7 389	11 138	16 328	4 571	69 421	100 122	49 030	3 492	28 276	32 579	57 454	10 996	1 481	13 178	44 827
	构成比/%	3.69	4.90	0.64	2.60	1.45	2.18	3.20	0.89	13.59	19.60	9.60	0.68	5.54	6.38	11.25	2.15	0.29	2.58	8.78
襄阳市	人次	40 403	56 235	9 805	34 294	11 730	49 735	32 172	12 106	177 098	174 285	113 224	15 721	64 909	74 672	96 936	22 731	5 326	21 960	89 483
	构成比/%	3.66	5.10	0.89	3.11	1.06	4.51	2.92	1.10	16.06	15.80	10.27	1.43	5.89	6.77	8.79	2.06	0.48	1.99	8.11
孝感市	人次	29 968	41 275	6 701	30 739	15 041	23 760	22 302	11 268	119 760	136 812	84 194	8 081	35 361	55 159	64 323	16 235	2 316	24 230	68 429
	构成比/%	3.77	5.19	0.84	3.86	1.89	2.99	2.80	1.42	15.05	17.19	10.58	1.02	4.44	6.93	8.08	2.04	0.29	3.04	8.60
宜昌市	人次	46 195	72 023	8 754	40 773	12 769	30 774	40 434	23 573	199 545	245 128	131 796	12 607	73 839	96 190	94 421	19 227	4 812	20 153	112 393
	构成比/%	3.59	5.60	0.68	3.17	0.99	2.39	3.15	1.83	15.52	19.07	10.25	0.98	5.74	7.48	7.35	1.50	0.37	1.57	8.74

系统疾病分别为呼吸系统疾病 14.19%、循环系统疾病 12.74% 和损伤、中毒 11.74%；十堰市分布最多的前三位系统疾病分别为呼吸系统疾病 15.97%、循环系统疾病 13.61% 和消化系统疾病 10.43%；随州市分布最多的前三位系统疾病分别为呼吸系统疾病 20.93%、循环系统疾病 17.92% 和消化系统疾病 8.94%；天门市分布最多的前三位系统疾病分别为呼吸系统疾病 18.41%、循环系统疾病 15.17% 和消化系统疾病 10.16%；武汉市分布最多的前三位系统疾病分别为呼吸系统疾病 17.88%、循环系统疾病 14.16% 和消化系统疾病 9.95%；仙桃市分布最多的前三位系统疾病分别为呼吸系统疾病 19.21%、循环系统疾病 16.12% 和消化系统疾病 10.49%；咸宁分布最多的前三位系统疾病分别为呼吸系统疾病 19.6%、循环系统疾病 13.59% 和妊娠、分娩和产褥期 11.25%；襄阳分布最多的前三位系统疾病分别为循环系统疾病 16.06%、呼吸系统疾病 15.80% 和消化系统疾病 10.27%；孝感市分布最多的前三位系统疾病分别为呼吸系统疾病 17.19%、循环系统疾病 15.05% 和消化系统疾病 10.58%；宜昌市分布最多的前三位系统疾病分别为呼吸系统疾病 19.07%、循环系统疾病 15.52% 和消化系统疾病 10.25%。

（六）死因分析（病种）

死因监测数据是反映一个国家或地区人群健康水平的重要资料，也是制定卫生政策、卫生服务质量效果评价的重要依据。对不同性别、年龄、地区人群死因的分析，能够间接了解该区域的政治、经济、卫生、文化等因素对健康状况的影响，为合理分配医疗卫生资源提供相关依据。分析死亡患者的主要死亡原因、死因顺位，掌握人群死亡的流行病学特点，对居民主要疾病防治有重要意义，同时也为医院科学制定疾病防控策略及合理配置医疗资源提供决策支持，为医护人员了解死亡风险管理重点从而改进临床护理工作提供参考依据，也为进一步研究提供基础数据。

死因统计结果显示，近三年死亡人数占比最高的前三位疾病为呼吸系统疾病 12.26%、循环系统疾病 11.92% 和消化系统疾病 8.50%；呼吸系统疾病位居第一位，随着经济的发展，城市化和工业化的步伐加快，吸烟、空气污染、抗药性等环境污染等风险因素的增加，可能大大增加呼吸系统疾病死亡的风险。在各个系统疾病中死亡率最高的前三位疾病分别是肿瘤 2.67%、症状、体征和临床与实验室异常 1.45% 和循环系统疾病 1.21%，有关调查研究提示，肿瘤病死率近年来逐渐增加，其中恶性肿瘤死亡率近年来明显上升。该文研究中亦提示肿瘤死亡率位居全部系统疾病第一位，为常见的死亡原因。考虑肿瘤患者较高死亡率，与影像学的发展、疾病的普及程度存在一定的关系。影像学技术的提高，各种恶性肿瘤的诊断治疗率提高，增加了恶性肿瘤患者的治疗基数。各个系统疾病的死亡详细情况见表 12-1-3 所示。

表 12-1-3　近三年出院病人死因情况

疾病	死亡人数 / 人	死亡率 /%	构成比 /%
某些传染病和寄生虫病	749	0.46	3.27
肿瘤	7 530	2.67	5.66
血液及造血器官疾病和某些涉及免疫机制的疾患	170	0.44	0.77
内分泌、营养和代谢疾病	274	0.18	3.05

续表

疾病	死亡人数 / 人	死亡率 /%	构成比 /%
精神和行为障碍	68	0.11	1.29
神经系统疾病	545	0.38	2.92
眼和附器疾病	0	0.00	2.40
耳和乳突疾病	1	0.00	0.96
循环系统疾病	7 149	1.21	11.92
呼吸系统疾病	3 764	0.62	12.26
消化系统疾病	1 499	0.35	8.50
皮肤和皮下组织疾病	36	0.07	1.07
肌肉骨骼系统和结缔组织疾病	100	0.05	3.97
泌尿生殖系统疾病	617	0.20	6.23
妊娠、分娩和产褥期	17	0.01	6.82
起源于围生期的情况	83	0.12	1.43
先天性畸形、变形和染色体异常	88	0.25	0.70
症状、体征和临床与实验室异常	1 211	1.45	1.67
损伤、中毒	2 299	0.73	6.36

二、病种的社会网络分析:基于共词和疾病可视化关联分析

近年来,大数据的兴起和相关技术的迅速发展让生物医学成为发展最为迅速的领域之一。在临床、药品、检验、影像和医学科研领域每天都产生着大量数据,并近乎以指数方式增长。因此,对这些医学领域的信息进行科学的收集、加工、分析、处理、展示,使其更好地为人类服务也就显得更加重要。基于共词分析构建共现网络的可视化技术探索关键词之间的关系在许多领域都被有效利用,如研究文本分类中词的共现关系,学科知识结构、研究热点分析。共词分析用于确定各关键词之间共同出现的频次,使密切相关的关键词聚类,其可发现研究对象之间的关系和揭示潜在的可能关系。

本小节以病案首页疾病诊断库为数据源,采用 Gephi 复杂网络分析软件和共词分析方法,从多角度、多层面分析展示病案首页中重点疾病的相关诊断之间的关系,通过可视化图谱展示疾病之间的内部关系,有助于观察多疾病间的联系,为下一步建立更加完善的疾病图谱奠定基础。

(一) 分析方法与步骤

1. 选择病种　本文以高血压为检索词,选择所有诊断字段中包含该检索词的记录作为研究对象。

2. 构建共现矩阵　共词分析研究的基础是基于两个假设:①两个关键词在同一条记录中同时出现,表明其所代表的主题之间具有关联性;②为探讨关键词之间相似度的聚类共现

研究,需与研究的主题和目的保持一致。基于共词分析的研究思想,把原始记录转换为原始矩阵,对原始矩阵进行分析处理生成共现矩阵,为下一步研究提供数据支持。

提取出原始矩阵中的共现关系,也就构建原始矩阵中每一行任意两个元素的无序共现对,并记录各元素出现次数和无序共现对出现的次数,其中元素出现次数以表格形式保存,共现关系以共现矩阵的形式表达出来,共现矩阵如式(12-2-1)所示。

0	疾病 1	疾病 2	…	疾病 i
疾病 1	V_1	V_{12}	…	V_{1i}
疾病 2	V_{12}	V_2	…	V_{2i}
…	…	…	…	…
疾病 i	V_{1i}	V_{2i}	…	V_i

$$(12\text{-}2\text{-}1)$$

在式(12-2-1)中,疾病 i 代表第 i 个病种,V_{ab} 代表第 a 个疾病与第 b 个疾病的共现值,即两者同时出现在同一条记录中的次数。其中同一关键词之间不存在共现关系,其值为该疾病出现的频率,以 V 表示。据此所生成共现矩阵包含了原始矩阵中的共现关系和各关键词之间共现的强弱程度。

3. 可视化分析　Gephi 是一款用于数据分析和复杂网络展示的免费开源工具,与用户有着良好的交互,可通过调整网络的布局、形状、颜色来显示隐藏的关系。以病案首页诊断信息为节点,诊断间的共现关系为边,构建基于病案首页的高血压诊断相关共现图谱,借助 Gephi 软件的数据分析工具,从模块化、平均度、平均聚类系数等指标角度分析共现图谱,解读诊断之间的相关关系。

在整个共现网络中,连接较为紧密的节点群可以被看成是一个社区,或划分为一个社区。模块度是评价社区划分优劣的重要指标,模块度的值越大,社区划分的效果越好,其简化公式如式(12-2-2)所示。

$$Q = O \sum_c \left[\frac{\sum in}{2m} - \left(\frac{\sum tot}{2m} \right)^2 \right] \tag{12-2-2}$$

其中,$\sum in$ 表示社区 c 内部的权重,$\sum tot$ 表示与社区 c 内节点连接的边的权重,包括社区内部的边和社区外部的边。Gephi 软件中的模块化计算采用 FastUnfolding 算法,这一算法是为了寻求最大模块度值以达到最佳的社区划分结果。疾病诊断共现网络通过模块化计算可得到多个关系较为密切的社区,便于进一步分析其中的关系。

在宏观层面上,主要以平均聚类系数对网络进行分析。平均聚类系数是整个网络上节点倾向形成聚类程度的平均值,每个节点的聚类系数都在 0~1 的范围。若任一节点的聚类系数为 0,表明该节点为独立节点,即没有其他节点与之相连。若任一节点的聚类系数为 1,则表明该节点与网络中所有节点都有直接或间接的相连关系,即存在路径连接任意节点。在疾病诊断共现网络中,平均聚类系数代表各诊断节点倾向于与其他节点共同出现的强度。

在微观层面上,主要以中介中心性(betweenness centrality)对网络进行分析。中介中心性是指网络中经过某点并连接这两点的最短路径占这两点之间的最短路径线总数之比,强调该节点在其他节点之间的连接能力,可能是块之间的衔接桥梁,中介中心性强调的是节点在网络中的衔接桥梁作用,为整个网络的贡献程度。

(二) 以高血压为例结果展示

检索含有高血压的病案首页数据,本实验数据共计 671 861 条含有高血压诊断的记录,共涉及疾病种类 5 906 种,共现关系 1 382 906 条,其中,共现关系频率最高的前 10 位如图 12-2-1 所示,共现关系最高的三组分别是高血压和动脉硬化性心脏病、高血压和 2 型糖尿病以及高血压和心力衰竭,前 10 位的共现关系中有 8 种与高血压有直接的共现关系,仅有两种共现关系不含高血压,分别是动脉硬化性心脏病和心力衰竭、2 型糖尿病和动脉硬化性心脏病。可见这 10 个疾病诊断名称都是临床上普遍认可的高血压相关诊断。

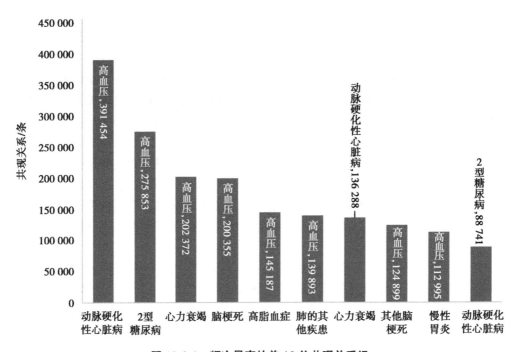

图 12-2-1 频次最高的前 10 位共现关系组

将 5 906 个诊断节点数据和 1 382 906 条共现关系边数据导入 Gephi 复杂网络分析软件,对其进行模块化分析,解析度设为默认值 1.0,寻求最佳的社区分组。对模块化分析结果进行统计,共得社区分组 11 个,社区分组内节点占总节点数百分比较高的为社区分组 1 (36.73%),社区分组 2(26.53%)和社区分组 3(14.97%),该三大社区覆盖共现网络中 78.23% 的节点。其中所占比例超过 10% 的相对较大社区仅为 3 个,在后续社区分析中,将以这 3 个社区为研究对象。为全面了解共现网络中的相关信息,对整个网络的信息进行统计分析,结果如表 12-2-1 所示。本节将从宏观和微观两个层面,基于共现网络指标数据对共现网络进行分析解读。

经过 Gephi 软件“模块化运算”后,并对同一社区设定唯一颜色。其中节点占比在 1% 以上的社区共有 7 个,分别对应的颜色为 1(红)、2(绿)、3(深蓝)、4(淡蓝)、5(棕)、6(粉)、7(橙)。在图 12-2-2 中,展示了基于度和社区分组调整节点大小和颜色的疾病诊断共现图谱。

表 12-2-1　诊断共现网络关系

指标	统计结果	指标	统计结果
诊断节点数	5 906	模块化	0.032
边数	1 382 906	平均聚类系数	0.894
平均度	33.241	平均路径长度	2.026
网络直径	5		

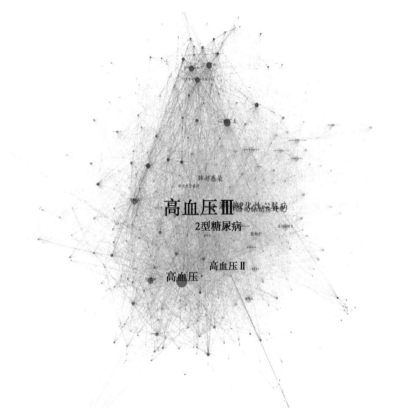

图 12-2-2　高血压相关诊断共现图谱

　　可以清楚看出,其构图十分复杂,但仍可看到"高血压""动脉粥样硬化""2 型糖尿病"等疾病诊断名称是关系图谱中的核心连接枢纽,其节点度数相对较大,也就是高共现的疾病诊断。

　　聚类系数是衡量网络中节点倾向于形成聚类的程度,聚类系数的高低意味着该节点所代表的诊断结果倾向于与其他诊断结果同时出现的程度。疾病贡献网络中聚类系数为 1.0 的节点总数较多,达到了 1 788 个节点,占总节点数的 30.27%,代表三分之一左右的诊断倾向于与其他诊断同时出现的程度较高,其与相邻节点完全连接。聚类系数为零的诊断节点 1 729 个,占总节点数的 29.28%。其余部分疾病诊断节点聚类系数较为均匀地分布在 0 到 1 之间。因此,大部分诊断节点的聚类系数较高,平均聚类系数为 0.894,表明大部分的疾病诊断都是倾向于与其他疾病诊断共同发生的。

为了揭示单个节点的属性,需要从相对微观的角度对疾病诊断共现网络进行分析。关于节点中间度测量的指标较多,其中,中介中心性指标最为重要。本节将从中介中心性对疾病诊断共现网络进行分析。

中介中心性衡量了一个节点作为媒介者的能力,具有高中介性的节点被认为是便于管理和重要的节点。因此,这些存在于多诊断最短路径上的诊断信息可以认为是衔接诊断社区分组的桥梁,导致多种疾病共同出现。可见高中介中心性诊断节点分布稀疏,数量较少,而低中介中心性节点分布密集,集中于0~50 000。其中8个疾病诊断节点具有高中介中心性,其值从70 000到460 000不等,对网络的影响相对较大,值由高到低分别为高血压、2型糖尿病、动脉硬化性心脏病、脑梗死、肺的其他疾患、高脂血症、心力衰竭、其他脑梗死和贫血。

(三)疾病诊断共现图谱社区分析

在前文对疾病诊断共现网络模块化分析中,得到社区分组11个,但未对社区内节点内容进行分析研究,探讨各社区疾病诊断节点内容的关联性。本节对社区节点数排名前3且所占比例大于10%的3个社区进行研究。图12-2-3分别是社区1、社区2、社区3疾病诊断节点的关系网络,分别占总节点数的36.73%、26.53%、14.97%。由于社区内节点仍然较多,现过滤掉社区中度数相对较低的诊断节点,使图像更加清晰,便于展示分析,如图12-2-3所示。

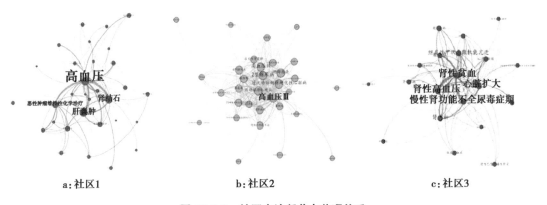

图 12-2-3   社区内诊断节点共现关系

在社区1中,高血压、肝囊肿、肾结石、先天性肾囊肿、恶性肿瘤维持性化学治疗度数最高,且从边的粗细可以看出彼此之间共现次数较高,在社区中无论是接近中心性还是中介中心性都相对较高,处于社区核心地位。可见高血压、肝囊肿、肾结石、先天性肾囊肿之间共现关系较为密切,但目前临床上仅认为上述4种疾病处于合并症的关系,彼此之间的作用机制尚未查阅到相关文献资料,因此,上述四者的关系仍需进一步探究。

在社区2中,高血压、2型糖尿病、冠状动脉粥样硬化性心脏病、颈动脉动脉硬化等诊断节点的度数、中介中心性和接近中心性都较高,处于社区2的中心地位。高血压与动脉粥样硬化两种疾病互为因果,相互作用,两者常同时存在。高血压和糖尿病均为常见病,两者关系密切,患有其中一种疾病的患者会大大增加患有另一疾病的风险,同时动脉粥样硬化与糖尿病关联性也较强,糖尿病患者动脉粥样硬化的发病率较无糖尿病者高两倍。

在社区 3 中,节点数量虽然达到总节点数的 14.97%,但其处于中心位置节点的度数比社区 1 和社区 2 的要小,以心脏扩大、肾性贫血、肾性高血压、慢性肾功能不全尿毒症期为代表。该社区主要包括心脏功能异常、高血压、肾功能异常之间的关系。高血压可导致心脏扩大,造成心脏功能异常,与肾脏疾病更是互为因果,彼此都可引起或加重另一方的病情,肾脏调解水与钠的能力会影响血压,而高血压和动脉粥样硬化会导致流入肾脏的血液减少,导致肾脏病变,或是加速既有的损伤。

常规的共现模型十分的直接和成熟,在文本挖掘等多领域均被有效利用,面对医疗领域的问题,该方法表现得"预测"能力较弱,"提取整理"能力较强。在共现图谱中表现的关联关系多为临床上所熟知,其主要作用是对病案首页数据的提取、整理、发现,辅助挖掘未知或者未确认关联关系。采用 Gephi 复杂网络分析软件对高血压相关疾病诊断进行提取整理分析,发现其与糖尿病、肾脏疾病、肝脏疾病、心脏疾病等共现关联性较强,可能与高血压导致心脏负荷大、血液供给不足等有关,其中一些疾病的发生存在集群现象,通过可视化图谱展示疾病之间的内部关系,有助于观察多疾病间的联系。

三、病种费用结构的聚类分析

由于不同病种治疗手段不同,住院费用构成有差异,对医院不同病种的住院费用结构特征进行分析,医院在医疗成本控制和调整医疗收入结构时可以采取有针对性的应对策略。本节收集近三年医院出院患者住院病案首页,依据 ICD-10 编码的亚目(四位数编码)选取出院患者在 100 人以上的病种,提取相关病种住院患者疾病信息、费用信息。

(一) 住院费用总体情况

近三年湖北省城市三级公立医院的住院患者费用结构总体情况如图 12-3-1 所示。近三年药品类费用占比最大,但是逐年在下降,2016 年到 2018 年分别占总费用的 32.59%、28.45% 和 28.18%;其次为诊断类费用,诊断类费用占比反而是逐年上升,2016 年到 2018 年分别占总费用的 22.34%、23.68% 和 24.41%;体现医务人员最核心服务的治疗类费用占比排在第三位,该类费用占比也逐年有所增加,2016 年到 2018 年分别占总费用的 14.24%、15.24% 和 15.42%。

(二) 确定疾病的种类和各病种的费用结构

收集医院出院患者住院病案首页,依据 ICD-10 编码选取出院患者在 100 人以上的病种,以亚目作为统计标准。确定病种种类数,然后根据费用,统计各病种的费用结构。

发现近三年出院患者在 100 人以上的病种共有 3 211 种,出院患者人数最多的前三位病种分别为:肿瘤化学治疗疗程 606 309 人次、未特指支气管肺炎 492 792 人次和未特指脑梗死 339 582 人次;费用最高的前三位病种分别是:后交通动脉的蛛网膜下出血 96 396.02 元,基底动脉的蛛网膜下出血 96 055.88 元和椎动脉的蛛网膜下出血 94 676.61 元;药占比最高的病种分别是:其他卵巢功能障碍 69.11%、其他情况的联合治疗后的随诊检查 66.70% 和肿瘤化学治疗疗程 63.22%;耗材费占比最高的病种分别是心脏起搏器的调整和管理 76.36%、其他和未特指的房室传导阻滞 69.98% 和窦性综合征 64.41%;综合医疗服务类占比最高的

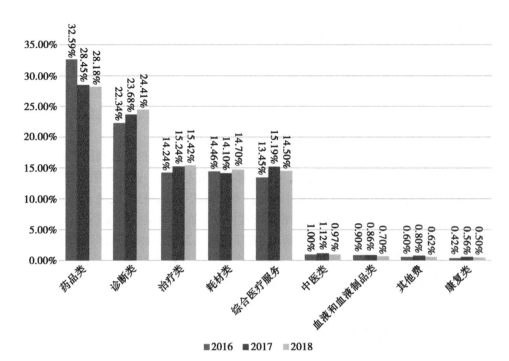

图 12-3-1   住院费用总体情况

病种分别是:童年孤独症 66.35%、胎儿和新生儿受脐带其他压迫的影响 63.99% 和双相情感障碍,目前为缓解状态 57.50%;诊断类费用占比最高的病种分别是病种器官和组织的可能供者接受的检查 85.65%、身材矮小症,不可归类在他处者 82.78% 和性早熟 81.14%;康复类费用占比最高的病种分别是婴儿性偏瘫 36.97%、痉挛性双侧瘫 29.66% 和运动障碍性大脑性麻痹(瘫痪)25.48%;中医类费用占比最高的病种分别是颈部其他和未特指部位的关节和韧带扭伤和劳损 40.43%、滤泡性疾患,未特指 24.25% 和变性性近视 22.86%;血液制品类费用占比最高的病种分别是遗传性低丙球蛋白血症 28.00%、未特指的腺病毒感染 26.36% 和特发性再生障碍性贫血 25.09%;其他类费用占比最高的病种分别是对染色体异常的产前筛选 10.22%、脊髓受压,未特指 7.56% 和影响眼睑功能的其他疾患 7.34%。

(三)基于聚类分析对各病种根据费用结构特征进行聚类

本研究按照费用结构进行分类的方法,对病种住院费用药占比、诊断类占比、耗材占比、治疗类占比和综合医疗服务费占比 5 个费用占比指标进行聚类分析将病种分为不同类型。

1. K-means 聚类   K-means 聚类分析算法是一种经典地基于划分的聚类方法,该算法可以大量地应用在 n 维数据空间中。K-means 算法就是通过不断迭代将数据对象划分到不同的类中,使得每一个类都尽可能地紧凑并且异于其他类。

K-means 算法的基本原理是:首先设定参数 k 值,确定需要将数据集划分成 k 个类,从大量的数据对象中随机地选取 k 个数据对象作为初始聚类中心;然后根据距离公式计算剩下的所有数据对象到每一个初始聚类中心的距离,将计算好的数据对象划分到距离最近的初始中心,这样就可以形成以 k 个数据对象为初始中心点的聚类分布。对划分好的初始聚类分布按照一定的规则(一般都是使用距离公式)重新计算每一类的中心点,以计算出来的点为中心形成新的类;如果计算出来的类中心点与前一次计算的类中心点不同,则再次利用规则对数据集进行重新分配调整,如此循环往复,直到新的类中心点与前一次类中心点相同,所有数据对象都没有被重新划分,标志着该算法结束。K-means 算法就是通过迭代不断地变化中心点的位置,使得所有数据对象到其类的中心点的距离总和变成最小,这样就可以使得目标函数最小化。K-means 算法就是通过不断地对数据对象进行迭代计算聚类中心点的过程,该算法具有简单、高效并且收敛速度很快等特点。其具体步骤如下:

(1) 在数据集中随机的选取 k 个数据对象,将这 k 个数据对象设定为初始聚类中心,即有 $C_1, C_2, \cdots, C_k$ 个初始聚类中心点,这样可以确定数据集需要被划分成多少类。

(2) 计算数据集中剩下的每一个数据对象到 k 个初始中心点的距离,将每一数据对象划分到最邻近聚类,形成以 k 个初始中心点为中心的类。

(3) 根据聚类的结果,重新计算 k 个聚类的中心,并作为新的聚类中心。

(4) 重复步骤(2)、(3),直到重新计算后的聚类中心点与计算前的聚类中心点相同,没有发生任何变化,则说明聚类结果已经达到收敛。

(5) 输出聚类结果。

2. 病种按照费用结构进行分类

(1) 确定需要最优分类数:K-means 聚类算法在分析之前首先要确定的就是 k 的取值,也就是说确定聚为几类,有时候聚类数是由业务需求或者分析动机所决定的,在本小节中将结合肘部法的技术,通过组间平方和占总平方和的百分比值(简称为聚类优度)来度量最优的类别数 k。结果如图 12-3-2 所示,随着聚类个数变多,聚类优度理论上应该是期望上升的,

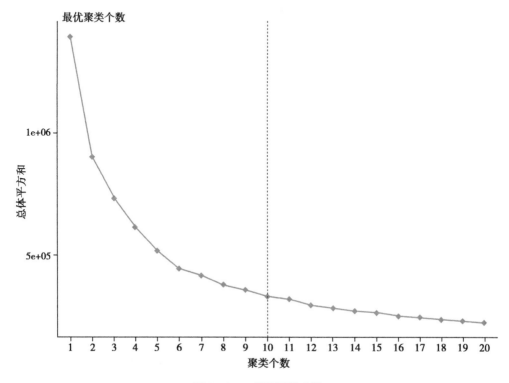

图 12-3-2　最佳聚类个数

这是因为当类别数基本接近样本点数，即接近于形成每个样本自成一类的情形时，聚类效果肯定是最好的，但是在选择类的数目时需要一种微妙的平衡，设定很大的类数聚类效果的确是好，但与此同时，会有过度拟合数据的风险，也是没有意义的，而选择更小的类别数在后续的数据分析过程中通常会更加方便，但是在聚类优度方面又达不到要求。因此我们要找到的 k 值应该是低于这个值时聚类优度会快速提高，高于这个 k 值之后聚类优度虽然会增加但是变化很小，这个 k 值就称为肘部点，也就是在图中所标注的点。结合实际情况，本次研究中，我们把医疗费用总额聚类为 10 个类别是最佳的聚类结果。

（2）聚类分析结果：根据前面的分析结果，我们确定各病种费用结构的最优的聚类个数为 10 类，分类结果如表 12-3-1 所示，有上肢短骨等 381 类病种被分到第 1 类，聚类中心显示该类疾病的治疗、药品和耗材类费用构成较高；第 2 类 194 类病种，聚类中心显示该类疾病的综合服务费用构成高；第 3 类 510 类病种，聚类中心显示该类疾病的各项费用占比都比较高；第 4 类 429 类病种，聚类中心显示该类疾病的治疗和耗材费用构成较高；第 5 类 241 类病种，聚类中心显示该类疾病的药品费用构成高；第 6 类 178 类病种，聚类中心显示该类疾病的耗材费用构成高；第 7 类 550 类病种，聚类中心显示该类疾病的综合服务、诊断和药品费用构成较高；第 8 类 356 类病种，聚类中心显示该类疾病的综合服务、诊断和治疗费用构成较高；第 9 类 143 类病种，聚类中心显示该类疾病的治疗类费用构成较高；第 10 类 229 类病种，聚类中心显示该类疾病的诊断类费用构成较高。

表 12-3-1　病种费用结构聚类中心

病种分类	病种数量	聚类中心 /%				
		综合医疗服务类	诊断类	治疗类	药品类	耗材类
1	381	11.12	18.22	18.41	26.86	22.96
2	194	34.25	27.43	13.44	16.03	5.24
3	510	15.16	22.06	15.04	33.36	11.22
4	429	13.96	16.12	29.84	24.29	12.23
5	241	14.22	26.15	5.90	43.14	6.17
6	178	8.69	15.06	16.11	17.52	40.67
7	550	17.29	34.18	7.13	32.05	5.84
8	356	15.23	26.98	22.92	22.38	9.03
9	143	11.25	13.76	45.12	15.35	12.57
10	229	13.96	47.11	6.77	24.08	4.98

根据病种的分类结果，有关部门可以对所有的病种有针对性地开展医疗成本控制和调整医疗收入结构。针对上肢短骨等第一类病种可以重点控制疾病的治疗、药品和耗材类费用；针对月经不规则等第二类病种可以重点关注综合服务费用；针对脊髓受压等第三类病种则需要综合考虑综合服务费用、治疗、药品和耗材类费用，针对梗阻性分娩等第四

类病种可以重点关注治疗和耗材费用;针对其他形式的疱疹病毒感染等第五类则需要重点关注病种药品费用;针对屈光疾患等第六类病种可以重点关注耗材费用;针对炎性肝脏疾病等第七类病种可以重点关注综合服务、诊断和药品费用;针对未特指的痔等第八类病种可以重点关注综合服务、诊断和治疗费用;针对影响眼睑功能的其他疾患等第九类病种可以重点关注治疗类费用;针对染色体异常的产前筛选等第十类病种则需要重点关注诊断类费用。

第四篇

病案数据分析应用展望

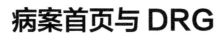

第十三章

病案首页与 DRG

一、DRG 的产生与运用

（一）DRG 在美国的起源背景与发展

DRG 的起源可以追溯到 1967 年耶鲁大学的研究团队对 DRG 进行的研究,耶鲁大学 Mill 等人从 1967 年开始,经近 10 年的研究于 1976 年完成了 Yale-DRG。这一版 DRG 资料源自新泽西州、康涅狄克州及宾夕法尼亚州共 70 万份出院病历的总结。将所有的病例划成 83 个主要诊断类目,再按第一诊断、第二诊断,主要手术操作,年龄等因素进行划分,最后将疾病分成 492 个组,每个病组的病例都具有相同的临床特点和较为一致的住院天数。最初的试点从 1972 年开始设计,并在新泽西州落地。

在医疗服务的支付方面,20 世纪 60 年代的美国所面临的问题可以简单总结为一句话,即在医保支付的基础上,医院可以用增加成本支出的方式来增加收入。1966 年 7 月 1 日美国政府正式实施社会医疗保险制度(medicare)和医疗救助制度(medicaid),其中社会医疗保险制度覆盖了 65 岁以上的老年人、未满 65 岁的残疾人及终末期肾病患者;医疗救助制度是州与联邦政府共同施行的以特定的贫困者与残疾人为对象的医疗救助保险制度。两个社会保险制度共覆盖 1 亿美国人口,约占美国人口的 33%。社会医疗保险制度于 1983 年以前对医院提供的医疗服务采用的是"实报实销"的后付制支付方式,即不管医院提供的服务是否合理均按医疗项目付费给医疗机构。虽然社会医疗保险制度将这种支付方式宣传为基于"理性成本"的成本加成付费,但实际上这种支付方式很难使医院理性地控制成本,相反政策制定者和医院管理者很快就意识到这是一种快速推升成本上升的激励机制,因为医院能够从不断上升的成本当中获得更多的经济回报(净收益),这实际上和我国曾一直采用的药品加成策略有异曲同工之处。

在"理性成本"的诱导下医疗机构提供更多,甚至是并不必要的医疗服务,一定程度上导致了美国对新技术的追求和医疗费用的不合理增长。所以为了控制医疗费用的增长,美国开始研究替代的支付方式。美国的做法最初是调查医院的成本现状究竟如何,他们通过收集医院费用数据,然后以患者的每日平均费用来进行比较,发现就算是在同一个社区的不同医院之间,其费用差异也会很大。美国的学者认为,每日费用的这种差异部分反映了各机构之间定位差别,这种定位差别主要体现在机构服务范围不同,有的机构除了提供医疗服务还会承担一些不同规模的教学和培训项目。为了制定公平的支付方式,美国需要一种更合适的方式来解决医院特征差异以及它们对医院成本影响的问题。

随着社会医疗保险制度对医院成本费用分析的进一步深入,人们越来越发现,医院之间最显著的差异在于他们所治疗的各种病例不同,而不是这些医院有多少床、多少设备抑或是有多少人员,因此所治疗的病例,而不是医院硬件或者软件特征,成为更为敏感的评估医院特征的测量工具,用于帮助解释医院成本的巨大差异。将医院医疗服务的"产品"定义为病例而不是平均住院日或每一个具体的医疗项目(例如,一次输液或具体抗生素的注射剂量)。利用会计系统评估生产既定的"产品"所需要的相关资源和成本,成为给这些医疗服务或者说"产品"买单的人/机构最为关心的问题。而如何按照患者临床类型合并患者的成本信息在难以捉摸的临床实践世界和更加可量化的财务管理世界之间建立起一座桥梁,就是放在社会医疗保险制度面前的问题。解答这一问题的方法就是完成理念上的更新(认识到应该打包一个比"服务项目"和"床日"更能解释医疗服务成本差异的支付单位)和技术上的储备(DRG 的技术实现和试用)。因而社会医疗保险制度终于在 1983 年下决心整体改革其支付方式,以 DRG-PPS(以 DRG 为基础的预付制付费系统)对医疗服务开展支付。

美国 DRG 的发展可以分为四代,前文提到的耶鲁大学 Mill 等人研究的 Yale-DRG 为第一代。第二代 HCFA-DRG(refined-DRG)由美国国家卫生筹资管理局和耶鲁大学的卫生系统管理组织合作于 1985 年完成。其资料来自美国 2 100 家医院中的 332 家医院,按医院的分布、地位、功能及大小不同分层随机抽样 40 万份病例。第三代 AP-DRG(all-patent-DRG),1987 年,纽约州卫生部和位于犹他州盐湖城的 3M 卫生信息系统(3M health information systems,3M HIS)合作,对 DRG 最初几年实施过程中发现的技术错误和遗漏提出了修改方案。同时进一步推进 DRG 系统的发展,其分类主要考虑了下面 8 个因素:主要诊断、次要诊断、主要手术、重要的合并症和并发症、年龄(以 17 岁区分成年人和未成年人)、新生儿体重、昏迷时间、是否死亡。第三代 DRG 分组于 1988 年 9 月公布,美国政府于 1995 年 1 月 1 日宣布社会医疗保险制度按第三代 DRG 分组第 12 版(共 641 个 DRG 组)方案支付住院费用。第四代 APR-DRG(all-patent refined-DRG)。以第三代 DRG 为基础研制出来的。APR-DRG 将新生儿排除在外,取消了 AP-DRG 原有的年龄、并发症和合并症分组,取而代之的是两个系列的 4 个次级分组。一个系列阐述患者疾病的严重程度,另一个系列阐述患者的死亡危险程度;两个系列各分为轻微、中度、严重、非常严重 4 个次级分组。以上四代 DRG 构成了美国 DRG 发展的主线,并对世界各国的 DRG 发展产生了深远的影响,目前其他国家运用的 DRG 分组原理和相关策略均脱胎于美国的这四代 DRG。

(二)DRG 在澳大利亚的发展与实践

澳大利亚的 DRG 发展历程是 DRG 在国际社会具有鲜明特点的发展案例之一,从最早开始引进美国的 DRG 到逐步利用自有数据修正、研发新的适用于澳洲临床实践的具有自主知识产权的版本,澳大利亚的 DRG 不仅在其本土得到持续改进,并且成为其他国家,如德国和瑞士乃至我国引进和参考的对象。一直以来澳大利亚有专门的国家行政机构负责收集医院相关的数据,其中澳大利亚健康和福利部汇总州级医院数据;国家健康相关分类中心则负责 ICD 相关分类编码的维护和培训,为澳大利亚开展 DRG 的研发提供条件。

澳大利亚最早 DRG 的发展经历可以追溯到 20 世纪 80 年代对美国卫生保健融资管理局 DRG 系统的引进。然后基于其国家病例组合开发项目的支持,澳大利亚于 1992 年 7 月发布澳大利亚国家诊断相关组(Australia national diagnosis related groups,AN-DRG),该版本的 DRG 基于美国版的国际疾病分类第九版临床修正版(ICD-9-CM),并主要借鉴美国 APR-DRG 的分红策略。美国 ICD-9-CM 也被用作随后的 ANDRG 版本 1.0(1992)、2.0(1993)和 2.1(1994)的编码基础。然后 AN-DRG 3.0 版本(1995)和 3.1 版本(1996)则首次运用了澳大利亚版 1CD-9-CM 编码标准。之后澳大利亚在 4.0 版本对之前的 AN-DRG 进行了第一次重大修订,自此澳大利亚 DRG 的名称也从 AN-DRG 更名为 AR-DRG,该版本升级最终定名为 AR-DRG V 4.0,但没有公开发布。这一版本的改进包括,从澳大利亚 ICD-9-CM 第二版编码过渡到澳大利亚 ICD-10(ICD-10-AM)编码;同时使用新开发的澳大利亚健康干预分类,为使用 ICD-10-AM/ACHI 第一版代码开发 AR-DRG V4.1 奠定了基础,这一改变也使其区别于美国使用手术和非手术区分主要疾病类目(MDC)下的亚组,澳大利亚开始使用手术、非手术操作和内科分别定义 MDC 中不同的核心 DRG 组(ADRG)。

对 DRG 并发症和合并症的分类定义做出新的改进是澳大利亚 DRG 的独特创新,使得 AR-DRG 走上了一条不同的发展道路。这缘起于为了改善从 AN 到 AR-DRG 的病例复杂度测量,在澳大利亚卫生部门的支持下,研究人员利用澳大利亚的自有数据对耶鲁版本 DRG 并发症和合并症结构开展验证,并进一步对 CC 结构进行适用于澳大利亚的改善,这包括开发适用于澳洲临床实践的并发症和合并症水平(CCLs),并反映每个特定相关诊断(ADx)所增加的患者临床复杂性。这一策略的产生,源自于数据统计研究人员与临床实践一线人员的广泛沟通和讨论,并根据临床一线的反馈和建议测试新的 CC 结构。澳大利亚最终完成拥有自主知识产权的 AR-DRG 合并症并发症清单,CCL 赋值和相关的排除清单。

2008 年,澳大利亚各州公立医院系统管理人员和澳大利亚联邦(公立医院的出资者)达成了基于 DRG 的更大规模的财政预算协议,以应对公立医院服务量的增加。基于这一次大服务的预算调整,澳大利亚独立医院定价局委托悉尼大学进一步完善 AR-DRG 体系。这一次升级也是完全使用澳洲的患者成本数据开发的第一个完全的澳大利亚 DRG 分类体系,排除既往利用住院床日数作为成本衡量指标的做法。这也是 AR-DRG 5.0 版本的缘起,这一大版本升级中 5.2 版本产生的影响较为广泛,我国上海申康版本的 DRG 就是借鉴于澳大利亚 AR DRG 5.2 版本。之后澳大利亚的 DRG 版本每 2~3 年进行一次大版本的更新。澳大利亚独立医院价格管理局于 2015 年 7 月开始实施澳大利亚 AR-DRG 8.0 版本,这一版是对之前版本的 AR-DRG 分类又一次具有里程碑意义的更新。在 8.0 版本中,澳大利亚 DRG 引入了基于集(episode)的临床复杂程度模型(ECCL),以替代原来患者临床复杂程度模型(PCCL)并简化了分割逻辑。改进后的 DRG 的分组更加依赖于患者特征,特别是患者的其他相关诊断 ADx,这一修订使得 AR-DRG 的在澳大利亚进一步得到发展。

(三) DRG 在欧盟的发展与运用

自 1983 年美国社会医疗保险制度将 DRG 作为支付医院的基础后,尽管 DRG 已成为大多数高收入国家支付医院和对医院绩效进行测量的基础。但是,DRG 这个术语在各个国家以及各国内部均被认为具有不同的含义。一些国家主要将 DRG 作为评估医院病例组合程度的衡量标准(如瑞典和芬兰),而其他国家则使用 DRG 作为支付费率的完全替代用词(如法国和德国)。这种现象有一部分原因在于不同国家 DRG 应用开展的时间阶段并不一致,还有部分原因则是特定国家的 DRG 会按照其卫生系统的需要而进行设计改造和应用。欧盟 DRG 的应用实践说明 DRG 的发展和应用于医院付费和绩效测量具有高度的复杂性,特别是医院行业所存在的巨大制度和结构差异,使得尽管欧盟很多国家都采用基于 DRG 医院支付制度,但各个国家之间至今依然存在显著的差异。

可以说每个国家在不同的时间采用不同的路线来引入 DRG 的理念和应用模型,通常这些国家最初的目的是为了对病人进行更为精确的分类,这样就能够更好地测量医院的行为和产出,后来 DRG 也会用于支付的目的,而需要注意的是,即便引入 DRG 的最初目的是用于支付的欧盟国家,大多数也在引入后经过一段时间的试点和摸索后才开始支付方式的改革。其次,在策略上,各国也存在差异,一些国家长期将 DRG 用于患者分类和提高医疗服务透明度(特别是英国,长达 10 年),以便在开始基于 DRG 的支付制度前,医院能充分熟悉 DRG 分组逻辑和相关原理,当然这也与英国的筹资机制有关。英国医院筹资来源于税收,从而天然地对费用的增长有较强控制,这给了 DRG 落地较为充分的缓冲时间窗口,其他国家可能就没有这样有利的制度优势。可以发现其他国家在经过短暂的转换后就引入了基于 DRG 的支付机制,原因可能在于费用上升速度较快,对医保、社会舆论均产生较大的压力。如爱尔兰于 1992 年引入 DRG,1993 年就首次用于预算分配。

后续较晚时候(20 世纪 90 年代和 21 世纪初)引入 DRG 的国家大多将 DRG 作为其改革医院支付制度的重要工具。这是因为其目的不仅在于公平地对医疗服务提供者也就是医院开展付费或预算拨付,更为重要的支付目标是希望通过 DRG 的引进来阻止医院提供不必要的服务,并对提供适当医务服务的机构予以鼓励。在欧盟国家中,葡萄牙在 20 世纪 80 年代后期率先以职工健康保险作为支付者对医院开展基于 DRG 支付。后续许多欧洲国家(如英国、法国和德国,以税收和社会保险为筹资形式的国家),其基于 DRG 的医院支付系统已经发展成为其国内主要的医院支付机制,其目标一般包括提高效率,激活和增加医疗服务透明度;减少入院等待时间和住院时长;支持患者选择合适的医疗服务提供者;提高医疗服务质量;并鼓励医院之间的效率竞争。但也有部分欧洲国家,比如瑞典和芬兰,依然仅将 DRG 主要用于医院医疗服务的规划和管理,以增强其服务透明度。

欧洲大多数国家所采用的 DRG 系统定制化程度较高,主要是因为欧盟国家所使用的语言较为多样,因此不同语言背景下对 DRG 分类策略也会产生一些影响。只有一些国家直接采用从其他国家引进的 DRG 系统,比如爱尔兰、葡萄牙和西班牙运行从澳大利亚进口的 AR-DRG 或美国的 AP-DRG 或 CMS-DRG,更多的国家也从国外进口 DRG 系统,并将其作为开发自己系统的起点,其中北欧国家(芬兰、瑞典和爱沙尼亚)比较有特点,他们决定合作开发一个通用的 Nord-DRG 系统,并在 3 个国家内部分享使用。该系统可根据国家特定条件进一步调整,可以作为欧盟内部协调 DRG 模型甚至开发统一系统的典型案例。

需要强调的是根据欧盟的实践,各国引入 DRG,并力求实现对医院支付的体制基础不尽相同,不仅原来的支付制度存在区别,各国的医院情况也非常不同。而一致的是大多数国家引入基于 DRG 的支付方式,其背后推动的主要动机在于激励医院改善其医疗服务的绩效。

(四) DRG 在中国的发展与运用

美国社会医疗保险制度在 1983 年前所面临的窘境与中国现在对医院服务进行支付的情景有相似性。进一步说,当时美国医院通过"成本加成"以从医保那里获得更多的收益,跟中国医院当前的激励机制近乎完全一致。这种动机在社会医疗保险制度建立之后的十几年产生了显著的结果,包括社会医疗保险制度支出由第一年(1967 年)的 33 亿美元激增至预付制实施前(1982 年)的 500 亿美元,美国卫生总费用由 139 亿美元增至 996 亿美元,医疗卫生经费占 GDP 的比例由 2% 增至 3.8%。

中国社会医疗保险从 20 世纪 90 年代开始建立,21 世纪的最初几年建立新型农村合作医疗保险制度和城市居民基本医疗保险制度,社会医疗保险体系逐步完善,目前医保对医院的支付方式以及最近 20 年的医保费用增速、国家卫生总费用增速以及医疗卫生经费占 GDP 比例,都与 1967—1983 年的美国具有高度的相似性。这样的增长有其合理性,这是因为社会医疗保险制度建立之初,长期压抑的医疗服务需求得到充分释放,同时也暗示了费用增长的无序,这无疑是成本推动下医疗服务费用和收益不断膨胀的结果。如果不改革支付方式,社会医保的基金将无法承担费用的持续高速增长,医保基金崩盘将有损每一个参与人的切身利益。因此中国也已经对 DRG 展开了尝试。

中国的 DRG 尝试最早在北京展开。早在 20 世纪 80 年代末,北京市就开始关注 DRG 的研究和应用。1988 年 8 月,北京市成立医院管理研究所,首任所长黄慧英在建所之初就明确了要跟踪国外研究动向,将 DRG 作为研究目标,探索建立"科学地评价医院投入产出、合理控制医疗费用、推动医疗服务质量不断提高的有效方法"。黄慧英及张修梅等老一辈专家牵头组织北京地区 10 个大型医院开展了中国首个大规模的 DRG 研究。当时,中国尚未建立住院病历首页报告制度,计算机信息技术手段还不发达,需要克服很多困难和障碍。课题组成员研究决定从每份住院病历中摘录 140 个数据项,每个大医院提供 1 万份病历,共摘录 10 万份出院病历、1 400 多万个数据变量,参照美国 AP-DRG 进行了 DRG 分类方案的可行性研究,并在此基础上研究影响我国出院病例住院时间和费用的因素。历经 4 年多时间,课题组于 1994 年发表了一系列研究文章,并形成《DRG 在北京地区医院管理可行性研究论文集》,使中国有了首批 DRG 研究成果。此项研究为此后中国开发自己的 DRG 系统在技术上奠定了基础,指明了方向。由于缺乏能够应用于 DRG 分组和开展相关分析的电子数据,1994 年以后的 10 年间,中国没有出现大规模的 DRG 相关研究。

时间进入 21 世纪。按照国家卫生体制改革的统一要求,北京市人民政府于 2001 年 2 月发布了《北京市基本医疗保险规定》,开始实施并逐步建立覆盖全民的社会医疗保障制度。如何保证社会保险基金安全、有效利用,且可持续发展,是摆在政府主管部门面前的重要问题。经当年 DRG 课题组成员,时任北京市人力资源和社会保障局分管医疗保险工作的张大发副局长提议,北京市再次启动了目的在于实现社会医疗保险(简称"医保")DRG-PPS 付费机制的课题研究工作。2004 年,北京市财政出资 130 万元支持以北京市医院管理研究所张修梅作为顾问、北京大学附属第三医院胡牧为主要负责人的北京市 DRG-PPS 研究项目组(以下简称"DRG-PPS 项目组"),细致研究了美国 AP-DRG 和澳大利亚 AR-DRG 的分组原理和方法,初步采用北京市 12 家大型医院 70 万份病历首页信息,开展了对 DRG 分组器的模仿和验证工作。这些工作为此后 DRG 分组器的本土化和北京版 DRG 的成功开发奠定了方法学的基础。

2006年,北京市卫生局牵头与市人力资源和社会保障局、市发展与改革委员会、市财政局共同建立了DRG-PPS项目政府联席会议制度,在市卫生局设立DRG-PPS项目推进工作办公室,负责组织管理北京市DRG-PPS的研究和应用工作。北京市卫生局负责全市出院病历首页数据的采集和信息质量维护;市人力资源和社会保障局与市发展与改革委员会负责制定DRG-PPS支付政策;市财政局根据医院收入变化,研究财政如何调整投入政策并支付研究经费;项目组在4个委办局联席会议的统一领导下开展DRG的理论和实践研究。

2006年底,在卫生信息中心的积极协助下,DRG-PPS项目组完成了北京地区病案首页相关信息的标准化工作,对病案首页相关变量进行了标准化定义,根据病例组合"最小数据集"的原则开发了病案首页的辅页;与此同时,完成了国际疾病分类编码ICD-9和ICD-10北京临床版的开发,并通过了国家级专家论证。

2007年初,卫生信息中心开始对北京各大医院的医生、病案人员、编码人员和统计信息人员培训,使用新的病案首页信息标准和ICD编码的临床版本。这次培训历时近1年,涉及全北京市二级以上所有医疗机构。到2007年底,卫生信息中心开始要求各大医院按照新的信息标准上报首页数据。此后,市卫生局医政处、卫生信息中心组织专家对全市二级、三级医院出院病历首页数据质量持续开展监督检查。经过督导检查,发现问题并落实纠正措施,绝大部分医院已使用《国际疾病分类(ICD-10)临床版》和《国际手术操作类(1CD.9.CM-3)临床版》进行日常编码工作,并完成了计算机系统的改造,病案首页报告信息符合标准化后的要求。

2008年度,北京市对DRG的研究完成了从借鉴国际经验到本土化的蜕变,DRG-PS项目组提出了一个适合于中国医疗机构诊疗模式和北京本地病案信息环境的DRG外组模型,并成功开发完成分组器,命名为BJ-DRG。

在随后的分组效能检测中,DRG-PPS项目组把同样来自北京地区医疗机构的病案首页数据导入BJ-DRG、AP-DRG和AR-DRG 3个分组器,使用国际上通行的检测指标"变异系数"(CV)和"变异减低率"(RIV)比较3个分组器的分组效能,结果发现,BJ-DRG在分组效能上与其他两个国际上成熟的DRG版本相似,而且当用医疗费用作为目标变量时,分组效能还略有优势。

2009年开始,BJ-DRG被北京市卫生局陆续应用于北京地区医院绩效评价、临床重点专科评价、城乡医院对口支援效果评价等诸多工作,受到原国家卫生部的高度评价,并向全国培训推广。2011年,北京市人力资源和社会保障局启动了DRG付费试点工作。至此,北京市成为全国首个成功开发完整DRG分组系统、大规模应用DRG进行医疗绩效分析、系统应用DRG进行付费制度改革的城市。2011年11月,BI-DRG研究及应用成果以《中华医院管理杂志》专刊形式全部公开发表。

2012年4月,北京市卫生局决定将DRG-PPS项目组纳入北京市医院管理研究所职能进行管理。一直在北京市卫生局分管DRG工作的副局长邓小虹担任DRG项目领导小组组长,原DRG-PPS项目组核心团队成员成为各业务小组的骨干专家,共同讨论确定了DRG项目组(以下简称"项目组")的组织构架、工作职责与工作任务。从此,项目组工作开始更紧密地服从于医疗卫生体制改革、卫生行政监管与医疗机构行业管理需求。

随着人类疾病谱不断发生变化,人类对疾病的认识也在不断深入;同时,随着科学技术的不断进步,治疗疾病的方法也在不断推陈出新。因此,建立在住院病历首页疾病与手术操作名称基础上的 DRG 系统,必须契合临床发展与时俱进,需要临床医生和病案编码人员密切合作,对疾病诊断和手术操作术语及其编码、对疾病诊断相关分组规则不断进行补充、修改与调整。

为此,2013 年,北京市医院管理研究所在市财政资金支持下,开展了 DRG 论证工作。项目主要内容为在项目组前期研究完成的技术标准基础上(DRG,ICD-10,ICD-10PCS ACD-9),开展疾病诊断术语、手术操作术语、疾病诊断相关分组规则的论证工作,以期使整个 DRG 体系符合不断变化的临床实际情况。BJ-DRG 论证工作自 2013 年 5 月开始,历时 1 年。参加论证的专家队伍规模庞大、涉及面广、全行业参与,充分体现了北京作为首都其卫生行业的代表性与医学界的学术权威性。

2014 年 1 月,北京市卫生局更名为北京市卫生和计划生育委员会。为使 BI-DRGis 紧密结合临床医学的发展与变化,北京市卫生和计划生育委员会批准成立了"北京 DRG 论证专家委员会",确定了今后对有关专业术语标准及其诊断相关分组进行及时修订,对 DRG 分组系统进行动态调整升级的持续性工作机制。

二、DRG 实施的基础工作

(一)疾病分类与手术编码的统一

国际疾病分类(ICD)是有 100 多年历史的卫生信息标准分类,如今已经被国际公认。中国有必要履行作为世卫组织成员国的义务,有义务依照 ICD 实行编码和分类,并报送本国卫生统计信息给 WHO。ICD 于 1981 年在我国开始使用,并根据我国实际情况进行过修订工作。1993 年原卫生部统计信息中心首次把国际疾病分类 ICD-9 引入中国并等效采用编码,成为我国国家疾病分类标准 GB/T 14396—1993。2001—2011 年将 ICD-10(4 位编码)完全等效作为国家分类标准 GB/T 14396—2001。2016 年国家标准化管理委员会正式批准发布了《疾病分类与代码》(GB/T 14396—2016)国家标准,代替 GB/T 14396—2001(4 位编码)。疾病分类的国际、国家标准虽然已经推出,但实际应用过程中,各省由于实际工作、自身情况等的不同,疾病编码标准也被进行了修订,因而各省编码、结构、表达等方面存在差异,没有实现编码完全统一。国内一些省份目前已经在开展统一疾病分类与代码的工作,如 2006 年北京市的 ICD-10 北京临床版以及 2011 年浙江省的《临床疾病分类与代码》等。

要搞好信息化建设就要做好信息标准,卫生信息标准建设是实现医疗卫生业务协同和信息共享的基础,也是困扰卫生信息化建设发展的瓶颈之一。强化卫生健康信息标准的研制、应用,必将持续推进各省卫生健康信息化良性发展。

研究制订全省统一的临床疾病分类与代码规范,有效解决各地疾病编码自由扩充导致的难以兼容的问题,使各医疗卫生机构的疾病编码数据实现真正的互联互通,也为各卫生相关部门如疾控中心、医保部门等的工作提供便利。同时这也确保疾病统计工作的顺利进行,大大增加病案资料的研究价值,提高工作效率和准确度,对于规范省、市、县三级人口健康信息平台建设,推进全省卫生健康信息化建设,实现卫生健康信息共享、业务协同等具有重要的现实意义。

(二) 病案首页的统一结构

DRG 的产生和应用是从病案首页数据开始的,因此统一病案首页数据的标准就是统一数据的第一步也是最关键的一步。由于特殊的现实背景,我们国家医院病案系统的供应商既多且杂,这就使得医院实际运行的病案系统千奇百怪,再加上医院作为强势"甲方"的需求,很多病案系统是深度定制化开发的,病案首页数据标准千变万化。因此各个医院即便是再全面管理病案书写和首页数据质量,这些被选定的"参赛者"的首页数据有时也很难整合到一起,因此为了推广 DRG 的应用,统一病案首页的数据标准成为重中之重。

这并不是统一病案首页数据标准的第一次尝试。基于卫生健康行政部门对医院医疗服务行为的关切,上报医疗服务数据是医疗信息化所期望实现的重要任务之一,医院出院病人调查表(卫健统 4 表)数据标准和 HQMS 数据上报标准都是基于卫生健康行政部门要求上报出院患者数据所实现的。

卫健统 4 表的数据标准来源于 2007 年卫生部《国家卫生统计调查制度》和《国家卫生统计信息网络直报管理规定(试行)》对医院出院病人调查表(卫健统 4 表)的网络直报要求。具体包括要求政府办医院对出院患者相关数据进行年报,这些数据由于主要出现在患者的病案首页上,因此形成了对患者病案首页数据的第一次正式要求。后续卫生信息中心对上报的数据指标项和相关的接口进行了定期的升级,并由年报调整为季报。

HQMS 数据标准则是基于卫生部 2013 年《关于做好 2013 年医院评审评价工作的通知》(卫办医管函〔2013〕205 号)第四条;加强医院基本状态数据常态监测,具体为基于卫生部 2012 年建立的"医院质量监测系统",要求三级医院完善医院信息系统,做好系统对接,实现基本数据自动上报,建立医院工作及其质量常态监测机制。省级卫生健康行政部门要重视并发挥信息化手段在评审工作中的作用,加强对辖区内三级医院的监督指导,督促医院加快落实相关工作要求,保证数据的真实性。医院评审结果报卫生部核准前,有关医院应当首先完成与"医院质量监测系统"对接并实现数据自动采集要求。

比较病案首页的数据标准,卫健统 4 表标准推出较早,虽然定期更新,但整体结构较为陈旧,HQMS 虽然数据标准和内容均有所提升,但上报范围仅限于三级医院(特别是拟参加等级评审的三级医院),而更多的二级医院没有纳入。

因此 DRG 区域架构确定范围后,首要的工作就是对所有参与医院,无论医院类型、等级和公立私立等,明确病案首页的数据上报标准,这一标准可以在原来卫健统 4 表和 / 或 HQMS 数据标准的基础上进行增补、修订,并统一发布,进而实现所有医院病案首页数据的上报指标、数据接口和数据字典的一致。

(三) 统一的数据收集平台

在应用于 DRG 的病案首页数据标准得到统一后,汇集区域范围内所有标的医院,一定时期,所有病例的病案首页数据才成为可能。目前在数据量不大的情况下,可以通过统一上报和分析平台实现建立 DRG 统一数据库;而不久的将来相信基于大数据技术,可以在区域层面实现病案首页数据在各个医院的分布式的存储,并形成统一的 DRG 数据分析平台,对

DRG 应用实现集中式的分析和展示。

统一的 DRG 数据库作用是至关重要的,而这个数据库的出现也为在单机版 DRG 系统的局限性部分所提出的几个问题,提供了完美的回答,因为统一的数据库:一是区域自主研发新 DRG 分组规则的数据基础;二是区域引入既有 DRG 分组器并实现调整既有分组规则的数据基础;三是重新计算修订 DRG 组权重的数据基础;四是产出 DRG 相关指标的数据基础。

除了第一点,就是采用统一数据库自主研发新的 DRG 分组规则,与 DRG 的初始研发过程一致以外,第二、第三点称之为对引入的 DRG 分组器开展本地化的过程。第四点则是基于这种本地化的分组规则产出 DRG 的应用结果指标。

从顺序上来看,一个地区或者区域很少如美国或其他自主研发 DRG 分组器的国家一样从第一点开始执行,更多实践的是引入现成的 DRG 分组器并开展本地化,推进应用实践。在实践中积累经验,然后再实现对分组规则和应用体系不断升级,甚至如澳大利亚一样,在使用一段时间的引进版 DRG 后,随着数据质量的提升、随着成本数据的可及、随着 DRG 运用实践经验的积累,最终完全自主研发新的更加适用于本地区或区域的分组器。

(四) 统一的分组器与分析维度

DRG 分组规则的产生很大程度上是基于区域内的医院数据而来的,排除以上完全自主研发的内容,如果需要引进/移植一套现成的 DRG 分组规则到区域开展应用,首先就面临两个基本问题,第一,现成的 DRG 组是否能成组(组内变异系数要小于 0.8);第二,现成的 DRG 组权重是否符合应用地区的实际。

因此建立在统一数据的基础上,为了回答以上两个问题,对引入的 DRG 分组器开展本地化修订就是必然选择,本质上本地化过程就是基于区域所有"参赛者"的实际情况(数据积累),对规则进行调整,调整分组策略(重新按照定义梳理组);调整 DRG 组权重(重新计算 DRG 组资源消耗的相对性)。只有在完成这两个 DRG 分组器本地化任务以后,DRG 分组器才能真正适用于区域范围内的所有医院,由这样的分组器所产生的应用结果才具有指导意义。

这两个任务中,分组策略的调整与 DRG 设计原理中分组策略的产生过程是非常类似的,但省去了前期从无到有的过程,这也是引进现成 DRG 的优势所在。在此要突出的是,更加重要的是对 DRG 权重的调整,这个任务是区域架构设计最终落实并指导应用的核心任务。

引入现成 DRG 的一个巨大的优势是 ADRG 已经较为明确,且得到统计数据和专家论证的支持,这节省了巨大的人力和物力。但 ADRG 组向 DRG 组细分的过程中,不同的区域可能面临不同的情况。那么在本地化过程中,由于应用于新的区域,需要重新对该 ADRG 组的分型进行审核,可能会有以下几种情况:一是和原 DRG 的结果一样,必须也按照 CC 分成三个组,那么就无须调整,是最简单的结果;二是产生与原始 DRG 不同的结果,比如 ADRG 组内变异系数直接小于 0.8,那就意味着 ADRG 组直接成为 DRG 组,无须细分;再比如只需要分为无 CC 组和有 CC 组,从而将原来的三组转变为 2 组;或者又比如出现原始 DRG 分组规则更加复杂的情况,年龄因素也必须考虑进去,从而产生了多于三个 DRG 组的情况。

因此引进 DRG 开展本地化的时候,必然需要通过本地数据对 DRG 进行检验,从而对分组规则进行重新验证(无变化)、合并(多组合并一组)、修订(多组调整为多组)以及拆分(拆分生成新的 DRG 组),而这些检验和调整过程,都是基于应用区域的实际的,也是本地化的首要任务。

在完成 DRG 的分组规则调整后,就需要对 DRG 组的权重进行调整。经过第一步的本地化,可以发现引进的原始 DRG 组出现了变化,有的组合并了,有的组拆分了,有的组内涵变化了。总结一句话,原来 DRG 组的权重值不能用了。因此本地化还应当对 DRG 组权重进行调整,进而形成本区域架构中 DRG 组的最初标杆指标。

三、DRG 应用分析简述

(一) DRG 应用的范围

DRG 本质是一个医疗管理工具,因此,其应用范围很广。DRG 应用的范围大致可以分为医疗费用管理和医疗绩效管理两大类。就医疗费用管理而言,DRG 应用于费用管理上最著名的案例要数其在美国 Medicare 上的应用。美国 Medicare 自 1983 年起,购买医疗服务的计费单元是患者的 1 次住院(episode),不同的病例分属于数百的 DRG,每个 DRG 有不同权重,这个权重反映不同 DRG 病例花费的差别。于是,虽然从诊断和操作上看,病例类型超过 10 万计,但利用 DRG 系统,将病例类型压缩为数百个,不同类型通过权重的差异进行区别定价,大大减少了交叉补贴的发生。目前,美国不仅在 Medicare 使用 DRG,也在很多其他健保机构使用,只不过这些机构根据自身客户群和定点医疗服务提供者的特点设定费率并调整 DRG 的权重。其他国家,如德国、匈牙利等,也执行基于 DRG 按病例付费制度。而在新加坡,其按天计费制度中,利用 DRG 进行风险调整。在法国、爱尔兰、挪威等国家,则利用 DRG 进行医疗机构的预算管理。

就医疗绩效管理而言,目前国际上著名的医疗服务评价体系中,都可以看到 DRG 相关的指标。著名的"国际质量指标计划"(IQIP)中,进行"住院死亡""非计划再入院"等指标的计算时,都是用的 DRG 作为风险调整工具,"低死亡风险 DRG 组"的死亡率作为医疗安全的一个重要指标,广泛用于美国、澳大利亚和多个欧洲国家,美国卫生保健研究和质量中心(AHRQ)对医疗安全设置了一套与 DRG 相关的重要指标,且建立了一整套与 APR-DRG 关联的用于医疗服务质量评价的软件。

(二) DRG 应用的限制

值得注意的是,任何一个病例组合系统都有其特定的应用范围,DRG 也不例外。由于 DRG 的分类基础是诊断和操作,为此,只有那些诊断和治疗方式对病例的资源消耗和治疗结果影响显著的病例,才适合使用 DRG 作为风险调整工具。一般而言,急性住院病例属于此种类型。而门诊病例、康复病例、需要长期住院的病例,DRG 往往不适用。那些诊断相同、治疗方式相同,但资源消耗和 / 或治疗结果变异巨大的病例,也不适合。精神类疾病属于此类。例如,同样诊断为"精神分裂症"的病例,有的只住院 2 周便出院,有的住院时间则超过 1 年,这也是那些将 DRG 应用于医疗费用管理的国家和地区往往"豁免"或"除外"精神类疾病的原因。病例组合系统经过长期的发展,那些不适合使用 DRG 进行风险调整的病例类型,基本上都有了对应的病例组合工具。例如,门诊病例有"门诊病例分组系统"(APG)、康复病例有"资源使用分组系统"(RUG)等。事实上,中国既然计划将病例组合系统引进到医疗管理当中,除了目前开发的 DRG 以外,有必要对其他病例类型也进行相应病例组合系统的探讨,以保证更为全面地实现科学有序的病例管理工作。

第十四章

医疗机构评价考核中的应用

一、病案首页在医院等级评审中的应用

(一) 医院等级评审工作的实施背景

为全面推进深化医药卫生体制改革,积极稳妥推进公立医院改革,逐步建立我国医院评审评价体系,促进医疗机构加强自身建设和管理,不断提高医疗质量,保证医疗安全,改善医疗服务,更好地履行社会职责和义务,提高医疗行业整体服务水平与服务能力,满足人民群众多层次的医疗服务需求,国家卫生健康委(原国家卫生部)2011年制定了《医院评审暂行办法》和《三级综合医院评审标准(2011年版)》,在全国范围内开展等级医院评审工作。为进一步完善我国医院评审评价体系,指导医院加强自身建设和管理,促进我国医院实现高质量发展,更好地满足人民群众医疗服务需求,国家卫生健康委2020年12月组织修订并发布了《三级医院评审标准(2020年版)》。医院等级评审,是指各级医院按照国家统一部署规划,并根据医疗机构基本标准和医院评审标准,开展自我评价,持续改进医院工作,并接受卫生健康行政部门对其规划级别的功能任务完成情况进行评价,以确定医院等级的过程。

医院评审坚持以政府主导、分级负责、社会参与、公平公正的原则和以评促建、以评促改、评建并举、重在内涵的方针,围绕质量、安全、服务、管理、绩效,体现以病人为中心的评价模式。通过医院评审,促进构建目标明确、布局合理、规模适当、结构优化、层次分明、功能完善、富有效率的医疗服务体系,对医院实施科学化、规范化、标准化的分级管理。一般来说,我国的医院评审分为周期性评审和不定期重点检查两种模式。

截至本书成稿,《三级医院评审标准(2020年版)》尚未发布实施细则,本书在阐述病案首页具体应用时,仍以2011年版为标准来举例说明。

(二) 医院等级评审评价的维度分析

整个周期性评审包括对医院的书面评价、医疗信息统计评价、现场评价和社会评价等4个方面的综合评审,上述4个方面分值比例一般为2:2:4:2。

1. 书面评价　书面评价的内容包括评审申请材料、不定期重点评价结果及整改情况报

告、接受省级以上卫生健康行政部门组织的专科评价、技术评估、各级卫生健康行政部门规定的其他内容和项目。除此以外,还应包括医院完成分级诊疗和临床路径等医疗卫生体制改革中公立医院改革各项任务的情况。

2. 医疗信息统计评价　医疗信息统计评价的内容包括评审医院各年度出院患者病案首页信息、医院运行、患者安全、医疗质量及合理用药监测指标、利用疾病诊断相关分组(DRG)等方法评价医院绩效、省市级卫生健康行政部门规定的其他内容。

湖北省卫生健康委专门成立了省级医院评审信息分析小组,承担三级医院医疗信息统计评价任务,并为各地开展二级医院医疗信息统计评价工作提供技术支持。省内各地区卫生健康行政部门也成立了相应的专设机构,承担辖区内医疗信息统计评价任务。

3. 现场评价　现场评价的主要内容包括:医院基本标准符合情况、医院评审标准符合情况、医院围绕以病人为中心开展各项工作的情况、与公立医院改革相关工作开展情况、省市级卫生健康行政部门规定的其他内容。

现场评价评审组由本地和外请评审员按比例组成。三级医院评审中,有国家级医院评审经历的评审员不少于20%。二级医院评审中,省级评审员和市级评审员按照3∶7比例组成。

4. 社会评价　社会评价的内容和项目包括:地方政府开展的医疗机构行风评议结果、卫生健康行政部门开展或委托第三方社会调查机构开展的患者满意度调查结果、省市级卫生健康行政部门规定的其他内容。除此以外,还应包括评审周期内省级以上主流媒体相关报道、调查情况等。

评审周期内,各地区卫生健康行政部门应当组织对医院的管理、专科技术水平等进行不定期重点评价,分值应当不低于下次周期性评审总分的30%。

(三) 病案首页数据在数据评价维度的应用

以2011版《三级综合医院评审标准实施细则》为例,在数据评价这个环节,省级医院评审信息分析小组将以医院前三年的病案首页数据作为评审依据,10项重点指标作为评分项,见表14-1-1。

表 14-1-1　医院等级评审数据评价体系

属性	指标	基准值	分值	医院实际结果	得分
1	填报病案首页数据完整性和准确性 /%		2		
2	平均住院天		2		
3	住院患者常规手术率 /%		3		
4	药品费用占医疗收入的比例 /%		2		
5	患者出院 2~31 天再住院率 /%		2		
6	手术患者手术并发症发生率 /%		4		
7	择期手术患者肺部感染发生率 /%				
8	住院患者压疮发生率 /%				
9	重要病种、重要手术得分		5		
	总得分				

10 项重点的指标均来自各医院上报的病案首页数据库,口径与计算方法介绍如下。

1. 填报病案首页数据完整性和准确性　病案首页完整性指标衡量的是各医院整体病案首页数据上报量与实际出院人数的符合情况。其计算公式为:

$$病案首页数据完整性 = \frac{病案首页数据全年出院人数}{统计年报数据中的出院人数} \times 100\%$$

病案首页准确性指标衡量的是各医院病案首页数据质量情况,通过 DRG 入组率来进行限定。其计算公式为:

$$病案首页数据准确性 = \frac{病案首页数据年度入组人数}{病案首页数据全年出院人数} \times 100\%$$

以上两个指标均用于评价医院病案首页数据的质量情况,用以衡量病案首页数据能否真正反映该院医疗服务发展的水平和能力。

2. 平均住院日　平均住院日是用来考量某医院每个出院者平均占用的住院床日数,计算公式为:

$$平均住院日 = \frac{全院年度出院者占用总床日数}{病案首页数据全年出院人数} \times 100\%$$

计算全院年度出院者占用总床日数时,从该医院年度所有出院病例的病案首页中提取。

3. 住院患者常规手术率　住院患者手术率是考核医院住院病人手术治疗情况的重要指标,用以评估医院住院病人治疗的技术难度和医疗水平。其计算公式为:

$$住院患者手术率 = \frac{全院年度常规手术人次数}{病案首页数据全年出院人数} \times 100\%$$

其中常规手术人次数和全院出院人数均取自病案首页数据库,计算常规手术人次数时,需从病案首页的“手术操作”栏目中筛除仅填报了治疗性操作和诊断性操作的病例。

4. 药品费用占医疗收入的比例　药品费用占比是考核医院收治病例费用结构的指标,按国家要求,医院药占比(不含中药饮片收入)需低于 30%。其计算公式为:

$$药占比 = \frac{医院年度药品总费用(不含中药饮片)}{医院年度医疗总共收入} \times 100\%$$

5. 患者出院 2~31 天再住院率　患者出院 2~31 天再住院率是用来考核医院住院病例的医疗质量安全的指标,重返住院的比例越低,代表医院的医疗质量与技术水平越好。其计算方法为:按照同一姓名、同一身份证号码、同一入院诊断的筛选原则,如果患者在 31 天内两次因同一诊断住院治疗,即可判定为该患者 2~31 天内重返住院。

6. 负性事件相关指标　手术患者手术并发症发生率、择期手术患者肺部感染发生率、住院患者压疮发生率等 3 个负性事件指标均用来衡量医院医疗质量与患者安全。其数据均来自病案首页数据库。从入院诊断和检查结果对比出院诊断,筛选出院内发生的相关负性事件患者的病例。其计算公式为:

$$手术患者手术并发症发生率 = \frac{医院年度住院患者手术并发症人数}{医院年度住院患者手术人次数} \times 100\%$$

$$择期手术患者肺部感染发生率 = \frac{医院年度住院择期手术肺部感染患者数}{医院年度住院患者择期手术人次数} \times 100\%$$

$$住院患者压疮发生率 = \frac{医院年度压疮患者人数}{医院年度住院患者人数} \times 100\%$$

7. 重点病种重点手术得分

重点监测项目见表 14-1-2 和表 14-1-3。

表 14-1-2　重点监测疾病情况

十八种重点疾病	收治例数 / 例	死亡人数 / 人	2~31 天再入院率 /%
急性心肌梗死			
脑出血			
脑梗死			
创伤性颅内损伤			
消化道出血			
慢性阻塞性肺疾病			
细菌性肺炎（成人）			
败血症（成人）			
累及身体多个部位的损伤			
糖尿病伴短期与长期并发症			
结节性甲状腺肿			
急性阑尾炎伴弥漫性腹膜炎			
前列腺增生			
肾功能衰竭			
高血压病（成人）			
急性胰腺炎			
恶性肿瘤术后化疗			
恶性肿瘤维持性化学治疗			

其中重点疾病监测病例从全院年度出院病人病案首页的"主要诊断"指标栏目中进行筛选。

表 14-1-3　重点手术监测情况

十五种重点手术	收治例数 / 例	死亡人数 / 人	2~31 天再入院率 /%	重返手术室发生率 /%
髋膝关节置换术				
脊髓椎管手术				
胰腺切除术				
食管切除术				
腹腔镜下胆囊切除术				
冠状动脉旁路移植术				

续表

十五种重点手术	收治例数 / 例	死亡人数 / 人	2~31 天再入院率 /%	重返手术室发生率 /%
经皮冠状动脉介入治疗				
颅脑手术				
子宫切除术				
剖宫产				
乳腺手术				
肺切除术				
胃切除术				
直肠切除术				
肾与前列腺相关手术				

其中重点手术监测病例从全院年度出院病人病案首页的"主要手术"指标栏目汇总进行筛选。

(四) 病案首页数据在现场评价维度的应用

以 2011 版《三级综合医院评审标准实施细则》为例,整部细则共设置 7 章 73 节 387 条标准与监测指标。而在现场评价维度共设置 6 章 67 节 342 条 636 款标准,其中核心条款共48 项(表 14-1-4)。

表 14-1-4 现场评审条款分布

章		节	条	款	核心条款(★)
第一章	坚持医院公益性	6	31	33	4
第二章	医院服务	8	33	38	5
第三章	患者安全	10	25	26	4
第四章	医疗质量安全管理与持续改进	27	163	379	27
第五章	护理管理与质量持续改进	5	30	53	2
第六章	医院管理	11	60	107	6
合计		67	342	636	48

在评审标准方面,很多对医疗技术能力的评价条款,在实际打分过程中,都需要病案首页数据的支撑。比如"1.1.3 临床科室一、二级诊疗科目设置、人员梯队与诊疗技术能力符合省级卫生健康行政部门规定;重点专科专业技术水平与质量处于本省前列。"该条款在评价时,需提供医院前一年的年度疾病谱和手术谱的前十位,以供专家评估得分。

在系统性问题的追踪方面,现场评审专家组通常会从医院的病案首页中寻找个案追踪的切入点,比如低风险死亡病例与重点手术重返手术室的病例,是评审专家进行系统追踪的重要路径之一。

在持续改进方面,病案首页数据更可以提供同级医院各维度各指标的横向对比,提供各等级指标的省级标杆值,方便各医院结合全省标杆,对照自身查找问题,进一步明确改进的目标和方向。

综上所述,病案首页数据在医院等级评审中起到"指向针""晴雨表"的作用,既方便评审专家查找问题精准评估,也给评审医院提供了自评对照的标杆和改进方向。随着医院信息化建设的不断推进,在今后的等级医院评审中,以病案首页为核心的信息化数据指引,将发挥越来越大的作用。

二、病案首页在临床重点专科评审中的应用

(一)临床重点专科评价的设置规划原则

临床重点专科建设是落实深化医药卫生体制改革工作的重要举措,是医院管理的长效机制。开展临床重点专科建设有利于引导医院把建设与发展的重心转移到以临床技术水平和服务能力为主题的内涵建设上来,提高专科医疗技术水平和医疗质量,形成以技术和质量为核心的良性医院竞争局面。尤其是三级医院,其重点专科作为区域疑难病症诊疗中心,在临床医疗服务体系中居于技术核心地位,也是推广临床技术、开展临床科研,培养临床人才的重要基地。

为了加强全省临床专科建设与管理,提高综合防病治病水平,促进全省卫生健康事业可持续发展,满足人民群众对医疗服务多层次的需求,湖北省卫生健康委从2016年起,重新修订了《湖北省省级临床重点专科建设管理办法》,开展以发挥特色医疗技术、提高诊疗水平、扩大服务能力为主要内容的临床重点专科建设工作,充分发挥临床重点专科的带动和示范作用,不断提高临床医疗技术水平和医疗管理水平,促进医疗机构合理调整技术结构,优化医疗资源配置,以此推动全院乃至全省医学科学的发展,更好地为人民群众日益增长的医疗需求服务。

地市级医院申报专科必须是该市(州)级临床重点专科,必须满足本专业业务需要的设施和设备;科室人员配备达到《三级医院评审标准(2020年版)》要求,人才形成梯队,年龄、职称及学历结构合理;能独立开展本专科技术项目指南中规定的诊疗技术,同时具有较强的医疗辐射能力。

(二)工作质量与安全评价

以湖北省为例,按照《湖北省临床重点专科建设管理办法》的要求,这一周期的重点专科评审,其申报评审流程分为4个步骤:

第一是资格审核阶段,省卫生健康委组织相关专业省级质量控制中心对申报资料进行书面审查,确定各申报机构的专科资质是否符合评审要求。

第二是数据评审阶段,省临床重点专科评审委员会办公室将按照专科评审要求对各医院历年病案首页信息及日常质量控制信息精细数据统计分析,各专科数据分析得分占评审总分的50%。

第三是集中答辩阶段,省临床重点专科评审委员会办公室将从省级专家库中抽取专家,

组成答辩评审组,开展省级临床重点专科的集中答辩工作。答辩程序包括医院汇报、专家提问、专家评分、现场公布成绩等几个环节。各专科答辩得分占评审总成绩的50%。

第四是暗访核查阶段,省临床重点专科评审委员会办公室组织专家,对入围医院进行暗访。暗访对各医院提供的数据及资料的真实性采取"一票否决"制,但凡弄虚作假的一律取消该专科的评审资格。

(三) 病案首页数据在重点专科数据评审中的应用

在数据评审阶段,省临床重点专科评审委员会办公室将从以下8个维度对申报医院的各专科数据进行全面审查分析:

(1) 数据质量情况。

(2) 医疗资源与人力资源情况。

(3) 疾病覆盖与专科疾病。

(4) 工作量与工作效率。

(5) DRG 相关评价。

(6) 医疗质量安全。

(7) 医改及控费监测。

(8) 科研论文情况。

其中数据质量情况、疾病覆盖与专科疾病谱、工作量与工作效率、DRG 相关评价、医疗质量安全、医改及控费监测等6个维度的数据均来自病案首页数据库。在此要特别指出的是,对各专科进行临床重点专科数据评价时,所用于评价分析的病案首页数据并不仅仅是在病案首页"出院科别"栏目中填写为该专科的那部分病例,而是从全院整年度所有出院病人中筛选出属于该专科的病例,然后再用这部分筛选出的病案首页进行评价。各专科的筛选方法均不相同,有些专科按照出院病例的主要诊断(或前5项诊断)进行筛选,有些专科按照专科特色的手术和诊疗操作进行筛选,有些专科则按照国家级临床重点专科评价过程中所使用的特定 DRG 组按比例来进行筛选。

1. **数据质量情况**　在数据质量维度,主要考察各专科病案首页数据的完整性和准确性。其中完整性指标衡量的是各医院专科病案首页数据上报量与实际出院人数的符合情况。其计算公式为:

$$专科病案首页数据完整性 = \frac{病案首页数据专科出院人数}{统计年报数据中分科出院人数} \times 100\%$$

准确性指标衡量的是各医院专科病案首页数据质量情况,通过 DRG 入组率来进行限定。其计算公式为:

$$专科病案首页数据准确性 = \frac{病案首页数据专科入组人数}{病案首页数据专科出院人数} \times 100\%$$

以上两个指标均用于评价专科病案首页数据的质量情况,衡量专科病案首页数据能否真正反映该院专科发展的水平和能力。

2. **疾病覆盖与专科疾病谱**　在疾病覆盖与专科疾病谱维度,主要考察专科医疗服务能力和技术水平,通过疾病谱前十名(TOP10)总权重和手术谱 TOP10 总权重这两个指标来进行考核。其中疾病谱 TOP10 总权重这一指标衡量的是该专科收治病例的广度,以及该专科主要收治病种的总体技术难度。某医院某专科疾病谱 TOP10 总权重计算方法如下:

(1) 从医院全院年度出院病人中筛选出该专科的出院病例。

(2) 对用于该专科评价的这部分病案首页,以主诊断作为疾病谱第一序列,按照收治例数从高到低来测算专科疾病谱。

(3) 专科疾病谱测算完成后,正向顺位取前 10 名。

(4) 对这 10 种疾病,分别计算其收治病例的总权重,然后相加得到专科疾病谱 TOP10总权重。

手术谱 TOP10 总权重这一指标衡量的是该专科病例在收治过程中所采用的治疗方案及临床路径的整体治疗水平和技术难度情况。某医院某专科手术谱 TOP10 总权重计算方法如下:

(1) 从医院全院年度出院病人中筛选出该专科的出院病例。

(2) 对用于该专科评价的这部分病案首页,以主手术(或相关操作)作为手术谱第一序列,按照手术(操作)例数从高到低来测算专科手术谱。

(3) 专科手术谱测算完成后,正向顺位取前 10 名。

(4) 对这 10 种手术(或相关操作),分别计算收治病例的总权重,然后相加得到专科手术谱 TOP10 总权重。

3. 医疗工作量与服务效率　在工作量与工作效率维度,主要采用"专科出院人数""专科手术患者出院人数""专科常规手术患者出院人数""病床使用率""平均住院日"等指标进行考核。

在专科医疗工作量领域,主要是采用"专科出院人数""专科手术患者出院人数""专科常规手术患者出院人数"3 个指标进行评价。其中"专科出院人数"即是从医院全院年度出院病人中筛选出的用于对该专科进行评价的出院病例的总数。"专科手术患者出院人数"是从用于该专科评价的病例中,按照其病案首页的手术类型(包括常规手术、介入治疗、治疗性操作和诊断性操作等)进行二次筛选后的病例总数。"专科常规手术患者出院人数"则是在"专科手术患者出院人数"筛选的基础上,只选择"主手术"类型为"常规手术"的病例总数。以上 3 个指标均用于衡量专科的住院服务量及医护人员的工作强度。

在专科医疗服务效率领域,主要采用"病床使用率"和"平均住院日"两个指标来进行评价。这两个指标也是从病案首页数据中计算得出,其计算公式分别为:

$$专科年度病床使用率 = \frac{专科年度实际占用总床日数}{专科年度实际开放总床日数} \times 100\%$$

计算专科年度实际占用总床日数时,从该专科年度出院病例的病案首页中提取。

$$专科年度平均住院日 = \frac{专科年度出院者占用总床日数}{专科年度出院人数} \times 100\%$$

计算专科年度出院者占用总床日数时,从该专科年度出院病例的病案首页中提取。

这两个指标均用于衡量专科的住院服务效率,评估专科住院医疗服务的整体工作科学性、合理性与时效性。

4. DRG 相关评价　在 DRG 相关评价维度，主要采用"专科 DRG 出院人数""专科出院总权重""专科 DRG 组数""专科 CMI""时间消耗指数""费用消耗指数""中低风险死亡率""高风险死亡率""特定 DRG 组总权重"等 DRG 评价体系的指标，来系统衡量该专科DRG 绩效情况。

其中"专科 DRG 出院人数""专科出院总权重""专科 DRG 组数""专科 CMI"用来评价专科在 DRG 评价体系中的医疗服务能力和技术水平。"专科 DRG 出院人数""专科出院总权重"对专科住院服务量进行可比测量，"专科 DRG 组数"用于衡量专科收治病例所覆盖疾病类型的范围。"专科 CMI"则用于反映专科收治病例的整体技术难度水平。"专科DRG 组数"越多，"专科 CMI"值越大，则意味着所评价的专科技术能力越强，技术水平越高（图 14-2-1）。

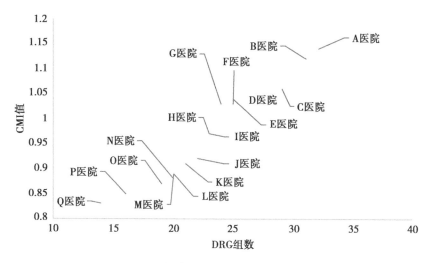

图 14-2-1　2019 年某专科 DRG 评价组数与 CMI 值情况

"时间消耗指数"和"费用消耗指数"用于评价专科在 DRG 评价体系中的医疗服务效率情况。"时间消耗指数"和"费用消耗指数"越低，代表该专科在治疗同类型同难度的病例时，花费的住院费用更低，住院时间更短（图 14-2-2）。

"中低风险死亡率"和"高风险死亡率"用于评价专科在 DRG 评价体系中收治病例的质量安全情况。"低风险死亡率"和"中低风险死亡率"越低，代表该专科在基础病例的治疗安全方面做得更好。"高风险死亡率"越低，则代表该专科在疑难危重病例的治疗领域，有更高的技术水平（图 14-2-3）。

各 DRG 评价体系的分析指标，其计算公式在前文中已有介绍，不再重复表述。

5. 医疗质量安全　在医疗质量安全维度，主要通过"住院病死率""常规手术死亡率""常规手术围手术期死亡率"3 个指标来考核专科年度医疗质量安全情况。这 3 个指标均由医院全院年度出院病人中筛选出的用于对该专科进行评价的病案首页中计算得出，其计算公式分别为：

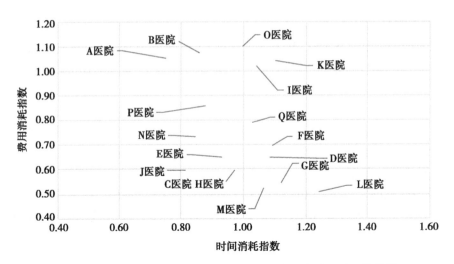

图 14-2-2 2019 年某专科 DRG 评价时间消耗指数与费用消耗指数情况

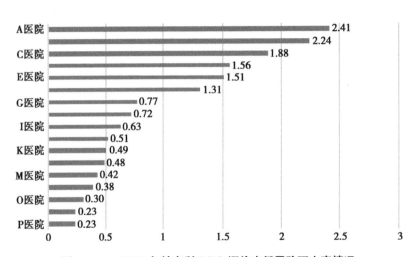

图 14-2-3 2019 年某专科 DRG 评价中低风险死亡率情况

$$专科年度住院病死率 = \frac{专科年度住院死亡病例数}{专科年度出院人数} \times 100\%$$

$$专科年度常规手术死亡率 = \frac{专科年度住院患者中常规手术死亡人数}{专科年度住院患者常规手术人数} \times 100\%$$

$$专科年度常规手术围手术期死亡率 = \frac{专科年度常规手术患者围手术期死亡人数}{专科年度住院患者常规手术人数} \times 100\%$$

其中住院患者围手术期由病案首页的住院患者手术时间与患者出院(死亡)时间来进行界定。

6. 医改及控费监测 在医改及控费监测维度,主要采用"专科人均门诊医疗费用增幅""专科人均住院医疗费用增幅""专科年度药占比"和"专科年度耗材占比"等 4 个指标,用以衡量各医院该专科在深化医药卫生体制改革及不合理费用控制方面的工作情况。其中"专科人均住院医疗费用增幅""专科年度药占比"和"专科年度耗材占比"3项指标由医院全院年度出院病人中筛选出的用于对该专科进行评价的病案首页费用相关指标计算得出，其计算公式分别为：

$$\text{专科人均住院医疗费用增幅}/\% = \frac{\text{专科今年度平均住院医疗费用} - \text{上年度平均住院医疗费用}}{\text{上年度平均住院医疗费用}} \times 100\%$$

其中"平均住院医疗费用"由专科出院患者病案首页的费用栏目中的"住院总费用"指标累加平均计算后得出。

$$\text{专科年度药占比} = \frac{\text{专科年度出院患者药品总费用（不含中药饮片）}}{\text{专科年度出院患者住院总费用}} \times 100\%$$

其中"出院患者药品总费用"由专科出院患者病案首页的费用栏目中的"西药费用"+"中药费用"-"中药饮片费用"后累加得出。

$$\text{专科年度耗材占比} = \frac{\text{专科年度出院患者耗材总费用}}{\text{专科年度出院患者住院总费用}} \times 100\%$$

其中"出院患者耗材总费用"由专科出院患者病案首页费用栏目中的"检查用医用材料费"+"治疗用医用材料费"+"手术用医用材料费"3项指标累加后得出。

综上分析结果，在临床重点专科的数据评价体系中，病案首页数据占据核心位置，70%以上的评价数据都来自病案首页。因此病案首页的数据质量将直接影响到各级医院省级临床重点专科评价结果。临床重点专科数据评价工作开展4年以来，各级医院病案首页数据质量明显改善，专科运营更加科学合理，医疗服务能力和技术水平均有大幅提高。

三、病案首页在公立医院绩效考核中的应用

（一）国家级评价指标的设置

1. 设置意义　在健康中国战略背景下，我国正不断完善与健全基本医疗卫生制度，引导三级公立医院进一步落实功能定位，并加强与完善管理，提升医疗服务质量与效率。建立完善的三级公立医院绩效考核体系有助于坚持三级公立医院的公益性，调动三级公立医院自身积极性，推进医院向精细化管理方向发展。2019年1月，国务院办公厅印发《关于加强三级公立医院绩效考核工作的意见》（国办发〔2019〕4号），明确了三级公立医院绩效考核指标。

2. 基本原则　坚持公益性导向，提高医疗服务效率。以满足人民群众健康需求为出发点和立足点，服务深化医药卫生体制改革全局。改革完善公立医院运行机制和医务人员激励机制，实现社会效益和经济效益、当前业绩和长久运营、保持平稳和持续创新相结合。强化绩效考核导向，推动医院落实公益性，实现预算与绩效管理一体化，提高医疗服务能力和

运行效率。

坚持属地化管理,做好国家顶层设计。国家制定统一标准、关键指标、体系架构和实现路径,以点带面,抓住重点,逐级考核,形成医院管理提升的动力机制。各省份按照属地化管理原则,结合经济社会发展水平,对不同类别医疗机构设置不同指标和权重,提升考核的针对性和精准度。

坚持信息化支撑,确保结果真实客观。通过加强信息系统建设,提高绩效考核数据信息的准确性,保证关键数据信息自动生成、不可更改,确保绩效考核结果真实客观。根据医学规律和行业特点,发挥大数据优势,强化考核数据分析应用,提升医院科学管理水平。

3. 工作目标 通过绩效考核,推动三级公立医院在发展方式上由规模扩张型转向质量效益型,在管理模式上由粗放的行政化管理转向全方位的绩效管理,促进收入分配更科学、更公平,实现效率提高和质量提升,促进公立医院综合改革政策落地见效。2019 年,在全国启动三级公立医院绩效考核工作,绩效考核指标体系、标准化支撑体系、国家级和省级绩效考核信息系统初步建立,探索建立绩效考核结果运用机制。到 2020 年,基本建立较为完善的三级公立医院绩效考核体系,三级公立医院功能定位进一步落实,内部管理更加规范,医疗服务整体效率有效提升,分级诊疗制度更加完善。

(二) 公立医院评价指标体系

在三级公立医院绩效考核整个指标体系中,包含 4 个一级指标、14 个二级指标、55 个三级指标(定量 50 个、定性 5 个)。4 个一级指标分别为:医疗质量、运营效率、持续发展、满意度评价。

1. 医疗质量 提供高质量的医疗服务是三级公立医院的核心任务。通过医疗质量控制、合理用药、检查检验同质化等指标,考核医院医疗质量和医疗安全。通过代表性的单病种质量控制指标,考核医院重点病种、关键技术的医疗质量和医疗安全情况。通过预约诊疗、门急诊服务、患者等待时间等指标,考核医院改善医疗服务效果。

2. 运营效率 运营效率体现医院的精细化管理水平,是实现医院科学管理的关键。通过人力资源配比和人员负荷指标考核医疗资源利用效率。通过经济管理指标考核医院经济运行管理情况。通过考核收支结构指标间接反映政府落实办医责任情况和医院医疗收入结构合理性,推动实现收支平衡、略有结余,有效体现医务人员技术劳务价值的目标。通过考核门诊和住院患者次均费用变化,衡量医院主动控制费用不合理增长情况。

3. 持续发展 人才队伍建设与教学科研能力体现医院的持续发展能力,是反映三级公立医院创新发展和持续健康运行的重要指标。主要通过人才结构指标考核医务人员稳定性,通过科研成果临床转化指标考核医院创新支撑能力,通过技术应用指标考核医院引领发展和持续运行情况,通过公共信用综合评价等级指标考核医院信用建设。

4. 满意度评价 医院满意度由患者满意度和医务人员满意度两部分组成。患者满意度是三级公立医院社会效益的重要体现,提高医务人员满意度是医院提供高质量医疗服务的重要保障。通过门诊患者、住院患者和医务人员满意度评价,衡量患者获得感及医务人员积极性。

（三）绩效考核中病案首页相关指标

1. 门诊人次数与出院人次数比

指标定义：考核年度门诊患者人次数与同期出院患者人次数之比。

计算方法：

$$门诊人次数与出院人次数比 = \frac{门诊患者人次数}{同期出院患者人次数}$$

指标意义：依据国务院办公厅《关于印发全国医疗卫生服务体系规划纲要（2015—2020年）的通知》（国办发〔2015〕14号）和国务院《关于印发"十三五"深化医药卫生体制改革规划的通知》（国发〔2016〕78号）等文件精神，公立医院是我国医疗服务体系的主体，进一步完善和落实医保支付和医疗服务价格政策，调动三级公立医院参与分级诊疗的积极性和主动性，引导三级公立医院收治疑难复杂和危急重症患者，逐步下转常见病、多发病和疾病稳定期、恢复期患者。国务院办公厅《关于推进分级诊疗制度建设的指导意见》（国办发〔2015〕70号）提出，城市三级医院主要提供急危重症和疑难复杂疾病的诊疗服务，重点发挥在医学科学、技术创新和人才培养等方面的引领作用，逐步减少常见病、多发病复诊和诊断明确、病情稳定的慢性病等普通门诊，分流慢性病患者。因此，在推进分级诊疗制度建设过程中，监测此指标，以观察医院落实功能定位情况。

指标导向：监测比较。

2. 下转患者人次数（门急诊、住院）

指标定义：考核年度三级公立医院向二级医院或者基层医疗机构下转的患者人次数，包括门急诊、住院患者。

计算方法：

$$下转患者人次数 = 门急诊下转患者人次数 + 住院下转患者人次数$$

指标意义：《中共中央国务院关于卫生改革与发展的决定》（中发〔1997〕3号）中首次提出建立双向转诊制度，国务院办公厅《关于推进分级诊疗制度建设的指导意见》（国办发〔2015〕70号）、国务院《关于印发"十三五"深化医药卫生体制改革规划的通知》（国发〔2016〕78号）和《关于推进医疗联合体建设和发展的指导意见》（国办发〔2017〕32号）等一系列文件中提出，2017年，全面启动多种形式的医联体建设试点，三级公立医院要全部参与并发挥引领作用，综合医改试点省份每个地市以及分级诊疗试点城市至少建成一个有明显成效的医联体。到2020年，所有二级公立医院和政府办基层医疗卫生机构全部参与医联体。三级医院应当根据功能定位，重点收治疑难复杂疾病和疾病的急性期患者，将适宜患者向下转诊，以提高医疗资源利用效率。

指标导向：逐步提高。

3. 出院患者手术占比

指标定义：考核年度出院患者总人次中施行手术治疗台次数所占的比例。

计算方法：

$$出院患者手术占比 = \frac{出院患者手术台次数}{同期出院患者人次数} \times 100\%$$

指标意义:手术量尤其是疑难复杂手术的数量与医院的规模、人员、设备、设施等综合诊疗技术能力,临床管理流程成正相关,鼓励三级医院优质医疗资源服务于疑难危重患者,尤其是能够提供安全有保障的高质量医疗技术服务。

指标导向:逐步提高。

4. 出院患者微创手术占比

指标定义:考核年度出院患者实施微创手术台次数占同期出院患者手术台次数的比例。

计算方法:

$$出院患者微创手术占比 = \frac{出院患者微创手术台次数}{同期出院患者手术台次数} \times 100\%$$

指标意义:①微创手术具有创伤小、疼痛轻、恢复快的优越性,微创手术降低了传统手术对人体的伤害,极大地减少了疾病给患者带来的不便和痛苦,更注重患者的心理、社会、生理(疼痛)、精神、生活质量的改善与康复,减轻患者的痛苦;②合理选择微创技术适应证、控制相关技术风险促进微创技术发展。

指标导向:逐步提高。

5. 出院患者四级手术比例

指标定义:考核年度出院患者施行四级手术台次数占同期出院患者手术台次数的比例。

计算方法:

$$出院患者四级手术比例 = \frac{出院患者四级手术台次数}{同期出院患者手术台次数} \times 100\%$$

指标意义:按照手术分级管理有关规定,三级医院重点开展三、四级手术。《关于控制公立医院医疗费用不合理增长的若干意见》(国卫体改发〔2015〕89 号)要求对手术类型构成比进行监测比较,通过四级手术占比,衡量医院住院患者中实施复杂难度大的手术的情况。

指标导向:逐步提高。

6. 手术患者并发症发生率

指标定义:考核年度择期手术患者发生并发症例数占同期出院手术患者人数的比例。

计算方法:

$$手术患者并发症发生率 = \frac{手术患者并发症发生例数}{同期出院的手术患者人数} \times 100\%$$

指标意义:预防手术后并发症发生是医疗质量管理和监控的重点,也是患者安全管理的核心内容,是衡量医疗技术能力和管理水平的重要结果指标之一。

指标导向:逐步降低。

7. Ⅰ类切口手术部位感染率

指标定义:考核年度发生Ⅰ类切口手术部位感染人次数占同期Ⅰ类切口手术台次数的比例。

计算方法:

$$I类切口手术部位感染率 = \frac{I类切口手术部位感染人次数}{同期I类切口手术台次数} \times 100\%$$

指标意义:描述I类切口手术患者发生手术部位感染的频率,反映医院对接受I类切口手术患者医院感染管理和防控情况。

指标导向:逐步降低。

8. 单病种质量控制

指标定义:考核年度单病种质量控制具体考核指标为:①单病种例数:考核年度符合疾病分类代码国家临床版2.0及手术操作分类代码国家临床版2.0中单病种纳入条件的某病种出院人数之和,计量单位:人;②平均住院日:考核年度符合单病种纳入条件的某单病种平均住院时间,计量单位:天;③次均费用:考核年度符合单病种纳入条件的某病种出院患者平均住院费用,计量单位:元;④病死率:考核年度符合单病种纳入条件的某病种患者死亡人数所占的比例,计量单位:%。

计算方法:

$$某病种例数 = 符合纳入条件的某病种出院人数累加求和$$

$$平均住院日 = \frac{某病种出院患者住院总日数}{同期同病种出院患者总人次数}$$

$$次均费用 = \frac{某病种出院患者住院总费用}{同期同病种出院患者总人次数}$$

$$病死率 = \frac{某病种死亡人数}{同期同病种总出院人数} \times 100\%$$

指标意义:单病种质量管理是一种标准化的、以病种(或手术)为单位而进行的全程医疗质量管理的新方法,它以明确诊断标准的单一疾病(或手术)种类为一个质量评价单位,通过对疾病诊疗全过程,包括诊断、检查、治疗、治疗效果以及医疗费用等,实施标准化控制,达到提高医疗质量和促进医疗资源合理利用的目的;具有相同疾病(或手术)诊断名称的一类患者运用相同指标进行医院间比较,可反映各医院的诊疗能力、技术水平和费用等差异性。

指标导向:①每一单病种例数:监测比较;②每一单病种平均住院日:逐步降低;③每一单病种次均费用:监测比较;④每一单病种死亡率:逐步降低。

9. 低风险组死亡率

指标定义:考核年度低风险组病例是基于DRG分组后的一组病例,经数据计算,全国死亡率较低的DRG组。低风险组死亡率是指该组死亡的病例数与低风险组全部病例数量之比。

计算方法:

$$低风险组死亡率 = \frac{低风险组死亡例数}{低风险组病例数} \times 100\%$$

指标意义:根据《关于进一步深化优质护理、改善护理服务的通知》(国卫办医发〔2015〕15号)的要求,到2015年底,全国三级医院的各个病房都要开展优质护理服务;逐步实现二线以上医院优质护理服务全覆盖,参照《关于印发进一步改善医疗服务行动计划(2018—2020年)的通知》(国卫医发〔2017〕73号)。

指标导向:逐步提高。

10. 住院患者基本药物使用率

指标定义:考核年度出院患者在住院期间医嘱中有使用基本药物的总人次数占同期出院总人次数比。

计算方法:

$$住院患者基本药物使用率 = \frac{出院患者使用基本药物人次数}{同期出院总人次数} \times 100\%$$

指标意义:门诊患者基本药物处方占比。

指标导向:逐步提高。

11. 住院收入占医疗收入比例

指标定义:考核年度住院收入占医疗收入之比。

计算方法:

$$住院收入占医疗收入比例 = \frac{住院收入}{医疗收入} \times 100\%$$

指标意义:根据《关于城市公立医院综合改革试点的指导意见》(国办发〔2015〕38号)和《关于推进分级诊疗制度建设的指导意见》(国办发〔2015〕70号)等文件要求,三级公立医院逐步落实分级诊疗制度。《关于控制公立医院医疗费用不合理增长的若干意见》(国卫体改发〔2015〕89号)提出监测比较住院收入占医疗收入的比例,用以反映医院诊疗情况。

指标导向:监测比较。

12. 住院收入中来自医保基金的比例

指标定义:考核年度住院收入中医保基金所得收入占同期住院总收入之比。

计算方法:

$$住院收入中来自医保基金的比例 = \frac{住院收入中来自医保基金的部分}{住院收入} \times 100\%$$

指标意义:根据《关于积极推动医疗、医保、医药联动改革的指导意见》(人社部发〔2016〕56号),加快推进医保统筹,发挥医保的基础性作用。继续深化医保支付方式改革,发挥支付方式在规范医疗服务行为、控制医疗费用不合理增长方面的积极作用,加强与公立医院改革、价格改革等各方联动,同步推进医疗、医药领域的供给侧改革。该指标主要反映医院住院收入中医保支付费用占比情况,体现医保制度对医院经济运行的影响程度,以及医院提供医保报销范围内医药服务的情况。

指标导向:监测比较。

13. 医疗收入增幅

指标定义:本年度(即考核年度)医疗收入与上一年同比增加的收入与上一年医疗收入的比值。

计算方法:

$$医疗收入增幅 = \frac{(本年度医疗收入 - 上一年度医疗收入)}{上一年度医疗收入} \times 100\%$$

指标意义:用于反映医院医疗费用年度总体增长情况。

指标导向:监测比较。

14. 住院次均费用增幅

指标定义:本年度(即考核年度)出院患者次均医药费用与上一年同期出院患者次均医药费用之差与上一年出院患者次均医药费用的比值。

计算方法:

$$住院次均费用增幅 = \frac{本年度出院患者次均医药费用 - 上一年度出院患者次均医药费用}{上一年度出院患者次均医药费用} \times 100\%$$

$$出院患者次均医药费用 = \frac{出院患者住院费用}{出院人次数}$$

指标意义:患者次均医药费用增幅是衡量患者费用负担水平及其增长情况的重要指标,包括门诊次均费用增幅和住院次均费用增幅。

指标导向:逐步降低。

15. 住院次均药品费用增幅

指标定义:本年度(考核年度)出院患者次均药品费用与上一年同期出院患者次均药品费用之差与上一年出院患者次均药品费用的比值。

计算方法:

$$住院次均药品费用增幅 = \frac{本年度出院患者次均药品费用 - 上一年度出院患者次均药品费用}{上一年度出院患者次均药品费用} \times 100\%$$

$$出院患者次均药品费用 = \frac{出院患者药品费用}{出院人次数}$$

指标意义:患者次均药品费用增幅是衡量患者药品费用负担水平及其增长情况的重要指标,包含门诊次均药品费用增幅和住院次均药品费用增幅。

指标导向:逐步降低。

第十五章

医保支付测算评估分析应用

建立健全覆盖全民、城乡统筹的多层次医疗保障体系,不断提高医疗保障水平,确保医保资金合理使用、安全可控,推进"三医联动"改革,更好地保障人民群众就医需求、减轻医药费用负担职责,是促进健康中国战略,保障人民健康的重要支撑工作。医疗保障局的成立标志着顶层设计的进一步清晰,是推动"三医联动"改革的主要牵头力量,并承担着医保支付方式改革的重任。未来医保支付方式管理和改革是对医保战略角色的新要求,即从被动报销的补偿方转变为主动医疗服务战略购买方。这一调整对医保基金的费用测算、支付标准的建立以及支付合同和协议管理均提出了新的工作要求。

病案首页所支撑的另一项重要的工作就是医保部门对医疗服务的按 DRG 支付,基于病案首页当中患者所属的疾病诊断相关组的类型,进而按照患者的资源消耗情况对医疗服务开展支付应用。因此本部分基于国办发〔2017〕55 号文以及国家医保局 CHS-DRG 技术方案等,对医保基金按 DRG 支付及其相关测算与综合管理平台的建设进行介绍。

一、DRG 付费核心要素

之前的内容中已经强调过:每一种支付方式都有其特定的适用场景,并可以实现特定的目标。但当现实中目标较为复杂时,比如对总的资源有限制,且同时又希望完成资源配置最优或最大化服务提供等,这时单纯某一个或一种支付方式就无法达到良好的效果,而采用混合支付方式成为一个"良策"。基于 DRG 的混合支付策略成为当前 DRG 付费的设计核心。

(一)"总额"的确定

总额全称总额预付(global budget,GB),并非我们通常意义上理解的"总额控制"。对总额预付的理解通常存在以下 3 个误区:

第一,一般理解总额是指医保分解到每个特定机构某类医疗服务的支付固定限制;实际上:总额指的是某个区域用于支付某类特定医疗服务(比如门诊、急性病住院医疗服务以及急诊服务等)的总体费用额度,反映的是宏观上对某种特定医疗服务的整体资源约束。

第二,一般理解的总额为总额控制,指为某个机构设置费用封顶线,超出部分不予补偿,不足部分"实报实销";实际上:总额体现的是预付制的激励机制,即只要完成特定的工作量符合工作标准,就可以得到合同所确定的支付额度,进而可以通过成本控制获得结余,从而产生净收益。

第三,一般操作中总额经常设置,但似乎没有什么用处,因为是医保欠医院钱。实际上:总额作为对某种服务的总体资源约束,一般需要与其他小单位支付方式进行结合使用(比如按 DRG、按病种、按床日等),这使得对总额以内的医疗服务可以进行接近同质化的测量,从而保证医疗服务的绩效。目前一些实践中总额和按服务项目收费,在激励机制上存在冲突,所以难以产生效果。

首先,医保医疗服务基金池来源于每年的社会医疗保险筹资,城镇职工和城乡居民基本医疗保险虽然筹资的机制存在细节上的差异,但总体来看,钱汇集到医保经办机构,就形成了医保用于补偿/支付医疗机构医疗服务的资金来源,俗称基金池。

其次,我们发现这个基金池的规模是有限的,"蛋糕就这么大",而有限的资源需要配置到不同类型的医疗服务中去,比如门诊服务、慢性病专项等,急性病住院医疗服务虽然是占比最大、数量最多的部分,但这部分资源的比例亦不可能无限制地扩大,相较来说,为了实现预防为主、基层重点的卫生工作方针,我们甚至需要限制资源进一步地向急性病住院服务投入(即改革我国以医院为导向的卫生服务提供体系),进而对其总体资源消耗进行外部约束。

最后,根据以上考量,包括每年的收入、所需要支付的类型和结构,最终支付方确定对某种医疗服务,比如急性病住院服务的支付总额,同时需要指出的是,这一总额是针对某区域所有提供这类服务的机构的合并总额,而不需要将总额分配到每一个具体的机构。具体机构所分配的具体费用总额则需要引入 DRG 来开展。

(二)工作量测算——权重总数与分布

为了综合比较和计算各个医院的工作程度,需要引入一个更加精细、且让服务提供机构信服的工作量测量单位。既往的实践说明,在 DRG 得到广泛应用以前,医疗服务基本无法展开同质化的测量、比较和支付,比如:

(1)依靠医院床位数、医生数来反映工作量显然不合适。

(2)患者作为服务单位,由于疾病差异、资源消耗的可比性较差。

(3)住院床日数、病种等依然无法避免可比性上的缺陷。

随着引入了 DRG,通过 DRG 的分组原理,将区域内所有患者所接受的急性病住院医疗服务转换成为同质的"权重"(weights),进而生成完全可比的工作量单位,也就是医疗服务的标准单元。

为实现这个目标,需要强调的是 DRG 的应用必须是区域架构,因为只有在区域架构的情况下,才能够生成对所有被支付机构(医保急性病住院服务的定点医院)公平的(即,每个机构都参与其中,既贡献规则、也受到规则的制约)病例组合和权重计算。

因此,区域 DRG 得到的重要结果就是产出区域所有急性病住院服务提供机构,在某一时间范围内(通常是一年)所获得的所有权重数,这也成为计算每个机构支付额度的重要依据。需要注意的是当年的权重数总量仅能够代表当年的工作量,为了实现支付,要对下一年度的权重总数进行预测,因此可以基于三年基础病例数据的分组结果,得到三年工作量以及每个 DRG 组患者变化数量的情况,进而对下一年度工作量进行更有依据的预测。

(三) 费率的计算

费率(basic rate)通俗来说就是每一个权重,医保预计会支付的金额。费率等于特定时间段的区域医保支付总额预算除以区域总体工作量(即总权重数),比如区域用于支付住院服务的医保支付总额为 10 元,一共产生 10 个权重,那么每个权重就支付 1 元。

图 15-1-1 展示了我国台湾地区在实施总额 +DRG 混合支付后的费率变化趋势模拟示意图,其中时间、数据是杜撰的,但费率变化趋势则反映了我国台湾地区的真实情况。我们可以看到一般来说由于整个社会经济发展水平是稳定的,因此个体、社会 / 政府筹集用于支付住院医疗服务的经费总额每年增加的幅度并不大,在实施基于 DRG 的总额支付方式以后,我们可以看到,年度权重数的增加很快(大家都想当然地认为,干活越多,权重越多,钱 /支付额越多),特别是到 2017 年(时间是假的),权重总数达到 12 万,而对应的总额仅有 4.6亿元,因此费率从 2014 年的 1.15 万元 / 权重,降为 2017 年的 0.38 万元 / 权重。

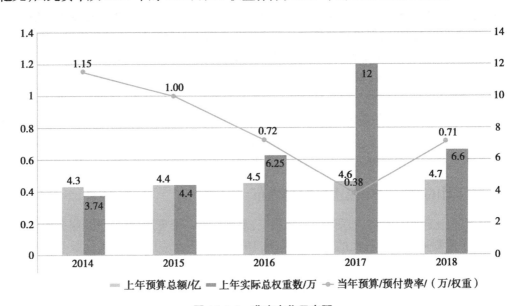

图 15-1-1   费率变化示意图

如果机构所基于的策略是"贡献更多的工作量,使得其权重占比高于其他机构,那么自然可以收获更多医保支付",策略方面逻辑没有问题,但总支付越多,并不意味着医院总收益越大。比如,一个机构在 2014 年完成 1 万个权重,获得 1.15 亿的支付收入(当年的费率是 1.15万元 / 权重),而到 2017 年这个机构完成 2 万个权重,获得 7 600 万支付收入(当年的费率是0.38 万元 / 权重)。这就意味着 2017 年要干将近三倍 2014 年的工作量,才能从医保得到相同的支付额,费率贬值严重。

(四) 机构总额的确定与合理变动

这部分以一个具体的混合支付案例,假设支付方只为其保障覆盖的居民支付合理范围(疗效确认且性价比好)的医疗服务,来说明在 DRG 付费策略中,我们不仅要意识到费率是如何计算的,也需要就每个机构合理的工作量达成区域内的广泛共识进而避免恶性竞争的情况出现。总体来看,医疗机构最终所能够确定的总额策略可以归结为"锥式后封顶"策略,如图 15-1-2 所示。

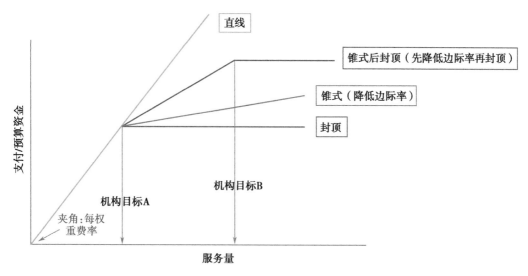

图 15-1-2　锥式后封顶等策略比较示意图

1. 区域费率计算　表 15-1-1 展示了某个地区 2016 年度的总额和工作量情况,并对 2017 年的支付费率进行计算。首先行 1 表明这个地区 2016 年急性病住院医疗服务实际发生 / 预算决算的总体医疗费用,表明在医保实现全民医保的基础上,医保作为所有住院医疗服务的支付方实际掌握的资源总值为 3 000 亿元。

表 15-1-1　支付案例 -1

序号	指标	值	公式 / 备注
某区域			
1	2016 年总费用	3 000 亿元	2016 年区域急性病住院费用实际发生 / 预算决算合计
2	2016 年总权重数	26 267 402	区域急性病住院 DRG 总权重数
3	所在地区 2017 年预付支付费率(basic rate,BR)	11 421 元	BR=2016 年度发生总费用 /2016 年总权重 ×E(E 为调整参数,可设置)

根据目前的情况来看,3 000 亿其中可能有部分来源于个体的自付、部分来源于医保的统筹基金,但由于两部分是相互关联的,因此统一由医保最终对医院开展结算。这也是目前医保推进住院服务结束只结算患者自付部分,其他部分由医保结算的一种趋势。

2017 年的预付支付费率来源于 2016 年整个区域的实践结果,从行 2 可以发现 2016 年完成总权重数 2 626 万余,因此行 3 对 2016 年工作量的决算费率和对 2017 年工作量的预计支付费率初步计算为 11 421 元 / 权重,这就意味着 2017 年每个权重的支付数额预计就是 11 421 元。

在计算过程中 E 是费率的调整参数,在实践中可以根据每个权重的其他效率指标进行调整,比如澳大利亚,如果每权重时间消耗较少(花费的住院天数低于一定水平,比如低于平均住院日50%),E可适当上浮,费率会高于11 421元;相反每权重时间消耗多(平均住院日超过200%)则支付费率也会调整低于11 421元,这个细节反映了对混合支付方式的更为精细化的设计。

2. 机构结算规则——合理工作量确定 在形成费率后,支付方会与每个机构就新一年的服务和支付计划进行谈判,并形成一个正式的医疗服务采购管理合同,其中核心的内容就是支付规则的设置,请注意,这一规则是双方协商的结果。

我们以某医院为例,行1展示2016年该医院完成权重数为8 000。

那么在2017年中,双方会首先就服务的整体量达成一致,我们简称为合同工作量,一般来说基于医保对区域下一年度整体权重数的测算,会对下一年度在总体工作量的增加有一个谈判基数,各个定点机构在谈判过程中可以根据这个基础以及机构自身的实际情况与支付部门开展谈判,以达成合同管理中对工作量的明确条款。比如行2显示某医院2017年的合同工作量最高可以上浮至2016年的120%,即2017年可以完成8 000~9 600权重。这里暗示了一个重要的细节,即医疗机构所承担的医疗服务工作量并非无限制,行3显示了2017年合同规定的全年预计支付额度和规则:

(1) 阶段一,2017年,某医院0~8 000权重的工作量按照100%费率(也就是11 421元/权重)进行支付,可以获得9 136.8万元的支付额。

(2) 阶段二,双方谈判达成一致,由于某医院服务品质和口碑较好/某专科特色明显/某服务具有优势等,有扩大工作量的客观必要,因此超过8 000权重10%的工作量(10%是谈判达成的设置目标)依然按照费率的100%进行支付,因此如果该医院在2017年完成8 800权重,可以获得10 050.48万元的支付额。

(3) 阶段三,同时谈判就继续可能增加的工作量进行分析,并达成一致,如果工作量超过8 000的110%时,支付方认为该医院可能承担了过多的工作,进而可能影响其服务品质和患者体验,因此超过8 800,不足9 600权重的工作量(8 000权重的110%~120%)按照费率的50%进行支付,因此该医院在2017年完成9 600权重,可以获得10 507.32万元的支付额。

表 15-1-1 支付案例 -2

序号	指标	值	公式/备注
某医院结算规则			
1	2016年完成总权重数	8 000	
2	2017年预计支付权重数	8 000~9 600	合同工作量(2016年基数,最高上浮20%)
3	2017全年预计支付额度	阶段一:9136.8万元 阶段二:10 050.48万元 阶段三:10 507.32万元	阶段一:去年工作量内按100%费率支付 8 000×11 421元=9 136.8万元 阶段二:工作量101%~110%部分,依然按照100%费率支付 8 000×(1+10%)×11 421元=10 050.48万元 阶段三:工作量111%~120%部分,按照50%费率支付 10 050.48+8 000×10%×11 421×50%=10 507.32 10 507.32万元封顶,超出120%部分工作量不予支付

（4）最后谈判确认，某医院如果超过 9 600 权重的工作量，被认为可能严重增加医生的劳动负荷，进而对服务品质和患者体验带来严重不良影响，因此不予支付。

3. 机构收益试算　在以上支付规则情况下，DRG 的混合支付方式对医院经济运行将带来诸多影响。假设时间来到了 2017 年年中，我们可以对上半年的医疗服务提供和支付情况进行分析。行 1，显示截至 2017 年 6 月 30 日，半年时间医院完成的工作量情况，这里显示医院完成的权重是 4 500，并占到 8 000 基础合同工作量的 56.25%。行 2~3，显示当期住院费用总收入为 6 000 万元，基于医院实际工作量，以及医院当前的收费额度，可以计算该医院每权重实际发生的医疗费用为 13 333.33 元 / 权重。

这部分是在当前未实行混合支付方式时，正常情况下医院的收费额度和资源消耗情况。如支付方式进行改变，基于 DRG 的总额付费，这一数据可以用来平行对比，医院在新支付方式下获得的收入情况。

行 4，首先每权重实际发生费用与支付费率进行对比，可以发现，该医院当前的每权重消耗的费用高于支付费率，每权重超支 1 912.33 元（超过费率 14.34%），而这就导致如果医保按照费率来对权重进行支付，行 5 显示 4 500 权重，医院仅能够获得 5 139.45 万元，这就是新支付方式支付方对机构的支付额度。因此行 6 显示，2017 年半年，新支付方式的支付额度将比当前的实际费用发生水平低 860.55 万元。从账面来看行 7 计算当期付费浮动盈亏率为亏损 –14.34%。

到此我们先做个小结，半年时间某医院完成 4 500 权重的工作量，按照我们当前的收付费报销模式，医院应该从医保和个人一共获得 6 000 万的收入，但按照新的混合支付方式，医院只能从医保得到不到 5 140 万的支付额度，因此相对于原来按项目付费的方式，医院收入会减少约 860 万，浮亏率约 14.34%。

那么这个医院最终是否亏损取决于医院提供医疗服务的实际成本支出。假设医院对自身成本进行分析，比如很简单使用半年的医院住院医疗支出除以权重数，就可以得到一个大致的成本数据，即每产出一个权重的服务，进而消耗的成本金额是多少。我们对某医院的成本情况作出两种假设：

（1）医院每权重的成本是 10 000 元（低于费率），这样尽管支付额度较实际发生费用少了 860 万元，但依然高于医院产出 4 500 权重的实际成本支出（包含人力、药品、耗材、水电能源消耗等）4 500 万元。医院实际的成本与支付额差值为 639.45 万元，因此实际产生的净收益率为 14.21%。

（2）医院每权重的成本是 12 500 元（高于费率），这样医院产出 4 500 权重的实际成本为 5 625 万元，而实际获得支付的额度为 5 139.45 万元，成本与支付额差值为 –485.55 万元，实际净收益率为 –8.63%。

可以发现净收益率才是衡量医院在新支付方式下最终能够获得盈余的关键指标。

表 15-1-1　支付案例 -3

序号	指标	值	公式 / 备注
某医院收益试算（2017 年 7 月 1 日试算）			
1	当期完成权重（% 占比）	4 500（56.25%）	（合同工作量完成占比）

续表

序号	指标	值	公式/备注
2	当期住院费用总收入(占比)	6 000 万元(65.67%)	模拟试算阶段,本行代表常规意义下的费用
3	每权重实际发生费用	13 333.33 元	
4	每权重盈亏额(率)	−1 912.33 元(−14.34%)	与费率进行比较的每权重消耗值超支抑或是结余
5	支付结算额度	5 139.45 万元	试算付费额度 $=BR \times weights \times E \times H \times O$ (H 为医院类型参数;O 为其他可以考虑设置的参数)
6	当期付费浮动盈亏额度	−860.55 万元	
7	当期付费浮动盈亏率	−14.34%	
8	当期每权重实际成本支出	①10 000 元 / ②12 500 元	成本核算每权重实际成本支出
9	当期净收益额(率)	①639.45 万元(14.21%) ②−485.55 万元(−8.63%)	成本与支付额差值为净收益(结余归己)

根据以上的测算和试算,我们对在 DRG 混合支付方式下医疗机构所能够获得的总额进行分析。但具体每个病例支付多少额度,则需要与每个 DRG 组的支付标准联系起来。

(五) DRG 组支付标准计算与调整

简单来看,DRG 组的支付标准即为费率乘以每一个具体 DRG 组的相对权重,就能够得到该 DRG 组的支付标准。但在实际的支付实践中,应该对这一支付标准进行综合的模拟测算,以不断对 DRG 组的支付标准所产生的效果进行综合评价和调整。目前来看 DRG 付费方案设计,根据 DRG 分组结果和测算的付费标准模拟的 DRG 病人总费用与病人实际住院费用之间总差异不超过 5%,则认为费率和付费标准较为适宜。如该差异大于 5% 则说明当前费用和付费标准之间差距较大,需要进行调整。

综合来看,由于医学技术发展和社会经济水平提高等因素的复杂影响,医疗费用总体应该呈现增长趋势,因此,在进行 DRG 费用和付费标准计算时,也需要考虑医疗费用合理增长因素,在预测下一年的费用和付费标准时,给出适当的医疗费用增长空间(须控制在医改政策允许的最大增长范围内),以免制约定点医疗机构技术的发展,合理补充其成本支出。

因此对 DRG 付费标准的确定、测算、调整需要在实践中根据区域医疗费用实际情况、医保基金情况、工作量的变动预测以及技术和药物应用实践综合考量并进行测算,以保证费率、支付标准能够确实应用到实践支付中去,保障总体费用得到控制,且增进医保基金的使用效率。

二、DRG 支付改革设计的要点

(一) 改革目标原则与设计理念

1. 改革目标 希望通过开展 DRG 支付方式改革,促进医疗卫生资源合理配置和利用,控制医药费用不合理增长,改善医疗机构提供医疗卫生服务的质量和效率,有效提高城乡居民基本医疗保险、医疗救助等区域健康保障资金的保障能力。具体目标主要包括以下 4 个方面,即实现"四方共赢":

(1) 基本医疗保险经办机构:通过改革,引入合理的预算管理和支付制度,实现医保基金以收定支、收支平衡,保证制度平稳持续运行,从而控制医药费用不合理增长,提高资源利用效率。

(2) 定点医疗机构:将医疗服务成本和费用控制的责任和权利交给医院、科室和医生,使其主动控制不合理费用支出,优化自身费用结构,增强其内部管理。实现医保基金使用效率和保障能力的提升。

(3) 参保患者:实现医疗服务透明化、合理化,一方面使得患者的医疗服务需求得到合理释放,另一方面对患者的合理医疗服务需求进行响应,减少个人医疗费用支出,降低患者的疾病负担。

(4) 政府:促进政府公共管理职能的发挥,推进政府职能转变,提升治理水平和治理能力,优化区域内卫生资源配置、医疗费用结构,规范医疗行为,提升参保患者获得感、幸福感。

2. 改革原则 支付方式改革遵循了以下原则:

(1) 系统设计:支付方式改革涉及医疗管理、价格管理、医疗保险等多样职责,因此需要在改革主导方的统一领导下,实现对支付方式改革的系统设计,充分考虑到改革的思路、策略、落实和动态监测环节,以推进改革效果的显现。

(2) 多方协作:支付方式改革涉及多方利益群体,特别是在改革实践落地过程中需要得到医疗服务提供体系的充分配合,因此改革过程中应充分动员医疗服务提供方参与改革,为改革方案设计、改革实践操作以及工作流程落地提供协作。

(3) 信息化支撑:支付方式改革是对现行医保支付工作流程的系统再造,重新打造医保支付结算的业务环节,在这个过程中改革需要充分应用信息技术手段,从支付方式改革所需的数据基础、数据标准、数据应用方式、数据结果流转到数据系统化对接等均需要信息系统的充分支撑,以提升改革效能,辅助改革措施切实落到实处。

(4) 有效支付:开展支付制度改革需要积极稳妥,在对付费方式、激励措施、资金支付等政策进行改革的同时,要加强对医保基金使用的监测和监管,确保基金支付安全、合理、有效。

3. 改革理念 将目前所面临的支付方式改革需求梳理为 3 个方面:

一是,着力解决"一个"现实矛盾:即医疗消费需求的无限性和医保基金的有限性。

二是,努力协调"两对"关系:即参保对象的切身利益和基本医保制度的生存与发展。

三是,切实平衡"三方"主体利益:即医保机构、参保对象和医疗机构,医保机构一边要维护参保对象利益,确保患者看病就医能够得到最大程度的经济补偿,一边也要兼顾医疗机构既得利益,确保参保患者就诊能够得到基本的医疗服务。因此围绕这一改革需求设计了以可视化信息系统为支撑的综合支付方式改革策略,即以数据基础、DRG 实务和业务协作为中心的一揽子改革策略集。

(二) DRG 支付的技术要点框架

数据基础,指以 DRG 付费应用为导向构建所需要的数据应用生态,包含所采用的数据源、数据标准、数据质量控制流程以及数据存储形式与安全等。

DRG 实务,指落实 DRG 在运行应用的一揽子标准化流程,包括 DRG 分组策略的选择和二次研发,对 DRG 支付的相关核心指标如费率进行测算、形成 DRG 组支付标准以及不断开展支付压力测试,评估模拟运行效果等。

业务协作,指实际开展 DRG 付费的业务环节,包含支付方式改革中病例个案管理、病例付费和结算流程、医保与定点机构的合同管理以及医保常规监管的病例核/稽查机制。如图 15-2-1 所示。

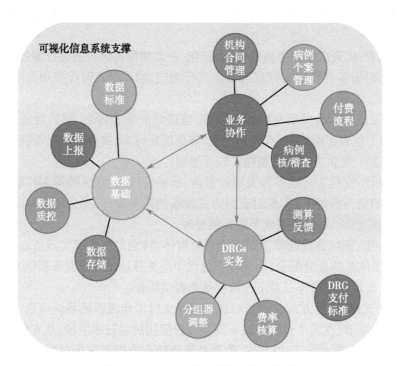

图 15-2-1　DRG 付费改革理念示意图

(三) DRG 支付数据技术要点

以医疗保障局为主导,按照现行的医保标准,收集医保患者病案首页数据和结算费用清单数据,建立全市统一的医保结算清单数据仓库,依据结算清单数据标准,完成数据质量控制。

具体包括,一是数据来源,拟利用医保局及各县市区二级以上医疗机构所掌握的三年(2017—2019 年)医保患者结算数据及其住院服务病案首页数据作为平台基础数据来源;二是数据标准,平台在首页数据利用方面将使用与国家医疗保障局和国家卫生健康委一致的编码、结算清单和病案首页数据标准;三是数据质量控制系统建设,包括:①实现首页数据项完整程度检查;②数据关联规则的逻辑判断;③基于 DRG 分组规则的数据检验,以实现平台数据质量准入和维护,保障平台应用数据的可及、可信、可用,并实现持续、稳定的应用。

数据标准是落地 DRG 应用的首要任务,需要对各个定点机构所上报的数据内容进行一致性要求,以确保各机构数据来源形式一致。因此在改革过程中为了实现统一的数据标准,对数据源上报进行了两个方面的标准化要求:

一是,要求参与改革的定点医疗机构统一采用病案首页标准(卫健统 4-1 表、含有 382个指标),其中在疾病诊断编码和手术 / 操作编码方面,统一使用国标 1.2 版 ICD-10 以及ICD-9-CM-3 编码标准;对医疗机构上报的首页数据进行要求,并提供编码转换工具以便统一首页数据内的诊断和手术编码标准。

二是,从患者医保结算信息系统中导出患者就诊结算指标,涵盖患者费用发生基数和资金分担情况,包含总费用、自费、超过封顶线额度、先行自付、医保待遇内费用、起付线额度、基本医保承担额度、大病医保分担额度、民政救助分担额度、补充兜底分担额度、医院分担额度等。

数据采集、上报与汇总,通过设计统一的数据源上报系统,采用为定点机构分配专用账户密码以及安装数据上报客户端的方式实现病案首页数据的月度、季度上报。

采用统一的结算数据标准,对接医保结算系统,抽取住院患者的诊疗结算信息,包括患者基本信息、费用情况、费用结算情况、医疗服务利用(关键药品、耗材、检验检查)信息。

1. 数据质量控制　根据病案首页数据质量控制要求,对病案首页数据进行完整度、质量评分、逻辑检验、DRG 规则检验几个方面的基础性质量控制,初步保证医疗机构病案首页数据质量,以满足病例分组应用的基本质量要求。其中:

数据完整度,指数据标准所要求的上报数据指标项的上报情况,特别是与 DRG 相关的患者基本信息、诊断、手术 / 操作编码的填写完整情况;并基于数据完整情况对上报数据进行质量评分。

逻辑检验,指对数据指标之间的逻辑相关性进行检查,特别是发现数据之间的逻辑错误,以对数据上报质量进行考核。

DRG 规则检验,指对患者诊疗行为之间的逻辑进行研判,发现诊疗逻辑中存在的问题,比如疾病诊断与所接受的诊疗操作不匹配的情况。

2. 数据存储　搭建统一的云平台服务器用于存储医保支付方式改革相关数据,并形成SAAS 平台架构以应对未来改革范围和深度的不断扩充,并能够适应更多医保经办账号和定点医疗机构账号的应用场景。

(四) DRG 支付的测算开展路径

1. 本地化 DRG 分组器部署　部署医疗保障支付应用 DRG 分组器,并实现属地化开发。

一是,平台将采用某一 DRG 分组体系作为分组服务的承载工具,比如 CHS-DRG 分组器或 CN-DRG 作为平台 DRG 应用的基础分组工具。在分组器部署方面,项目建议方已经具备省级平台的部署经验,具有相关平台功能应用的知识产权和专利证明;DRG 分组工具得到国家 DRG 中心的授权。

二是,项目建议方能够按照医疗保障局的业务需求对分组器进一步开展属地化开发完善,具体包括 DRG 分组算法的属地化调整、DRG 分组规则的调整(新增、删减和调整组数)、DRG 组相对权重的属地化赋值。

三是,按照国家医疗保障局的统一部署,对医保 DRG 分组器开展升级和迭代,在应用中逐步与国家医保局 CHS-DRG 分组规则靠拢与合并。

根据医疗保障局的改革实践需求,改革中采用系统已经推行完善的 DRG 分组策略,并在此基础上进行本土化功能二次开发。具体包括:①对 DRG 分组规则和分组数量进行调整。平台对医保使用 DRG 分组工具进行数据分析和调整建议,医保局基于专家团队评审一致意见即可对 DRG 分组规则和分组数量进行调整;②对 DRG 组的相对权重进行调整赋值,以应对按 DRG 付费的本地化需求。

2. 开展医保费用测算/试算 为应对支付方式改革工作的要求,建立医保费用支付测算/试算应用系统,模拟不同 DRG 相关支付方式参数对医保费用支付的影响,为政策制定提供数据应用支撑。具体包括:

一是,实现不同支付方式的试算可视化配置,包括各种后付制和预付制支付模型、支付方式、结算方式和结算参数的可视化设置。

二是,实现 DRG+ 总额预付混合支付方式效果试算,基于支付总额配置、权重费率生成、各 DRG 组支付标准的确定以及设置机构类型和服务效率相关调整参数等,试算各统筹区医保基金在 DRG 混合支付方式下的模拟运行情况,并通过支付方式参数调整,对试算结果完成敏感度检验和基金压力测试。

三是,实现试算结果的比较,以月度、季度和年度为时间单位,比较不同支付方式与现实医保费用支付的效果差异,为进一步完善支付方式设计与落实提供辅助数据支撑。

四是,依据试算结果,建立全省各统筹区之间,医保基金支付效果比较,并探索统筹区间的基金风险调整(支付费率差异化调整)机制。

五是,产出按 DRG 付费的具体病组支付标准和医保基金支付标准,用以在开展一致性的按 DRG 支付实践。

(1) 费率测算:基于医保 2019 年度用于支付定点医疗机构的基金预算总额、医疗总费用的历史回顾与预测、定点医疗机构承担医疗服务量测算与目标设置,综合计算得到 2019 年度每权重的平均费用标准,即费率,并以此作为 2019 年 DRG 付费策略中计算各 DRG 组支付标准的基础。

(2) DRG 组支付标准测算与调整:基于费率和 DRG 组的相对权重,即可以得到每个 DRG 组的费用标准值。按照不同的调整原则对 DRG 组的支付标准进行调整,包括:

1) 机构成本等级调整。按照定点医疗机构的等级类型,统一设置 DRG 组支付标准的调整系数,以反映不同等级医疗机构的成本现状,未来随着医务人员和医疗服务资源在纵向的自由流通,该调整策略将逐步取消。

2) 按照 DRG 组的疑难程度调整。对疑难程度较高的 DRG 组(RW 大于 2)设置一定的调整系数,以鼓励医疗机构能够更加有激励收治疑难重症患者,同时对于疑难程度较低的 DRG 组酌情降低其支付标准,不鼓励定点机构,特别是三级医疗机构,虹吸和收治基层医疗机构能够予以施治的患者。

3) 设置医保统筹分摊比例,根据医保基金整体实际报销水平和总体基金补偿比,测算每个 DRG 组的调整费用标准值和医保基金支付标准。

4）对单独的具体 DRG 组支付标准设置一事一议调整流程，以完成对其单独调整的目标。这主要是考虑到为了地域医疗技术发展和医疗实践需求，实现 DRG 付费改革的平稳落地。

（3）DRG 付费例外规则设置：对 DRG 上无法纳入和 / 或纳入显失公平的病例进行界定，进而设置支付例外规则，以保障医保、定点医疗机构和患者的共同利益，例外规则包括以下几个方面：

1）对医疗费用相较 DRG 组支付标准存在显著偏移的病例考虑退出 DRG 付费体系，包括费用高于 DRG 组支付标准三倍或低于 DRG 组支付标准三分之一水平的病例，并设置定点机构退出 DRG 付费的患者额度比例不超过当月结算患者数量的 3%。对这部分例外病例采取按项目支付并按照现行医保政策进行补偿的做法。在实际落实过程中，按照其实际情况将高于 DRG 组支付标准三倍的病例，定义调整为总费用超过 50 万，并取消比例设置，但在按项目支付过程中设置了惩罚性的结算系数。

2）对当前 DRG 分组服务无法入组的病例采用按项目支付的方式与定点医院进行结算。

3）对设计医疗新技术、新药物的相关 DRG 组病例，采用一事一议的方式，进行按项目支付的单列观察期，对其费用发生和治疗效果情况进行跟踪监测和评估，后期酌情纳入 DRG 支付范畴。

（4）基金测 / 试算结果反馈与调整：基于运行的 DRG 组支付标准，即基金支出情况进行模拟分析，以对支付标准能够适应医疗服务支付实践进行评价，评价结果反映为两个方面：

1）基金超支结余程度分析，相对来说，其本身医保基金规模较小、人口老龄化、疾病负担较重，因此测 / 试算结果主要展示其基金超支水平是否符合医保可持续发展的稳定预期。

2）基金战略购买医疗服务的类型和绩效分析，对最终确定实际应用的 DRG 组支付标准进行研判。最终测算试算效果达到预期的标准即可用于 DRG 付费实践。

（五）DRG 支付的业务流程的开展

基于按 DRG 付费标准的测算、试算、压力测试与确定，实现医疗保障局在平台开展按 DRG 付费相关的电子化支付综合管理工作，具体包括：

一是，实现医保统一支付标准、支付协议和支付清单的日常管理。

二是，实现按 DRG 支付的业务流程，包括具体病例实现 DRG 分组后，对其分组结果的审核与确定（入组、调整入组、未入组）以及支付类型的界定（按 DRG 付费、未入组按项目付费、极端费用按项目付费、一事一议按项目付费等），并将支付意见反馈医保结算系统，实现医保与医疗机构的付费业务过程。

三是，按照与定点机构所签订的支付协议，以及机构所实际发生和支付的服务与费用情况，建立可视化实时支付进度监测应用。

业务协作指在实际过程中所确定的围绕开展 DRG 付费的业务标准流程和相关环节，包含支付方式改革中病例个案管理、病例付费和结算流程、医保与定点机构的合同管理以及医保常规监管的病例核 / 稽查机制。

1. 病例个案管理 病例个案管理指按 DRG 付费方式下对每一例患者确定支付方式及其支付标准。对患者的个案管理主要包含以下几个方面：

（1）对病例进行 DRG 入组管理，指对病案首页数据所代表的住院医疗服务通过 DRG 分组器进行分组的过程。

（2）就一次入组情况向定点医疗机构进行反馈，包括，对未入组病例个案进行排查、对病例入组合理性进行复核、对存在异议病例进行申诉等，明确定点医院进行修改的业务管理流程，最终实现病例 DRG 成功入组。

（3）对入组异常病例的监测，对定点医院申诉的入组异常病例进行审阅，并递交医疗专家委员会进行讨论仲裁，并将结果反馈定点医疗机构，结果包括可调整 DRG 组入组和不予支持调整 DRG 组入组等。

（4）对退出病例进行审核管理，包含医疗机构上报主动退出 DRG 付费的病例以及天然无法入组病例的管理，并对其退出状态进行审核确定。

2. 付费流程 基于病例个案管理所确定的病例支付形式（入组／退出）和具体的付费标准，通过数据交互的方式反馈医保结算系统，并通过医保结算系统落实对定点医疗机构的结算。具体见图 15-2-2。

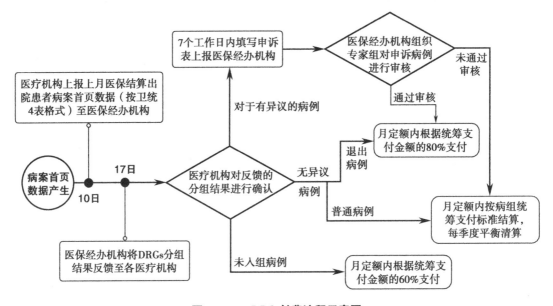

图 15-2-2　DRG 付费流程示意图

3. 病例个案核／稽查 为确保医疗服务行为的规范以及医保 DRG 数据与医疗服务实际行为之间的匹配关系。医疗保险局组织病案编码和临床协作专家组定期对特定定点机构和特定病例个案开展核查和稽查。

病例个案的选择方式有两种：

一种是基于定点机构一定时期内的所有病例个案中开展随机选择。

另一种是根据对医保病案首页费用和结算数据的大数据分析，筛选出偏离 DRG 组病例费用标准较高，以及退出病例。

核查和稽查方式如下，邀请编码专家基于病例个案的完整病历，开展双盲重新编码评价，并与病案首页编码信息进行核对，对存在严重错误编码、"高编"等行为，计入医保局对定点医疗机构的合同和协议管理结果，并对第二年合同和协议谈判产生影响。

4. 机构合同和协议管理　通过信息化手段将定点医疗机构与医保局所确定的年度服务战略购买合同进行系统化管理，包括医疗机构能够获得支付的总额、需要完成的工作类型和工作量，以及医疗服务的质量标准等，并对医保局评价医疗服务支付进度和医疗服务监测监管提供参考标杆。

5. 基于 DRG 的医保监管数据应用　按照国家医疗保障局在按 DRG 付费支付方式改革技术方案中对住院医疗服务常态监管的指导性要求，本系统包含 3 个方面的子系统：

(1) 基于 DRG 的住院医疗服务指标监管子系统：包括①DRG 核心指标可视化动态分析，包含常规医疗服务量价指标以及经过 DRG 调整后的医疗服务量价分析体系（如，权重、费率、病例组合指数、费用标准差偏移 Z 值、标化死亡率等）；②实现多层级的医保费用和支付进度监测，平台将按照地市（统筹区）、机构、病组和病种 4 个维度对医疗服务的发生数量、分布、类型与费用进行关联、动态分析和展示；③实现医疗服务费用的多维度展示，除按照数据标准中对医疗费用的相关单一指标予以分析以外，还将按照医疗费用的 5 个主要维度（医疗费、护理费、医技相关费用、药品和耗材费、管理费用）对医疗服务费用的发生情况进行监测、动态分析与展示。

(2) 医师行为监测子系统：基于 DRG 核心指标，对临床一线医务人员诊疗行为进行总体监测和比较，具体包含①实现医师分类型监测，将医师按照职级、技术类型以及专学科进行分类；②对各类型医师诊疗能力、质量、效率的可视化展示与分析；③对医师异常行为开展提示性分析，包括专病专治异常、费用异常、效率异常、质量异常和能力异常等。

(3) 医保患者流向子系统：聚焦于医保患者的流向问题进行可视化展示与分析，具体包括①省域医保患者的现状与总体流动情况，分析跨省流出患者的群体特征（年龄、性别、疾病、去向机构、费用发生状况等）；②对省域内及各统筹区流出患者群体的特征进行分析（包含流出比例、年龄、性别、疾病、去向机构、费用发生状况等）；③展示、比较不同统筹区患者流出的一致性和差异，对不同统筹区住院医疗服务能力及其支付策略进行提示性分析。

三、DRG 支付实践的可能局限与建议

依据目前实践进展，并结合 DRG 国家试点城市的总体设计建议，对现阶段有待改进问题与建议梳理如下：

(一) 完善 DRG 付费数据基础

1. 对标国家医保数据标准，尽快建立编码对照与转换系统，以适应医保版 DRG 编码要求。加快开发与部署对照系统，建立医保结算清单数据标准。

2. 提升分组数据上报的实效性，以 3 个工作日为上传实效目标（即：医院患者出院后 3 日内就需将相关数据上报至医保局），加快落实形成具体的信息化建设实施方案。

(二)进一步推进常态化的 DRG 实务工作

1. 拓展 DRG 相关测算的数据来源 当前 DRG 支付标准是基于 2018 年数据作为基础,从数据量和时间跨度方面稍显不足。建议按照国家医保局的指南性意见,收集地市州级统筹区 3 年历史数据,作为 DRG 付费实务工作的数据依据。

2. 实现 DRG 实务工作常态化开展 DRG 实务工作包含对 DRG 相关分组规则、分组权重、医保总额、医疗总费用、医疗工作量(权重)、费率以及支付标准的常态化定期测/试算和调整。当前所运行的 DRG 付费基础在运行近一年以后,已经收到改革实践各方的积极反馈,因此有必要落实其定期常态化的调整策略。

3. 对 DRG 实务工作流程进行系统化整理 当前所应用的 DRG 相关测算原则和路径能够明确的采用标准化的流程来进行设计和落实。建议在下一步改革落实过程中,结合国家医保局所建议的技术规范进行系统化整理。

4. 对接国家医保局所发布的核心 DRG(ADRG)分组规则 稳步实现医保当前应用的 DRG 分组策略与国家医保局所发布的 CHS-DRG 分组规则的过渡。

(三)落实和细致开展改革多方协同合作工作机制

DRG 付费的一个主要经验在于充分认识到多方改革的参与性和协调性,并建立信息化支撑的多方参与和协同合作机制与工作平台。为推动这一协同合作工作机制更好开展,我们有以下几个方面的建议:

1. 更加精细化地开展病例流程和支付规则管理 当前为了实现医保基金的控费目标,医保部门所设置的病例管理规则部分条款过于严厉,可能挫伤试点机构积极参与和配合改革落地的积极性,我们建议建立常态化的医保和试点医疗机构间的沟通机制,将病例管理规则、DRG 组支付标准调整以及例外退出病例和特种医疗技术和药物使用单列监测等议题进行定期沟通和磋商,进一步发挥多方沟通协调的改革实践优势。

2. 进一步推动信息化平台上的多方协同工作开展 当前实践中已经具备在信息化平台上实现医保、医疗、信息技术等参与方就 DRG 付费数据、病案核/稽查、申诉评估以及综合分析等方面开展协同工作的软硬件基础。建议医保实践当中充分调动各方,特别是试点医疗机构各专业资深业务专家们,参与医保 DRG 付费改革协同工作的积极性,共同将多方协同工作打造成一种可持续、融洽和高效的"互联网+"型的新型工作业务模式。

(四)将支付方式改革在一定层级开展实践

由于我国基本医疗保险由城镇职工基本医疗保险和城乡居民基本医疗保险两个制度组成,如这一类型的行政区域在基本医疗保险基金运行方面就面临天然的劣势,具体表现为:

1. 人口构成主体以农村居民为主,基本医疗保险基金来源单一且筹资水平较低(城乡居民基本医疗保险的人均筹资力度仅为城镇职工医疗保险人均筹资水平的六分之一),导致其基金池规模较小、抗风险能力较差。

2. 城乡居民基本医疗保险参保者中非劳动人口占比较高,这些人口表现为老龄化趋势不断增强,其消耗的医疗资源以及所需要从基本医疗保险基金支出的补偿金额较大,加重了医疗保险基金的超支风险。

3. 县域经济基本面较差,县域财政应对基本医疗保险基金超支情况时的兜底能力非常有限。

综合以上判断,我们建议在充分总结医保 DRG 付费改革实践经验的基础上,适时推广改革做法,一般选择在地市州水平的统筹区开展一致性的医保按 DRG 支付方式改革,一方面扩大这一改革能够产生的正面作用,另一方面也缓解县域在改革持续性方面所面临的天然障碍,切实为这一类型的县域实现脱贫攻坚提供政策支持和实践助力。

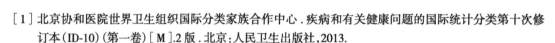

参考文献

［1］北京协和医院世界卫生组织国际分类家族合作中心.疾病和有关健康问题的国际统计分类第十次修订本（ID-10）（第一卷）［M］.2版.北京:人民卫生出版社,2013.

［2］北京协和医院世界卫生组织国际分类家族合作中心.疾病和有关健康问题的国际统计分类第十次修订本（ID-10）（第三卷）［M］.2版.北京:人民卫生出版社,2013.

［3］刘爱民.国际疾病分类第九版临床修订本手术与操作［M］.北京:人民军医出版社,2013.

［4］刘爱民.病案信息学［M］.2版.北京:人民卫生出版社,2014.

［5］刘万祥.Excel图表之道:如何制作专业有效的商务图表［M］.北京:电子工业出版社,2011.

［6］郭晓薇.《国家医疗服务与质量安全报告》发布［J］.中国卫生,2019(11):104.

［7］邓小虹.北京DRGs系统的研究与应用［M］.北京:北京大学出版社,2015.

［8］孙杨,周达,罗斌.DRGs设计原理与应用实操十二讲［M］.武汉:湖北省科学技术出版社,2019.

［9］常峰,纪美艳,路云.德国的G-DRG医保支付制度及对我国的启示［J］.中国卫生经济,2016,35(6):92-96.

［10］官波.美国医保DRG支付方式对我国医保支付方式选择的启示［J］.卫生软科学,2004(6):283-286.

［11］罗飞,姚岚,陈凯,等.新医改下新型农村合作医疗住院患者流向及医疗费用研究:以湖北省某县为例［J］.中国卫生经济,2015,34(2):60-62.

［12］辛燕,周良荣.医保患者就医流向现状分析与建议［J］.中国卫生事业管理,2011,28(6):421-423.

［13］钱东福,尹爱田,孟庆跃,等.农村患者就医流向的变化趋势分析［J］.中国卫生事业管理,2007(12):845-847.

［14］顾昕.医疗卫生资源的合理配置:矫正政府与市场双失灵［J］.国家行政学院学报,2006(3):39-43.

［15］周书铎,庄昱,杨朔,等.北京市医药分开综合改革对门急诊患者就医流向的影响研究［J］.中国卫生政策研究,2018,11(7):37-41.

［16］朱晖,毛英,杨淑梅.基于DRG住院病案首页数据质量的持续改进［J］.中国病案,2018,19(2):17-20.

［17］王潇,张爱迪,严谨.大数据在医疗卫生中的应用前景［J］.中国全科医学,2015,18(1):113-115.

［18］周光华,辛英,张雅洁,等.医疗卫生领域大数据应用探讨［J］.中国卫生信息管理杂志,2013,10(4):296-300+304.

［19］张文静,高菲,赵莉.病案首页质量与DRGS实施［J］.中国病案,2012,13(1):17-18.

［20］郭建新,周国栋,田萍.全国2010年住院患者系统疾病统计及年龄分布［J］.基层医学论坛,2015,19(19):2599-2601.

［21］周玲,刘岩,王海群.2009年医保住院患者统计分析［J］.医学信息,2010,23(5):1167-1168.